医住院医师规范化培训临床科室分层教学大纲

主　审　颜家渝

主　编　毛　林

——

四川科学技术出版社

图书在版编目（CIP）数据

中医住院医师规范化培训临床科室分层教学大纲／
毛林主编. --成都：四川科学技术出版社，2025.4.
ISBN 978-7-5727-1649-2

Ⅰ. R2-41

中国国家版本馆 CIP 数据核字第 202573PU22 号

中医住院医师规范化培训临床科室分层教学大纲

ZHONGYI ZHUYUAN YISHI GUIFANHUA PEIXUN LINCHUANG KESHI FENCENG JIAOXUE DAGANG

主　编　毛　林

出品人　程佳月
策划组稿　罗小燕
责任编辑　吴　文
助理编辑　苏梦悦
封面设计　木之雨
责任出版　欧晓春
出版发行　四川科学技术出版社
　　　　　成都市锦江区三色路238　邮政编码610023
　　　　　官方微信公众号：sckjcbs
　　　　　传真：028-86361756
成品尺寸　185 mm×250 mm
印　　张　17.5
字　　数　300 千
印　　刷　四川机投印务有限公司
版　　次　2025 年 4 月第 1 版
印　　次　2025 年 6 月第 1 次印刷
定　　价　58.00 元

ISBN 978-7-5727-1649-2

邮　　购：成都市锦江区三色路238号新华之星A座25层　邮政编码：610023
电　　话：028-86361770

编委会

序

  中医四大经典奠定了中医学的理论根基，历代先贤以其卓越的智慧构建了辨证论治的完整体系。从张仲景的六经辨证到叶天士的卫气营血理论，无不体现了中医学"整体观念"与"辨证论治"的精髓。中医住院医师规范化培训，必须根植于经典，在临床实践中领悟先贤的诊疗思维，方能真正传承中医学术精髓。本书以分层教学为框架，引导规培医师从经典中汲取养分，培养扎实的中医临床功底，这正是对先贤智慧最好的致敬。

  当代中医在继承传统中医思想的同时，不断与现代医学交融互鉴，展现出强大的生命力。中医住院医师作为临床一线的新生力量，既是传统的守护者，也是创新的践行者。他们既要熟练运用四诊八纲，又要掌握现代诊疗技术，在疑难病症的防治中发挥独特作用。本书立足临床实际，针对不同层次规培医师的特点，系统设计教学内容，旨在培养既能扎根中医思维，又能适应时代需求的复合型人才，为中医药事业的可持续发展注入新动力。

  规培医师的成长直接关系到未来中医临床水平的高低，更关乎患者的健康福祉。本书编写组汇聚了临床与教学经验丰富的专家，以严谨求实的态度，确保本书的科学性、实用性和可操作性，既符合国家规培标准，又体现中医特色，使其真正成为规培医师成长的指南针。各临床科室可以本书为参考依据，因材施教，严格考核，为中医事业培养德才兼备的接班人。

  本书的出版，不仅为中医住院医师规范化培训提供了系统化、分层化的教学蓝本，也为各中医医院优化规培体系提供了重要参考。对于规培医师而言，本书既是阶梯式的成长手册，也是激励他们精进医术的航标。希望广大规培医师以本书为伴，在经典与临床的反复锤炼中，成长为兼具仁心与匠心的优秀中医师，让千年岐黄之术薪火相传，惠泽苍生。

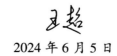

2024 年 6 月 5 日

前　言

住院医师规范化培训源于 1993 年，以原国家卫生部印发《关于实施临床住院医师规范化培训试行办法的通知》为标志。住院医师规范化培训作为医学生毕业后教育的重要组成部分，主要以临床实践、专业必修课、公共必修课为主要内容，对于培训临床高层次医师，提高医疗质量极为重要，在医学终身教育的承前（医学院校基本教育）启后（继续医学教育）中占据重要地位，是医学临床专家形成过程的关键所在。长期以来，我国无规范化住院医师培训制度，学生从医学院校毕业后，未经二级学科培养，就直接分配到医院从事临床工作，其能力和水平的提升在一定程度上取决于所在医院的条件，严重影响了医疗队伍整体素质的提高。20 世纪 80 年代开始，许多地方恢复了住院医师规范化培训的试点工作，经过十余年的实践，一套较为完整的住院医师规范化培训的制度和模式得到了确定和完善。1993 年，原国家卫生部印发《关于实施临床住院医师规范化培训试行办法的通知》，此后各地逐步开展不同规模、不同水平的住院医师规范化培训的前期探索。

传统中医师的培养模式以师承模式为主。中华人民共和国成立后，国家重视中医药人才培养，开启了中医药人才的院校教育时代，但中医人才的临床规范化培训较之西医更加复杂和细致，涉及双重临床思维和方法的训练和培养。

2014 年 12 月 1 日，为了贯彻落实国务院 7 部门《关于建立住院医师规范化培训制度的指导意见》，国家中医药局、卫生计生委、教育部组织制定了《中医住院医师规范化培训实施办法（试行）》《中医住院医师规范化培训标准（试行）》《中医住院医师规范化培训基地认定标准（试行）》和《中医类别全科医生规范化培养基地认定标准（试行）》。这些文件的统一发布，旨在进一步提高中医住院医师规范化培训的质量，标志着中医住院医师规范化培训更为规范，为中医临床医师队伍建设奠定了基础。

2016 年 2 月 22 日，《国务院关于印发中医药发展战略规划纲要（2016—2030 年）的通知》提出，建立健全院校教育、毕业后教育、继续教育有机衔接以及师承教育贯穿始终的中医药人才教育培养体系。

面对实施国家中医药发展战略的新任务，中医药发展站在更高的历史起点上，迎来天时、地利、人和的大好时机。本书编写组所在的四川省中西医结合医院以此为契机，积极申报国家中医规范化培训基地，于 2017 年 10 月获得批复，成为第二批国家中医规范化培训基地，这为推进四川省中医药建设，保障人民健康提供了人才培养保障。

呈现在大家面前的这部著作，以贯彻国务院 7 部门发布的中医规范化培训文件精神，落实中国医师协会《中医规范化培训基地工作指南》为准则，明确以患者为中心、以系统为基础、以胜任力为核心的教学模式，以四川省中西医结合医院中医住院规范化培训实践为例，阐述中医规范化培训教学在不同层级间的"教"与"学"，探索实践符合中医人才发展的独特教育模式。中医规范化培训分层教学，不仅是对中医传统教育模式的传承与创新，更是对中医学科未来发展的科学规划与前瞻布局。它旨在构建一个系统化、层次化、规范化的中医临床人才培养体系，通过循序渐进的教学方式，学员能够逐步掌握中医的基本理论、临床技能和思维方法，从而更好地服务于广大患者，推动中医事业的繁荣与发展。

本书成果来源于四川省中医药管理局中医药科研专项课题"医学教育创新发展背景下中医规范化培训师承模式探讨"（课题编号：2021MS556）。本书由四川省中西医结合医院担任主编单位，联合成都体育学院运动医学与健康学院研究生管理办公室编撰，邀请从事相关研究的专家、教授担任审稿工作，力求内容连续、层次清晰、系统规范。在本书中，我们对中医住院医师规范化培训采取了一系列针对性的实施策略。首先，学员培训层面。通过循序渐进的培训要求，学员能够渐进式地将不同层次的中医理论知识与临床实践结合。其次，资源配置层面。针对不同层次的学员，提供相应层次的个性化辅导与指导，确保每位学员都能够得到适合自己的临床教育资源和支持。再次，师资质量层面。优秀的师资队伍和严格的质量监控是保障中医规范化培训分层教育效果的关键。始终重视师资队伍建设，选拔具有丰富临床经验和深厚学术底蕴的临床师资担任授课任务；同时，建立了一套完善的师资教学质量监控体系，可对教学内容、教学方法和教学效果进行持续评估和改进，确保学员能够接受高质量的教育和培训。

在编撰本书的过程中，编写组通过文献查阅、专家访谈、实地访问等形式进行整理分析，收集了大量相关教材、著作和文献。为遵循中医药人才成长规律，本书的编撰坚持以下原则。①灵活性：允许根据不同层次学员的需求和特点进行灵活调整，以适应不同层次的学习需求。②适应性：确保分层教学大纲能够随着学员轮转的专业进度和能力变化进行适时调整，实现个性化学习。③多样性：由于培训基地收录的学员基础水平参差不齐，所受院校教育、临床经历、科研能力等各方面均可能存在不小差异，对不同层次的学员应该有不同的培养模式。本书在分层教学设计中充分考虑各种学习路径和指导用书的组合，以满足不同学员多样化的需求。

本书的成功实践不仅为我们积累了宝贵的经验，也为其他院校提供了有益的借鉴。我们愿意将我们的成功案例和实践经验与更多的同行和机构分享，同时我们也期待能够得到其他院校和机构的建议和指导，以汲取更多智慧和力量，不断完善和优化我们的教学模式和方法，共同推动中医规培医师规范化培训教育事业的发展。

本书的编写和付梓是我们对中医教育事业的一份承诺和责任。我们将继续秉持传承与创新并重的理念，努力培养更多优秀的中医人才，为大众的健康事业贡献自己的力量。

由于编者水平有限，书中纰漏之处自不能免，还望医界同仁海涵并不吝启正。

本书编委会组

2024 年 4 月 21 日

编写说明

中医药作为我国传统的医疗体系和独具特色的文化遗产，千百年来，不断为中华民族的繁衍昌盛和人民的健康福祉作出巨大贡献。随着现代医学的快速发展和全球健康观念的转变，中医药也面临着前所未有的机遇与挑战。因此，制定和实施中医住院医师规范化培训教学大纲，以提升中医药教育培训水平，培养高素质、专业化的中医药人才，显得格外重要。

在 20 世纪末，原国家卫生部基于深入调研，制定了《临床住院医师规范化培训试行办法》。该培训体系旨在培养掌握系统的中医药知识、实际操作能力及临床思维的中医专业人才，满足各级医疗机构对中医住院医师的需求。这一培训以培养中医住院医师具备高尚的职业道德和扎实的中医基础理论，同时掌握专业知识与临床技能，以及必要的西医知识和技术，能够独立处理常见病、多发病及部分疑难危重病症为目的。为了进一步提高中医药的临床服务水平，满足公众对中医药的健康需求，同时促进中医药学术的传承与创新发展，规范化教学的重要性不言而喻。这不仅能提升中医专业人才的专业素质，还是确保中医药服务安全有效的关键。学员通过系统化的规培教育，使其运用自身具备的中医药基础理论和现代医学知识，达到熟练运用中医药技术解决临床问题的目标。

本教学大纲作为指导性教学资料，充分考虑第一阶段强基础的通科轮转学习的重要性和作用，确保内容不重复和不遗漏；涵盖理论学习、实际技能操作及中医临床思维等多个方面，重点强调学员的临床实践能力，既遵循中医临床人才培养的标准，又具备全面性、系统性和实用性。其主要目的是增强教学成效并对规范化培训教育产生积极效果。此外，本教学大纲将用作未来编写规范化教材的基础，并用于评估各培训基地的教学质量。

四川省中西医结合医院与成都体育学院共同编写了本教学大纲，其依据是国家中医药管理局、国家卫生健康委、教育部联合发布的《中医住院医师规范化培训实施办法（试行）》《中医住院医师规范化培训标准（试行）》《中医类别全科医生规范化培养标准（试行）》文件。该培训面向社会及单位委托的学员，也适用于中医类高校专业学位研究生。本教学大纲内容总结于四川省中西医结合医院各临床科室的层级培训经验，整合而成中医住院医师规范化分层教学大纲。为确保住院医师能够在各个学习阶段逐渐掌握必要的临床知识和技能，实现个体化培训与全面发展相结合，紧密结合中医临床实践，注重理论与实践相结合，针对不同层级住院医师的实际需求和特点，制定学科专业差异化培训方案。培训内容具有系统性和前瞻性，适应中医学的发展趋势，对于加强中医药卫生人才队伍建设，建设和完善临床教学基地和整体的保障制度，实现中医教育、科研、临床的三维协同，构建中医医教协同临床教学体系。中医住院医师规范化培训周期通常不少于 33 个月，根据住院医师规范化培训的三年要求，教学大纲被分为三个层级，包括急诊、骨科、呼吸和肿瘤等多个专业学科，从基本要求、理论知识到临床实践及教育培训四大板块进行系统的培训与考核。

在本书的编写过程中，得到了各级领导的悉心指导、行业专家的专业建议以及兄弟单位的大力支持。在此，编委会组全体成员谨向所有关心、支持本书编写工作的领导和同仁表示衷心的感谢！

本书编委会组

2025 年 3 月 31 日

目　录

第一篇

基础要求

第一篇 基础要求

一、教师篇

(一) 培训目标

为各级各类医疗机构培养具有良好的职业道德，掌握扎实的中医药基础理论、专业知识、临床技能和必要的现代医学知识与技术，能独立、规范承担常见病、多发病及某些疑难危重病证诊疗工作的合格中医医师。

(二) 培训原则

1. 遵循中医人才成长规律，突出中医学科特色，体现整体性、系统性和实践性。

2. 以中医临床岗位胜任能力为导向，以临床实际需求为出发点，注重加强中医基础理论、基本知识和基本技能培训。

3. 突出中医思维能力培养和临床技能培训，强化中医经典传承及其在临床实践中的运用。

(三) 培训方式

1. 理论学习

(1) 理论学习的重点是中医药经典与临床应用，紧密结合临床的中医药基础理论、中医临床研究进展，以及相关公共科目等内容。中医全科专业还需掌握全科医学基本理论、社区卫生服务相关法律法规等内容。

(2) 以自主学习为主，带教师资根据本专业培训标准和培训计划，将理论学习贯穿于整个培训过程中，达到学科要求。

(3) 带教师资应加强对理论学习的组织指导，有考勤、有考核、有总结，保证培训效果。

2. 病房培训

(1) 主体责任单位为培训科室，由科室教学管理团队依据规范化培训（以下简称"规培"）基地、科室培训计划组织实施。

（2）每个中医培训小组（或培训对象）管理病床数不低于 4 张，严格按照培训标准，达到病证病例、临床技能、中医理论、培训数量要求。

（3）培训内容包括主管患者病史采集、体格检查、病历书写、辅助检查、诊疗方案制订、临床治疗工作，上、下午及夜查房，跟随带教老师参加门诊。

（4）培训对象应参加培训科室组织的三级查房、教学查房、病例讨论、小讲课、晨报及其他学术活动。

（5）带教老师应根据培训标准要求，在确保医疗安全的前提下，运用先进的教学理念和方法，规范开展临床培训、教学实践活动，为培训对象创造更多的实践机会。

（6）应将医德医风、政策法规、人际沟通等融入专业理论知识学习、临床实践能力培养、日常临床工作之中，同时兼顾临床教学和科研素质培养。

（7）培训科室应建立日常培训管理制度，包括培训对象劳动纪律管理、医疗活动管理、教学活动管理、考核与评价管理等，规范医疗教学活动。

（8）培训科室应于培训对象出科时组织召开培训工作分析总结会，听取带教老师、培训对象、护理人员对培训工作的意见和建议，不断改进培训工作，提高培训质量。

（9）坚持以培养具有岗位胜任力的合格中医医师为目标，中医培训内容应占总培训内容的 70% 以上。

3. 门诊培训

（1）门诊培训是提升中医住院医师规培质量的重要途径，是培养合格中医医师的必然要求。

（2）按照培训标准的要求，安排培训对象参加门诊医疗活动，完成培训任务。

（3）培训对象在门诊培训时，由所在科室门诊负责人安排带教老师进行带教和培训。

（4）培训对象在完成病房培训任务的前提下，跟随带教老师参加门诊，每周不少于 1 次。

4. 跟师学习

（1）跟师学习应由培训对象依据所学专业及后期发展方向，在规培职能管理部门统一安排下，同师承指导老师进行双向选择。每位师承指导老师带教培训对象不应超过 3 名。

（2）培训对象进入规培基地后，即确定 1 名从事本专业临床工作 8 年以上、副主任医师及以上职称、具有一定学术专长的医师作为师承指导老师进行跟师学习。

（3）师承指导老师应认真履行岗位职责，依据中医规培标准，对培训对象的跟师活动进行指导，认真审阅和批改培训对象的跟师笔记、心得体会、典型医案总结和临床经验总结论文。

（4）应充分发挥国医堂、名老中医工作室的作用，鼓励培训对象利用业余时间临证学习。

二、学员篇

（一）培训目标

为各级各类医疗机构培养具有良好的职业道德，掌握扎实的中医药基础理论、专业知识、临床技能和必要的现代医学知识与技术，能独立、规范承担常见病、多发病及某些疑难危重病证诊疗工作的合格中医医师。

（二）培训原则

1. 遵循中医人才成长规律，突出中医学科特色，体现整体性、系统性和实践性。

2. 以中医临床岗位胜任能力为导向，以临床实际需求为出发点，注重加强中医基础理论、基本知识和基本技能培训。

3. 突出中医思维能力培养和临床技能培训，强化中医经典传承及其在临床实践中的运用。

（三）培训对象

1. 拟从事中医临床医疗工作的中医学类（含中西医结合类）专业本科及以上学历毕业生。

2. 已从事中医临床医疗工作并获得执业医师资格，需要接受培训的人员。

（四）培训方式

1. 理论学习

（1）理论学习的重点是中医药经典与临床应用，紧密结合临床的中医药基础理论、中医临床研究进展，以及相关公共科目等内容。中医全科专业还需掌握全科医学基本理论、社区卫生服务相关法律法规等内容。

（2）以自主学习为主，全年应不少于200学时。

2. 病房培训

（1）依据培训计划和专业方向特点在相应临床科室病房培训，掌握中医理论、中医技能、中医思维和必要的现代医学知识与技能。

（2）培训轮转学科为中医内科、中医外科、中医妇科、中医儿科、针灸科、推拿科、中医康复科、中医骨伤科、中医眼科和耳鼻咽喉科、急诊科等。

（3）坚持以培养具有岗位胜任力的合格中医医师为目标，中医培训内容应占总培训内容的 70% 以上。

（4）每个中医培训小组（或培训对象）管理病床数不低于 4 张，严格按照培训标准，达到病证病例、临床技能、中医理论、培训数量要求。

（5）培训内容包括主管患者病史采集、体格检查、病历书写、辅助检查、诊疗方案制订、临床治疗工作，上、下午及夜查房，跟随带教老师参加门诊。

（6）培训对象应参加培训科室组织的三级查房、教学查房、病例讨论、小讲课、晨报及其他学术活动。

3. 门诊培训

（1）依据培训计划在临床科室门诊参加培训，重点提升培训对象的中医思维、门诊接诊和临证能力。

（2）未能取得中医执业医师资格的培训对象，应在带教老师的指导下参加门诊活动。

（3）获得执业医师资格、执业地点注册到规培基地、住培基地考核合格的培训对象在带教老师指导下，可独立接诊患者。

4. 跟师学习

（1）培训对象进入规培基地后，即确定 1 名从事本专业临床工作 8 年以上、副主任医师及以上职称、具有一定学术专长的医师作为师承指导老师进行跟师学习。

（2）每名培训对象原则上应选择 1 名师承指导老师跟师学习；参加协同单位培训时可另选择 1 名师承指导老师进行跟师学习；允许培训对象因各种原因重新选择跟师对象 1 次。师承指导老师最多不应超过 3 名。

（3）跟师学习以门诊培训为主，贯穿于 3 年培训期间内。每周不少于半天，全年不少于 30 次。

（4）培训对象通过跟随师承指导老师学习，在全面学习各学科基本理论和基本知识的基础上，结合自身预期发展方向，学习和整理师承指导老师的学术经验和技术专长，熟悉师承指导老师的临床经验和基本技能，并形成自身相对稳定的学术方向。

（5）培训对象结合师承指导老师的专长及特色，熟练运用中医望、闻、问、切诊断方法，在整体观念和辨证论治原则指导下，掌握对某类疾病具有特色的诊断和治疗方法。

（6）培训对象每周跟师学习不少于半天；每年收集整理师承指导老师临床经验和专长、体现疾病诊疗全过程的临床医案不少于 10 份；每年撰写跟师心得不少于 3 篇；学习 1 部以上师承指导老师推荐的中医典籍；培训结束时应有 1 篇不少于 3000 字的师承指导老师临床经验总结。

（7）培训对象在跟师学习过程中，应认真领会师承指导老师的中医思维与学术观点，及时整理跟师心得和临床医案。

5. 培训时间

第一阶段（通科轮转，时间为21个月）

培训对象按照要求参加中医内、外、妇、儿科等学科科室轮转培训，掌握中医和必要的现代医学基础理论、基本知识、基本技能，完成由医学生向医师的转变，夯实成为合格中医医师的基础。

（1）中医内科：培训时间为8个月。在肺病科、心病科、脑病科、脾胃病科、肾病科、内分泌科、血液科、肿瘤科、风湿病科等临床科室中选择不少于4个科室，各进行1~2个月的病房培训，每周参加不少于1次的门诊培训。

（2）中医外科：培训时间为2个月。在疮疡科、乳腺科、周围血管病科或其他专病专科、肛肠科、皮肤科中选择2个科室，各进行1个月的培训。疮疡科、乳腺科、周围血管病科或其他专病专科、肛肠科以病房培训为主，每周参加不少于1次的门诊培训；皮肤科以门诊培训为主。

（3）中医妇科：培训时间为2个月。在妇科病房、门诊各培训1个月，在病房培训时，每周参加不少于1次的门诊培训。

（4）中医儿科：培训时间为2个月。在儿科病房或门诊培训时，以病房培训为主，每周参加不少于1次的门诊培训。

（5）针灸科、推拿科、中医康复科：培训时间为2个月。在针灸科、推拿科、中医康复科选择2个科室，在病房或门诊培训1个月。以病房培训为主时，每周参加不少于1次的门诊培训。其中针灸科为必选科室。

（6）中医骨伤科：培训时间为1个月。在中医骨伤科病房培训，每周参加不少于1次的门诊培训。

（7）中医眼科和中医耳鼻咽喉科：培训时间为1个月。在中医眼科、中医耳鼻咽喉科门诊（含检查室、治疗室）各参加半个月的培训。

（8）急诊：培训时间为2个月。在急诊门诊、病房（含重症监护室）各培训1个月。

（9）辅助科室：培训时间为1个月。在中药房、医学影像科、心电图室、超声医学科选择1~2个科室进行培训。其中中药房为必选科室。

第二阶段（时间为 12 个月）

第二阶段培训是在第一阶段通科轮转基础上进行的强化培训。目的是进一步提高培训对象在某一专科疾病的诊疗能力，掌握相关学科中西医的基本技术，熟悉相关辅助科室的检查检验内容和临床意义，具备诊治本专业常见病、多发病和部分疑难病症的能力。所有培训对象可根据预期从事的专业、研究方向选择相应的二级学科病房、门诊，以及相关科室轮转培训 12 个月。

（五）其他要求

（1）阅读本专业相关书籍，结合本专科临床工作实践，3 年内撰写与临床相关的论文（临床总结、文献综述、临床研究等）。

（2）参加本科生的见习、实习等教学工作，包括参与临床带教、教学查房和小讲课等教学活动。

（3）参加院内专题讲座及病例讨论会。

三、培训考核

（一）考核内容

1. 日常考核

日常考核主要考核学员的日常培训情况，包括出勤情况、医德医风、工作数量与质量、完成病证病种数、医疗文书书写、培训及学习态度等内容。日常考核应在出科考核前完成。

2. 出科考核

出科考核分为理论考核和技能操作考核。理论考核以各专业培训标准为依据，主要考核中医思维与临床诊疗能力，中医内容比例不得低于 70%；技能操作考核以本专业常见操作技能为重点。出科考核应在出科前 3 天内完成。

3. 模块考核

模块考核包括中医经典理论、中药方剂知识、接诊能力、中医特色技能、西医基本技能（含急救）等模块。中医经典理论模块参加国家统一组织的考核，其他模块由培训基地组织实施。模块考核应在第二阶段培训前完成。

4. 师承考核

师承考核包括跟师考勤情况和跟师笔记、典型医案总结、师承指导老师临床经验总结完成情况。师承考核应在结业考核前完成。

5. 结业考核

结业考核包括理论考核和实践技能考核。理论考核主要包括中医基础理论、中医基本知识、中医思维、诊疗能力，实践技能考核主要考核临床综合诊疗能力、中医临床技能。结业考核应在培训结束前完成。

（二）考核标准

1. 日常考核

出勤率95%以上；服从培训基地及轮转科室管理，无缺勤、脱岗等现象；尊重、关爱患者，善于沟通；无违反医德医风情况；管理病床数不低于4张，病证病种、技能操作数达到培训要求的90%以上；无乙级病历。

2. 出科考核

理论考核达到本专业中医理论培训要求；技能操作考核达到本专业技能培训要求；理论考核和技能操作考核均通过。

3. 模块考核

进入第二阶段培训前，参加培训基地组织的中医经典理论、中药方剂知识、接诊能力、中医特色技能、西医基本技能（含急救）等模块考核且全部通过。

4. 师承考核

跟师次数每年在35次以上，跟师心得每年在3篇以上，典型医案总结每年在10篇以上，不少于3 000字的师承指导老师临床经验总结1篇，中医典籍学习体会1篇。

5. 结业考核

过程考核、师承考核合格并获得中医类别执业医师资格证书后可参加结业考核。结业考核合格标准为理论考核和实践技能考核均合格。

第二篇

院级培训

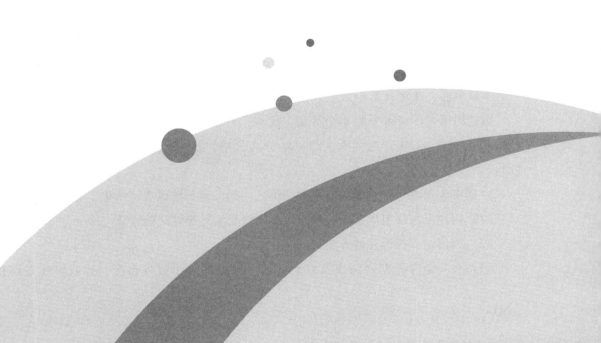

第二篇 院级培训

一、医德医风

医德医风是指执业医师应遵守的医学道德和行为规范，是医学道德的一个重要组成部分。医护人员在与患者交流时，应使用礼貌性、解释性、安慰性及保护性的语言，具体做法包括：热情积极地服务，态度温和亲切；用"您"字开头，以"请"字示礼；语气温和，避免使用禁忌语言；语言简洁易懂，既通俗又有教养；耐心回答问题，严守医疗机密。

（一）医德医风考评

每年度医院会对全院在岗的医、药、护、技等专业技术人员（统称医务人员）进行医德医风考评评分，考核内容具体如下：

以人为本，践行宗旨；

创新技术，精益求精；

遵纪守法，依法执业；

团结协作，忠于职守；

乐于奉献，热心公益；

优质服务，医患和谐；

不谋私利，廉洁行医。

医德医风考评结果分为 4 个等级：优秀、合格、不合格、较差。考评结果总分在 95 分以上（含 95 分）为优秀，85～94 分为合格，75～84 分为不合格，74 分以下为较差。

1. 医务人员在考评周期内有下列情形之一的，医德医风考评结果不能认定为优秀：

（1）因违反医疗卫生管理法规和诊疗规范受到院规院纪处理及纪律处分的；

（2）因信访、投诉并被查实的；

（3）在一个考评期内两次及以上受到不同患者对于服务态度、行业风气方面投诉的；

（4）在医院开展的各项专项整顿活动中明显违反规定的。

2. 医务人员在考评周期内查实有下列情形之一的，医德医风考评结果应当认定为较差：

（1）不认真履行职责，导致发生严重医疗事故或严重医疗差错的；

（2）医疗服务态度恶劣，对医院舆论造成恶劣影响或者严重后果的；

（3）隐匿、伪造或擅自销毁医学文书及有关资料的；

（4）其他严重违反职业道德和医学伦理道德，违法违纪行为受到处分的；

（5）拒不服从组织工作安排的。

3. 医院建立医德医风个人档案，考评结果计入个人档案，纳入年度考核范畴。

（二）九项准则实施细则（2023年版）

1. 合法按劳取酬，不接受商业提成。

2. 严守诚信原则，不参与欺诈骗保。

3. 依据规范行医，不实施过度诊疗。

4. 遵守工作规程，不违规接受捐赠。

5. 恪守保密准则，不泄露患者隐私。

6. 服从诊疗需要，不牟利转介患者。

7. 维护诊疗秩序，不破坏就医公平。

8. 共建和谐关系，不收受患方红包。

9. 恪守交往底线，不收受企业回扣。

二、危机应对

按照四川省中西医结合医院《医疗缺陷管理办法（试行）》《医疗投诉管理办法（暂行）》《医疗危机事件备案制度》执行。

医疗缺陷管理办法（试行）

一、医疗缺陷的概念、分类和分度

1. 医疗缺陷主要是指医疗服务过程中存在不完善行为，导致患者受到伤害或对服务不满意。

2. 医疗缺陷分医疗事故、医疗差错、医疗投诉、检查缺陷等四类。

3. 医疗缺陷分为重度、中度、轻度。

二、医疗缺陷的发现及判定

1. 内部质量评价（自查）：由医务部医疗质量控制科或指定的质控员对质量作出的认定。

（注：主动报告行为不足，但积极配合有关部门解决相关问题的，医院按比例减轻处罚。）

2. 内部认定（投诉后确认）：由医院医疗质量与安全管理委员会对医疗纠纷、重大医疗过失行为、医疗事故争议案件作出的认定。

3. 相关部门检查：由市、省、国家级医学会及其他相关主管部门检查对医疗行为作出的认定。

4. 第三方鉴定、法院裁定：经各级医疗事故鉴定委员会、司法鉴定中心出具的认定结论或者法院裁定书等。

医疗投诉管理办法（暂行）

1. 定义：医疗投诉主要是指患者及其家属等有关人员（以下简称投诉人）对医务人员提供的诊疗行为、医疗质量、医德医风、服务态度等不满意，以来信、来电、来访等各种途径向医院反映问题，提出意见和要求的行为。

2. 管理部门：医务部设专人负责处置涉及医疗技术水平、医疗质量安全、医德医风态度类的医疗投诉，其他投诉按医院现有规章制度实行部门归口管理。

3. 处理流程：医务部在接到医疗投诉后立即通知当事科室调查事情经过，原则上当事科室应自行协调处置并吸取经验教训。当事科室须在 3 个工作日内完成填报《医疗投诉调查报告表》（见附件 1）并上交医务部。对于科室层面无法协调解决的医疗投诉，移交至医务部处理，当事科室有责任和义务积极主动配合医务部调查处理投诉事件的全过程。

4. 处罚措施：由医务部处理的医疗投诉，若判定为无效投诉，不予处罚；若判定为有效投诉，按规定扣罚责任人当月绩效并予院内通报批评。情节严重、影响恶劣者取消当年评先选优资格，年度医德医风考核按照不合格处理，并作为个人进修培训、职称晋升、选拔任用等重要参考条件。

若医疗投诉中涉及医德医风，如诊疗过程中出现医务人员态度恶劣、言语失当、主动挑起医患矛盾等情况，一经核实，直接认定为有效投诉。

年度累计认定为有效医疗投诉 5 次及以上的科室，扣罚科室年终绩效目标奖。

附件 1

四川省中西医结合医院医疗投诉调查报告表

被投诉科室			被投诉人	
投诉人		联系电话	投诉时间	
投诉内容				
科室调查情况				
	是否移交医务部处理		是□ 否□	
科室处理意见				
填报人		科主任签字	填报时间	

医疗危机事件备案制度

一、定义与分级

1. 定义：本制度所称医疗危机事件为患者在我院诊疗过程中出现的即将造成或已经造成的各类危机事件。

按照《医疗机构投诉管理办法》等国家相关法律法规要求，各科室务必指定至少1名负责人配合做好医疗危机事件等投诉管理工作。

2. 分级：医疗危机事件按事件的严重程度分4个等级。

一级事件（严重事件）：非预期的死亡，或是非疾病自然进展过程中造成永久性功能丧失。

二级事件（不良后果事件）：在疾病医疗过程中是因诊疗活动而非疾病本身造成患者机体与功能损害。

三级事件（未造成不良后果事件）：虽然发生了错误事实，但未给患者机体与功能造成任何损害，或有轻微后果而不需任何处理可完全康复。

四级事件（隐患事件）：由于及时发现错误，但未形成事实。

二、医疗危机事件报告范围

1. 可能导致患者残疾或死亡的事件。

2. 各类可能引发医疗纠纷的医疗事件。

3. 不符合临床诊疗规范的操作。

4. 有助于预防严重医疗差错发生的事件。

5. 各类非医源性安全危机事件。

6. 其他可能导致危机发生的隐患。

三、医疗危机事件报告流程

1. 医疗危机事件发生后，当事人应立即口头报告科室负责人，科室负责人立即上报医务部危机管控科，及时采取措施将损害减至最低。

2. 当事人在医疗危机事件发生后24小时内填写《医院危机事件备案表》（见附件2），传送至医务部危机管控科相关人员内网邮箱（备注：若该危机升级，填写《纠纷投诉科室情况说明》并上报）。

3. 医务部在收到备案表后及时调查、核实，并上报分管院长，积极指导制定整改措施，督促相关科室限期整改，消除隐患。

附件2

四川省中西医结合医院危机事件备案表

事件发生时间：　　年　月　日　时　分

科室		患者姓名		年龄		性别		住院号	
临床诊断									
现场目击者									
伤害程度		□死亡　□功能损害　□轻微损害　□未发生损害							
处理进展		□已处理　□未处理　□正在处理							

事件简要经过（时间、地点、人物、事件、后果、处置措施、建议等）：

上报人		上报人电话		上报时间	

四、医疗质量

1. 培训对象的医疗活动管理主要由规培基地、培训科室和带教老师组织实施，应保证培训时间和培训秩序。

2. 培训对象实行 24 小时住院制度，每周培训时间不应少于 60 小时。鼓励培训对象深入临床、反复临床。

3. 培训对象应至少于交班前 30 分钟到达培训科室，完成预查房，做好晨交班和上级医师查房准备。

4. 培训对象应于正常上班时间内，在带教老师指导下按时完成各项医疗活动，包括查房、病历书写、诊疗操作，及时掌握患者病情变化，处理各种突发情况。

5. 培训对象应根据规培基地、科室安排，积极主动参加各种教学活动，包括医疗查房、教学查房、小讲课、病例讨论、模拟教学、理论学习、学术交流等。

6. 培训对象应根据培训计划参加教学门诊、跟师学习，按时完成跟师心得、医案整理等学习任务。

7. 培训对象应参加规培基地组织的晚间教学活动，如集体晚自习、学术讲座等。

8. 培训对象应认真学习《中医病历书写基本规范》，严格落实病历书写各项规范要求，确保病历内容客观、真实、准确、及时、完整、规范。

9. 培训对象应认真学习《医疗机构手术分级管理办法》，规范手术行为，提高医疗质量，保障医疗安全。

10. 培训对象应认真学习《医疗技术临床应用管理办法》，规范应用医疗技术，保障医疗安全。

五、法律法规

医务人员在临床工作中应熟记《中华人民共和国民法典》《中华人民共和国基本医疗卫生与健康促进法》《中华人民共和国医师法》《医疗机构管理条例》《放射诊疗管理规定》《医疗纠纷预防和处理条例》《处方管理办法》《中华人民共和国母婴保健法》等法律法规。

《中华人民共和国民法典》（节选）
第七编　第六章　医疗损害责任

第一千二百一十八条　患者在诊疗活动中受到损害，医疗机构或者其医务人员有过错的，由医疗机构承担赔偿责任。

第一千二百一十九条　医务人员在诊疗活动中应当向患者说明病情和医疗措施。

需要实施手术、特殊检查、特殊治疗的，医务人员应当及时向患者具体说明医疗风险、替代医疗方案等情况，并取得其明确同意；不能或者不宜向患者说明的，应当向患者的近亲属说明，并取得其明确同意。

医务人员未尽到前款义务，造成患者损害的，医疗机构应当承担赔偿责任。

第一千二百二十条　因抢救生命垂危的患者等紧急情况，不能取得患者或者其近亲属意见的，经医疗机构负责人或者授权的负责人批准，可以立即实施相应的医疗措施。

第一千二百二十一条　医务人员在诊疗活动中未尽到与当时的医疗水平相应的诊疗义务，造成患者损害的，医疗机构应当承担赔偿责任。

第一千二百二十二条　患者在诊疗活动中受到损害，有下列情形之一的，推定医疗机构有过错：

（一）违反法律、行政法规、规章以及其他有关诊疗规范的规定；

（二）隐匿或者拒绝提供与纠纷有关的病历资料；

（三）遗失、伪造、篡改或者违法销毁病历资料。

第一千二百二十四条　患者在诊疗活动中受到损害，有下列情形之一的，医疗机构不承担赔偿责任：

（一）患者或者其近亲属不配合医疗机构进行符合诊疗规范的诊疗；

（二）医务人员在抢救生命垂危的患者等紧急情况下已经尽到合理诊疗义务；

（三）限于当时的医疗水平难以诊疗。

前款第一项情形中，医疗机构或者其医务人员也有过错的，应当承担相应的赔偿责任。

第一千二百二十五条　医疗机构及其医务人员应当按照规定填写并妥善保管住院志、医嘱单、检验报告、手术及麻醉记录、病理资料、护理记录等病历资料。

患者要求查阅、复制前款规定的病历资料的，医疗机构应当及时提供。

第一千二百二十六条　医疗机构及其医务人员应当对患者的隐私和个人信息保密。泄露患者的隐私和个人信息，或者未经患者同意公开其病历资料的，应当承担侵权责任。

第一千二百二十七条　医疗机构及其医务人员不得违反诊疗规范实施不必要的检查。

《中华人民共和国基本医疗卫生与健康促进法》（节选）

第五十三条　国家对医师、护士等医疗卫生人员依法实行执业注册制度。医疗卫生人员应当依法取得相应的职业资格。

第五十四条　医疗卫生人员应当遵循医学科学规律，遵守有关临床诊疗技术规范和各项操作规范以及医学伦理规范，使用适宜技术和药物，合理诊疗，因病施治，不得对患者实施过度医疗。

医疗卫生人员不得利用职务之便索要、非法收受财物或者牟取其他不正当利益。

第一百零二条　违反本法规定，医疗卫生人员有下列行为之一的，由县级以上人民政府卫生健康主管部门依照有关执业医师、护士管理和医疗纠纷预防处理等法律、行政法规的规定给予行政处罚：

（一）利用职务之便索要、非法收受财物或者牟取其他不正当利益；

（二）泄露公民个人健康信息；

（三）在开展医学研究或提供医疗卫生服务过程中未按照规定履行告知义务或者违反医学伦理规范。

前款规定的人员属于政府举办的医疗卫生机构中的人员的，依法给予处分。

《中华人民共和国医师法》（节选）

第九条　具有下列条件之一的，可以参加执业医师资格考试：

（一）具有高等学校相关医学专业本科以上学历，在执业医师指导下，在医疗卫生机构参加医学专业工作实践满一年；

（二）具有高等学校相关医学专业专科学历，取得执业助理医师执业证书后，在医疗卫生机构中执业满二年。

第十条　具有高等学校相关医学专业专科以上学历，在执业医师指导下，在医疗卫生机构中参加医学专业工作实践满一年的，可以参加执业助理医师资格考试。

第十三条　国家实行医师执业注册制度。

取得医师资格的，可以向所在地县级以上地方人民政府卫生健康主管部门申请注册。医疗卫生机构可以为本机构中的申请人集体办理注册手续。

除有本法规定不予注册的情形外，卫生健康主管部门应当自受理申请之日起二十个工作日内准予注册，将注册信息录入国家信息平台，并发给医师执业证书。

未注册取得医师执业证书，不得从事医师执业活动。

第十四条　医师经注册后，可以在医疗卫生机构中按照注册的执业地点、执业类别、执业范围执业，从事相应的医疗卫生服务。

中医、中西医结合医师可以在医疗机构中的中医科、中西医结合科或者其他临床科室按照注册的执业类别、执业范围执业。

医师经相关专业培训和考核合格，可以增加执业范围。法律、行政法规对医师从事特定范围执业活动的资质条件有规定的，从其规定。

经考试取得医师资格的中医医师按照国家有关规定，经培训和考核合格，在执业活动中可以采用与其专业相关的西医药技术方法。西医医师按照国家有关规定，经培训和考核合格，在执业活动中可以采用与其专业相关的中医药技术方法。

第十六条 有下列情形之一的，不予注册：

（一）无民事行为能力或者限制民事行为能力；

（二）受刑事处罚，刑罚执行完毕不满二年或者被依法禁止从事医师职业的期限未满；

（三）被吊销医师执业证书不满二年；

（四）因医师定期考核不合格被注销注册不满一年；

（五）法律、行政法规规定不得从事医疗卫生服务的其他情形。

受理申请的卫生健康主管部门对不予注册的，应当自受理申请之日起二十个工作日内书面通知申请人和其所在医疗卫生机构，并说明理由。

第十七条 医师注册后有下列情形之一的，注销注册，废止医师执业证书：

（一）死亡；

（二）受刑事处罚；

（三）被吊销医师执业证书；

（四）医师定期考核不合格，暂停执业活动期满，再次考核仍不合格；

（五）中止医师执业活动满二年；

（六）法律、行政法规规定不得从事医疗卫生服务或者应当办理注销手续的其他情形。

第十八条 医师变更执业地点、执业类别、执业范围等注册事项的，应当依照本法规定到准予注册的卫生健康主管部门办理变更注册手续。

医师从事下列活动的，可以不办理相关变更注册手续：

（一）参加规培、进修、对口支援、会诊、突发事件医疗救援、慈善或者其他公益性医疗、义诊；

（二）承担国家任务或者参加政府组织的重要活动等；

（三）在医疗联合体内的医疗机构中执业。

第十九条 中止医师执业活动二年以上或者本法规定不予注册的情形消失，申请重新执业的，应当由县级以上人民政府卫生健康主管部门或者其委托的医疗卫生机构、行业组织考核合格，并依照本法规定重新注册。

第二十三条　医师在执业活动中履行下列义务：

（一）树立敬业精神，恪守职业道德，履行医师职责，尽职尽责救治患者，执行疫情防控等公共卫生措施；

（二）遵循临床诊疗指南，遵守临床技术操作规范和医学伦理规范等；

（三）尊重、关心、爱护患者，依法保护患者隐私和个人信息；

（四）努力钻研业务，更新知识，提高医学专业技术能力和水平，提升医疗卫生服务质量；

（五）宣传推广与岗位相适应的健康科普知识，对患者及公众进行健康教育和健康指导；

（六）法律法规规定的其他义务。

第二十四条　医师实施医疗、预防、保健措施，签署有关医学证明文件，必须亲自诊查、调查，并按照规定及时填写病历等医学文书，不得隐匿、伪造、篡改或者擅自销毁病历等医学文书及有关资料。

医师不得出具虚假医学证明文件以及与自己执业范围无关或者与执业类别不相符的医学证明文件。

第二十五条　医师在诊疗活动中应当向患者说明病情、医疗措施和其他需要告知的事项。需要实施手术、特殊检查、特殊治疗的，医师应当及时向患者具体说明医疗风险、替代医疗方案等情况，并取得其明确同意；不能或者不宜向患者说明的，应当向患者的近亲属说明，并取得其明确同意。

第四十二条　国家实行医师定期考核制度。

对考核不合格的医师，县级以上人民政府卫生健康主管部门应当责令其暂停执业活动三个月至六个月，并接受相关专业培训。暂停执业活动期满，再次进行考核，对考核合格的，允许其继续执业。

第五十四条　在医师资格考试中有违反考试纪律等行为，情节严重的，一年至三年内禁止参加医师资格考试。

以不正当手段取得医师资格证书或者医师执业证书的，由发给证书的卫生健康主管部门予以撤销，三年内不受理其相应申请。

伪造、变造、买卖、出租、出借医师执业证书的，由县级以上人民政府卫生健康主管部门责令改正，没收违法所得，并处违法所得二倍以上五倍以下的罚款，违法所得不足一万元的，按一万元计算；情节严重的，吊销医师执业证书。

第五十五条 违反本法规定，医师在执业活动中有下列行为之一的，由县级以上人民政府卫生健康主管部门责令改正，给予警告；情节严重的，责令暂停六个月以上一年以下执业活动直至吊销医师执业证书：

（一）在提供医疗卫生服务或者开展医学临床研究中，未按照规定履行告知义务或者取得知情同意；

（二）对需要紧急救治的患者，拒绝急救处置，或者由于不负责任延误诊治；

（三）遇有自然灾害、事故灾难、公共卫生事件和社会安全事件等严重威胁人民生命健康的突发事件时，不服从卫生健康主管部门调遣；

（四）未按照规定报告有关情形；

（五）违反法律法规、规章或者执业规范，造成医疗事故或者其他严重后果。

第五十六条 违反本法规定，医师在执业活动中有下列行为之一的，由县级以上人民政府卫生健康主管部门责令改正，给予警告，没收违法所得，并处一万元以上三万元以下的罚款；情节严重的，责令暂停六个月以上一年以下执业活动直至吊销医师执业证书：

（一）泄露患者隐私或者个人信息；

（二）出具虚假医学证明文件，或者未经亲自诊查、调查，签署诊断、治疗、流行病学等证明文件或者有关出生、死亡等证明文件；

（三）隐匿、伪造、篡改或者擅自销毁病历等医学文书及有关资料；

（四）未按照规定使用麻醉药品、医疗用毒性药品、精神药品、放射性药品等；

（五）利用职务之便，索要、非法收受财物或者牟取其他不正当利益，或者违反诊疗规范，对患者实施不必要的检查、治疗造成不良后果；

（六）开展禁止类医疗技术临床应用。

第五十七条 违反本法规定，医师未按照注册的执业地点、执业类别、执业范围执业的，由县级以上人民政府卫生健康主管部门或者中医药主管部门责令改正，给予警告，没收违法所得，并处一万元以上三万元以下的罚款；情节严重的，责令暂停六个月以上一年以下执业活动直至吊销医师执业证书。

第五十八条 严重违反医师职业道德、医学伦理规范，造成恶劣社会影响的，由省级以上人民政府卫生健康主管部门吊销医师执业证书或者责令停止非法执业活动，五年直至终身禁止从事医疗卫生服务或者医学临床研究。

第五十九条 违反本法规定，非医师行医的，由县级以上人民政府卫生健康主管部门责令停止非法执业活动，没收违法所得和药品、医疗器械，并处违法所得二倍以上十倍以下的罚款，违法所得不足一万元的，按一万元计算。

第六十条　违反本法规定，阻碍医师依法执业，干扰医师正常工作、生活，或者通过侮辱、诽谤、威胁、殴打等方式，侵犯医师人格尊严、人身安全，构成违反治安管理行为的，依法给予治安管理处罚。

第六十一条　违反本法规定，医疗卫生机构未履行报告职责，造成严重后果的，由县级以上人民政府卫生健康主管部门给予警告，对直接负责的主管人员和其他直接责任人员依法给予处分。

第六十二条　违反本法规定，卫生健康主管部门和其他有关部门工作人员或者医疗卫生机构工作人员弄虚作假、滥用职权、玩忽职守、徇私舞弊的，依法给予处分。

第六十三条　违反本法规定，构成犯罪的，依法追究刑事责任；造成人身、财产损害的，依法承担民事责任。

《放射诊疗管理规定》（节选）

第四条　放射诊疗工作按照诊疗风险和技术难易程度分为四类管理：

（一）放射治疗；

（二）核医学；

（三）介入放射学；

（四）X射线影像诊断。

第七条　医疗机构开展不同类别放射诊疗工作，应当分别具有下列人员：

（一）开展放射治疗工作的，应当具有：

1. 中级以上专业技术职务任职资格的放射肿瘤医师；

2. 病理学、医学影像学专业技术人员；

3. 大学本科以上学历或中级以上专业技术职务任职资格的医学物理人员；

4. 放射治疗技师和维修人员。

（二）开展核医学工作的，应当具有：

1. 中级以上专业技术职务任职资格的核医学医师；

2. 病理学、医学影像学专业技术人员；

3. 大学本科以上学历或中级以上专业技术职务任职资格的技术人员或核医学技师。

（三）开展介入放射学工作的，应当具有：

1. 大学本科以上学历或中级以上专业技术职务任职资格的放射影像医师；

2. 放射影像技师；

3. 相关内、外科的专业技术人员。

（四）开展 X 射线影像诊断工作的，应当具有专业的放射影像医师。

第二十二条　放射诊疗工作人员应当按照有关规定配戴个人剂量计。

第二十五条　放射诊疗工作人员对患者和受检者进行医疗照射时，应当遵守医疗照射正当化和放射防护最优化的原则，有明确的医疗目的，严格控制受照剂量；对邻近照射野的敏感器官和组织进行屏蔽防护，并事先告知患者和受检者辐射对健康的影响。

《医疗机构管理条例》（节选）

第二十九条　医疗机构工作人员上岗工作，必须佩带载有本人姓名、职务或者职称的标牌。

第三十条　医疗机构对危重病人应当立即抢救。对限于设备或者技术条件不能诊治的病人，应当及时转诊。

第三十一条　未经医师（士）亲自诊查病人，医疗机构不得出具疾病诊断书、健康证明书或者死亡证明书等证明文件；未经医师（士）、助产人员亲自接产，医疗机构不得出具出生证明书或者死产报告书。

第三十二条　医务人员在诊疗活动中应当向患者说明病情和医疗措施。需要实施手术、特殊检查、特殊治疗的，医务人员应当及时向患者具体说明医疗风险、替代医疗方案等情况，并取得其明确同意；不能或者不宜向患者说明的，应当向患者的近亲属说明，并取得其明确同意。因抢救生命垂危的患者等紧急情况，不能取得患者或者其近亲属意见的，经医疗机构负责人或者授权的负责人批准，可以立即实施相应的医疗措施。

第四十八条　违反本条例第三十一条规定，出具虚假证明文件的，由县级以上人民政府卫生行政部门予以警告；对造成危害后果的，可以处以 1 万元以上 10 万元以下的罚款；对直接责任人员由所在单位或者上级机关给予行政处分。

《医疗纠纷预防和处理条例》（节选）

第十三条　医务人员在诊疗活动中应当向患者说明病情和医疗措施。需要实施手术，或者开展临床试验等存在一定危险性、可能产生不良后果的特殊检查、特殊治疗的，医务人员应当及时向患者说明医疗风险、替代医疗方案等情况，并取得其书面同意；在患者处于昏迷等无法自主作出决定的状态或者病情不宜向患者说明等情形下，应当向患者的近亲属说明，并取得其书面同意。

紧急情况下不能取得患者或者其近亲属意见的，经医疗机构负责人或者授权的负责人批准，可以立即实施相应的医疗措施。

第十四条　开展手术、特殊检查、特殊治疗等具有较高医疗风险的诊疗活动，医疗机构应当提前预备应对方案，主动防范突发风险。

第十五条　医疗机构及其医务人员应当按照国务院卫生主管部门的规定，填写并妥善保管病历资料。

因紧急抢救未能及时填写病历的，医务人员应当在抢救结束后6小时内据实补记，并加以注明。

任何单位和个人不得篡改、伪造、隐匿、毁灭或者抢夺病历资料。

第十六条　患者有权查阅、复制其门诊病历、住院志、体温单、医嘱单、化验单（检验报告）、医学影像检查资料、特殊检查同意书、手术同意书、手术及麻醉记录、病理资料、护理记录、医疗费用以及国务院卫生主管部门规定的其他属于病历的全部资料。

第二十二条　发生医疗纠纷，医患双方可以通过下列途径解决：

（一）双方自愿协商；

（二）申请人民调解；

（三）申请行政调解；

（四）向人民法院提起诉讼；

（五）法律、法规规定的其他途径。

第二十四条　发生医疗纠纷需要封存、启封病历资料的，应当在医患双方在场的情况下进行。封存的病历资料可以是原件，也可以是复制件，由医疗机构保管。病历尚未完成需要封存的，对已完成病历先行封存；病历按照规定完成后，再对后续完成部分进行封存。医疗机构应当对封存的病历开列封存清单，由医患双方签字或者盖章，各执一份。

病历资料封存后医疗纠纷已经解决，或者患者在病历资料封存满3年未再提出解决医疗纠纷要求的，医疗机构可以自行启封。

第二十五条　疑似输液、输血、注射、用药等引起不良后果的，医患双方应当共同对现场实物进行封存、启封，封存的现场实物由医疗机构保管。需要检验的，应当由双方共同委托依法具有检验资格的检验机构进行检验；双方无法共同委托的，由医疗机构所在地县级人民政府卫生主管部门指定。

疑似输血引起不良后果，需要对血液进行封存保留的，医疗机构应当通知提供该血液的血站派员到场。

现场实物封存后医疗纠纷已经解决，或者患者在现场实物封存满 3 年未再提出解决医疗纠纷要求的，医疗机构可以自行启封。

第二十六条　患者死亡，医患双方对死因有异议的，应当在患者死亡后 48 小时内进行尸检；具备尸体冻存条件的，可以延长至 7 日。尸检应当经死者近亲属同意并签字，拒绝签字的，视为死者近亲属不同意进行尸检。不同意或者拖延尸检，超过规定时间，影响对死因判定的，由不同意或者拖延的一方承担责任。

尸检应当由按照国家有关规定取得相应资格的机构和专业技术人员进行。

医患双方可以委派代表观察尸检过程。

第二十七条　患者在医疗机构内死亡的，尸体应当立即移放太平间或者指定的场所，死者尸体存放时间一般不得超过 14 日。逾期不处理的尸体，由医疗机构在向所在地县级人民政府卫生主管部门和公安机关报告后，按照规定处理。

第四十五条　医疗机构篡改、伪造、隐匿、毁灭病历资料的，对直接负责的主管人员和其他直接责任人员，由县级以上人民政府卫生主管部门给予或者责令给予降低岗位等级或者撤职的处分，对有关医务人员责令暂停 6 个月以上 1 年以下执业活动；造成严重后果的，对直接负责的主管人员和其他直接责任人员给予或者责令给予开除的处分，对有关医务人员由原发证部门吊销执业证书；构成犯罪的，依法追究刑事责任。

第四十七条　医疗机构及其医务人员有下列情形之一的，由县级以上人民政府卫生主管部门责令改正，给予警告，并处 1 万元以上 5 万元以下罚款；情节严重的，对直接负责的主管人员和其他直接责任人员给予或者责令给予降低岗位等级或者撤职的处分，对有关医务人员可以责令暂停 1 个月以上 6 个月以下执业活动；构成犯罪的，依法追究刑事责任：

（一）未按规定制定和实施医疗质量安全管理制度；

（二）未按规定告知患者病情、医疗措施、医疗风险、替代医疗方案等；

（三）开展具有较高医疗风险的诊疗活动，未提前预备应对方案防范突发风险；

（四）未按规定填写、保管病历资料，或者未按规定补记抢救病历；

（五）拒绝为患者提供查阅、复制病历资料服务；

（六）未建立投诉接待制度、设置统一投诉管理部门或者配备专（兼）职人员；

（七）未按规定封存、保管、启封病历资料和现场实物；

（八）未按规定向卫生主管部门报告重大医疗纠纷；

（九）其他未履行本条例规定义务的情形。

《处方管理办法》（节选）

第六条　处方书写应当符合下列规则：

（一）患者一般情况、临床诊断填写清晰、完整，并与病历记载相一致。

（二）每张处方限于一名患者的用药。

（三）字迹清楚，不得涂改；如需修改，应当在修改处签名并注明修改日期。

（四）药品名称应当使用规范的中文名称书写，没有中文名称的可以使用规范的英文名称书写；医疗机构或者医师、药师不得自行编制药品缩写名称或者使用代号；书写药品名称、剂量、规格、用法、用量要准确规范，药品用法可用规范的中文、英文、拉丁文或者缩写体书写，但不得使用"遵医嘱""自用"等含糊不清字句。

（五）患者年龄应当填写实足年龄，新生儿、婴幼儿写日、月龄，必要时要注明体重。

（六）西药和中成药可以分别开具处方，也可以开具一张处方，中药饮片应当单独开具处方。

（七）开具西药、中成药处方，每一种药品应当另起一行，每张处方不得超过5种药品。

（八）中药饮片处方的书写，一般应当按照"君、臣、佐、使"的顺序排列；调剂、煎煮的特殊要求注明在药品右上方，并加括号，如布包、先煎、后下等；对饮片的产地、炮制有特殊要求的，应当在药品名称之前写明。

（九）药品用法用量应当按照药品说明书规定的常规用法用量使用，特殊情况需要超剂量使用时，应当注明原因并再次签名。

（十）除特殊情况外，应当注明临床诊断。

（十一）开具处方后的空白处划一斜线以示处方完毕。

（十二）处方医师的签名式样和专用签章应当与院内药学部门留样备查的式样相一致，不得任意改动，否则应当重新登记留样备案。

第七条　药品剂量与数量用阿拉伯数字书写。剂量应当使用法定剂量单位：重量以克（g）、毫克（mg）、微克（μg）、纳克（ng）为单位；容量以升（L）、毫升（ml）为单位；国际单位（IU）、单位（U）；中药饮片以克（g）为单位。

片剂、丸剂、胶囊剂、颗粒剂分别以片、丸、粒、袋为单位；溶液剂以支、瓶为单位；软膏及乳膏剂以支、盒为单位；注射剂以支、瓶为单位，应当注明含量；中药饮片以剂为单位。

第十条　医师应当在注册的医疗机构签名留样或者专用签章备案后，方可开具处方。

第十一条　医疗机构应当按照有关规定，对本机构执业医师和药师进行麻醉药品和精神药品使用知识和规范化管理的培训。执业医师经考核合格后取得麻醉药品和第一类精神药品的处方权，药师经考核合格后取得麻醉药品和第一类精神药品调剂资格。

医师取得麻醉药品和第一类精神药品处方权后，方可在本机构开具麻醉药品和第一类精神药品处方，但不得为自己开具该类药品处方。药师取得麻醉药品和第一类精神药品调剂资格后，方可在本机构调剂麻醉药品和第一类精神药品。

第十二条　试用期人员开具处方，应当经所在医疗机构有处方权的执业医师审核、并签名或加盖专用签章后方有效。

第十八条　处方开具当日有效。特殊情况下需延长有效期的，由开具处方的医师注明有效期限，但有效期最长不得超过3天。

第十九条　处方一般不得超过7日用量；急诊处方一般不得超过3日用量；对于某些慢性病、老年病或特殊情况，处方用量可适当延长，但医师应当注明理由。

第二十条　医师应当按照卫生部制定的麻醉药品和精神药品临床应用指导原则，开具麻醉药品、第一类精神药品处方。

第二十一条　门（急）诊癌症疼痛患者和中、重度慢性疼痛患者需长期使用麻醉药品和第一类精神药品的，首诊医师应当亲自诊查患者，建立相应的病历，要求其签署《知情同意书》。

病历中应当留存下列材料复印件：

（一）二级以上医院开具的诊断证明；

（二）患者户籍簿、身份证或者其他相关有效身份证明文件；

（三）为患者代办人员身份证明文件。

第二十三条　为门（急）诊患者开具的麻醉药品注射剂，每张处方为一次常用量；控缓释制剂，每张处方不得超过7日常用量；其他剂型，每张处方不得超过3日常用量。

第一类精神药品注射剂，每张处方为一次常用量；控缓释制剂，每张处方不得超过7日常用量；其他剂型，每张处方不得超过3日常用量。哌甲酯用于治疗儿童多动症时，每张处方不得超过 15 日常用量。

第二类精神药品一般每张处方不得超过 7 日常用量；对于慢性病或某些特殊情况的患者，处方用量可以适当延长，医师应当注明理由。

第二十四条　为门（急）诊癌症疼痛患者和中、重度慢性疼痛患者开具的麻醉药品、第一类精神药品注射剂，每张处方不得超过 3 日常用量；控缓释制剂，每张处方不得超过 15 日常用量；其他剂型，每张处方不得超过 7 日常用量。

第二十五条　为住院患者开具的麻醉药品和第一类精神药品处方应当逐日开具，每张处方为 1 日常用量。

第二十六条　对于需要特别加强管制的麻醉药品，盐酸二氢埃托啡处方为一次常用量，仅限于二级以上医院内使用；盐酸哌替啶处方为一次常用量，仅限于医疗机构内使用。

第二十七条　医疗机构应当要求长期使用麻醉药品和第一类精神药品的门（急）诊癌症患者和中、重度慢性疼痛患者，每 3 个月复诊或者随诊一次。

第四十五条　医疗机构应当对出现超常处方 3 次以上且无正当理由的医师提出警告，限制其处方权；限制处方权后，仍连续 2 次以上出现超常处方且无正当理由的，取消其处方权。

第四十六条　医师出现下列情形之一的，处方权由其所在医疗机构予以取消：

（一）被责令暂停执业；

（二）考核不合格离岗培训期间；

（三）被注销、吊销执业证书；

（四）不按照规定开具处方，造成严重后果的；

（五）不按照规定使用药品，造成严重后果的；

（六）因开具处方牟取私利。

第四十七条　未取得处方权的人员及被取消处方权的医师不得开具处方。未取得麻醉药品和第一类精神药品处方资格的医师不得开具麻醉药品和第一类精神药品处方。

第五十四条　医疗机构有下列情形之一的，由县级以上卫生行政部门按照《医疗机构管理条例》第四十八条的规定，责令限期改正，并可处以 5000 元以下的罚款；情节严重的，吊销其《医疗机构执业许可证》：

（一）使用未取得处方权的人员、被取消处方权的医师开具处方的；

（二）使用未取得麻醉药品和第一类精神药品处方资格的医师开具麻醉药品和第一类精神药品处方的；

（三）使用未取得药学专业技术职务任职资格的人员从事处方调剂工作的。

第五十六条 医师和药师出现下列情形之一的，由县级以上卫生行政部门按照《麻醉药品和精神药品管理条例》第七十三条的规定予以处罚：

（一）未取得麻醉药品和第一类精神药品处方资格的医师擅自开具麻醉药品和第一类精神药品处方的；

（二）具有麻醉药品和第一类精神药品处方医师未按照规定开具麻醉药品和第一类精神药品处方，或者未按照卫生部制定的麻醉药品和精神药品临床应用指导原则使用麻醉药品和第一类精神药品的；

（三）药师未按照规定调剂麻醉药品、精神药品处方的。

第五十七条 医师出现下列情形之一的，按照《执业医师法》第三十七条的规定，由县级以上卫生行政部门给予警告或者责令暂停六个月以上一年以下执业活动；情节严重的，吊销其执业证书：

（一）未取得处方权或者被取消处方权后开具药品处方的；

（二）未按照本办法规定开具药品处方的；

（三）违反本办法其他规定的。

《中华人民共和国母婴保健法》（节选）

第三十二条 医疗保健机构依照本法规定开展婚前医学检查、遗传病诊断、产前诊断以及施行结扎手术和终止妊娠手术的，必须符合国务院卫生行政部门规定的条件和技术标准，并经县级以上地方人民政府卫生行政部门许可。

严禁采用技术手段对胎儿进行性别鉴定，但医学上确有需要的除外。

第三十三条 从事本法规定的婚前医学检查、施行结扎手术和终止妊娠手术的人员，必须经过县级以上地方人民政府卫生行政部门的考核，并取得相应的合格证书。

第三十四条 从事母婴保健工作的人员应当严格遵守职业道德，为当事人保守秘密。

六、核心制度

根据《医疗质量管理办法》，医疗质量安全核心制度共 18 项，分别是首诊负责制度、三级查房制度、会诊制度、分级护理制度、值班和交接班制度、疑难病例讨论制度、急危重患者抢救制度、术前讨论制度、死亡病例讨论制度、查对制度、手术安全核查制度、手术分级管理制度、新技术和新项目准入制度、"危急值"报告制度、病历管理制度、抗菌药物分级管理制度、临床用血审核制度、信息安全管理制度。

（一）首诊负责制度

首诊负责制度指患者的首位接诊医师（首诊医师）在一次就诊过程结束前或由其他医师接诊前，负责该患者全程诊疗管理的制度。医疗机构和科室的首诊责任参照医师首诊责任执行。

基本要求：

1. 明确患者在诊疗过程中不同阶段的责任主体。

2. 保障患者诊疗过程中诊疗服务的连续性。

3. 首诊医师应当做好医疗记录，保障医疗行为可追溯。

4. 非本医疗机构诊疗科目范围内疾病，应告知患者或其法定代理人，并建议患者前往相应医疗机构就诊。

（二）三级查房制度

三级查房制度指患者住院期间，由不同级别的医师以查房的形式实施患者评估、制定与调整诊疗方案、观察诊疗效果等医疗活动的制度。

基本要求：

1. 医院实行科室主任领导下的三个不同级别的医师查房制度。三个不同级别的医师可以包括但不限于主任医师或副主任医师—主治医师—住院医师。

2. 遵循下级医师服从上级医师、所有医师服从科室主任的工作原则。

（三）会诊制度

1. 急诊会诊

对本科室难以处理急需其他科室协助诊治的急、危、重症的患者，由经治医师提出紧急会诊申请，并在申请单上注明"急"字。在特别情况下，可电话邀请。会诊医师受邀后应于10分钟内到达申请科室进行会诊。会诊时申请医师必须在场，配合会诊医师的抢救工作。

2. 院内会诊

疑难病例需多科会诊者，由科室主任提出，经医务部同意，邀请有关医师参加。一般应提前1~2天将病情摘要、会诊目的及邀请会诊人员报医务部。医务部确定会诊时间，并通知有关科室及人员。会诊由申请科室的科室主任主持，医务部参加。主治医师报告病历，必要时分管院领导参加。经治医师作会诊记录，并认真执行会诊确定的诊疗方案。

3. 院外会诊

本院不能解决的疑难病例，可邀请外院专家来院会诊。院外会诊由主管医师提出申请，经科室主任同意，报医务部审批。医务部与会诊医院联系，确定会诊专家、会诊时间，结果及时反馈会诊申请科室。院外会诊应由科室主任陪同会诊专家，主治医师报告病情，经治医师做好会诊记录。需转外院会诊者，经本科主任审签，医务部批准，持介绍信前往会诊。外出会诊要带全有关医疗资料，并写明会诊目的及要求。院外会诊亦可采取电话会诊或书面会诊的形式，程序同前。

（四）急危重患者抢救制度

基本要求：

1. 临床科室急危重患者的抢救，由现场级别和年资最高的医师主持。紧急情况下医务人员参与或主持急危重患者的抢救，不受其执业范围限制。

2. 抢救完成后6小时内应当将抢救记录记入病历，记录时间应具体到分钟，主持抢救的人员应当审核并签字。

（五）术前讨论制度

1. 对重大、疑难及新开展的手术，科研项目手术，较大的毁损性手术，年龄75岁以上患者的手术，必须进行术前讨论。

2. 讨论内容包括：诊断及其依据；手术适应证；手术方式、要点及注意事项；手术可能发生的危险、意外、并发症及其预防措施；是否履行了手术同意书签字手续（需本院主管医师负责谈话签字）；麻醉方式的选择，手术室的配合要求；术后注意事项，患者思想情况与要求等；检查术前各项准备工作的完成情况。讨论内容记入病历。

3. 术前讨论要作详细记录：明确手术指征，制定手术方案、并发症的防范措施、术后观察事项、护理要求等。

4. 对于疑难、复杂、重大手术，病情复杂需相关科室配合者，应提前2~3天邀请麻醉科及有关科室人员会诊，并做好充分的术前准备。

（六）"危急值"报告制度

1. 门（急）诊患者"危急值"报告程序

医技科室工作人员发现门（急）诊患者出现"危急值"情况时，应立即电话报告开单医师或门（急）诊护士，并做好登记，由开单医师结合临床情况采取相应的处理措施，并记录在门诊病历中。

2. 住院患者"危急值"报告程序

医技科室工作人员发现住院患者出现"危急值"情况时，应立即电话报告所在病区，病区接收人员在"'危急值'报告登记本"上做好登记并立即报告主管医师或值班医师。

（七）抗菌药物分级管理制度

1. 根据抗菌药物的安全性、疗效、细菌耐药性和价格等因素，抗菌药物分为非限制使用级、限制使用级与特殊使用级三级。

2. 凡取得执业医师资格并已注册到本院执业的医师，在签订《聘用合同》或《劳动合同》后，方可申请处方权。

3. 申请医师应如实、完整填写《医师处方权申请表》，经科室考核合格并由科室主任签字同意后，将申请表交医务部受理。

4. 凡中级职称（含）以下职称医师须参加医务部组织的新进医师入职暨处方权授予考试，通过考试者授予普通处方权。

副高级以上职称医师、麻醉医师、不参与住院部工作的门诊医师及辅助科室医师不参加该考试。

5. 凡申请麻醉药品、第一类精神药品处方权的医师须参加医院统一组织的专项培训与考试，考试合格后方予办理授权手续。

6. 凡申请抗菌药物处方权的医师须参加抗菌药物专项处方权考试，考试合格者根据其职称情况授予相应级别抗菌药物处方权。

由于医师本人职称晋升，如需获取更高一级抗菌药物处方权，须再次参加抗菌药物专项处方权考试，考试合格者授予更高一级抗菌药物处方权，考试不合格者抗菌药物处方权级别不作调整。

第三篇

临床科室

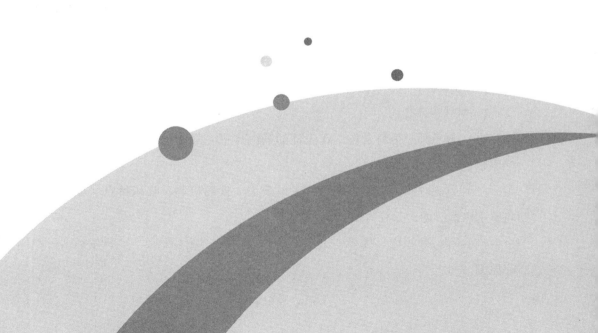

第三篇　临床科室

肺病科

（一）科室病种

【常见病种】

中医病证

掌握：感冒、咳嗽、风温肺热病、哮病

熟悉：喘证、肺胀、肺癌、咯血、肺络张

了解：肺痈、肺痨

西医病种

掌握：慢性阻塞性肺疾病、急性上呼吸道感染、急（慢）性支气管炎、支气管哮喘、肺炎、大咯血、窒息、哮喘持续状态、呼吸衰竭

熟悉：上呼吸道感染、支气管哮喘、支气管扩张、成人型呼吸窘迫综合征、慢性肺源性心脏病、原发性支气管肺癌、自发性气胸、胸腔积液

了解：肺脓肿、肺结核、间质性肺疾病

【学习要求】

1. 专科学习要求

（1）熟悉呼吸内科常见中医病证的病因病机、临床特点、诊断与鉴别诊断以及治疗原则。

（2）熟悉呼吸内科常见西医病种的病因、发病机制、临床特点、理化检查、诊断与鉴别诊断、西医诊疗方案。

（3）掌握呼吸内科优势中医病证的病因病机、临床特点、诊断与鉴别诊断以及治疗原则。

（4）掌握呼吸内科优势西医病种的病因、发病机制、临床特点、理化检查、诊断与鉴别诊断、西医诊疗方案。

2. 学科源流学习要求

熟悉中医呼吸科发展的学术渊源和流派、重要医家的学术观点，以及相关学科的国内外新进展和新技术、中医呼吸科的研究方法与途径。

（二）参考书籍

推荐《丹溪心法》《诸病源候论》《医宗必读》《景岳全书》《济生方》《仁斋直指方》等关于肺系疾病的书籍。

推荐中医传统四大经典《神农本草经》《黄帝内经》《难经》《伤寒杂病论》作为基础读物进行阅读。了解、熟悉、掌握以下经典条文，随着学习领悟的深入可以熟练运用到临床中。

【咳嗽】

经典条文：

1. 五脏六腑皆令人咳，非独肺也。

——《素问·咳论》

2. 咳而脉浮者，厚朴麻黄汤主之……脉沉者，泽漆汤主之。

——《金匮要略·肺痿肺痈咳嗽上气病脉证治》

3. 咳嗽之要，止为二证。何为二证？一曰外感，一曰内伤而尽之矣。

——《景岳全书·咳嗽篇》

4. 凡邪盛咳频，断不可用劫涩药，咳久势衰，其势不锐，方可涩之。

——《医门法律·咳嗽门》

5. 因咳而有痰者，咳为重，治在肺；因痰而致嗽者，痰为重治在脾。

——《证治汇补·胸膈门》

6. 患咳者，宜戒口慎风，毋令久咳不除，变为肺痿，肺疽，虚损，劳瘵之候，慎之，戒之。

——《医学心悟·咳嗽》

【肺胀】

经典条文：

1. 上气，喘而躁者，属肺胀。

——《金匮要略·肺痿肺痈咳嗽上气病脉证治》

2. 肺主于气，邪乘于肺则肺胀，胀则肺管不利，不利则气道涩，故上气喘逆鸣息不通。

——《诸病源候论·上气鸣息候》

3. 咳而上气，此为肺胀，其人喘，目如脱状，脉浮大者，越婢加半夏汤主之。

——《金匮要略·肺痿肺痈咳嗽上气病脉证治》

医案：

黄敬修兄店内，有同事鲍宗海者，因感风寒，喘嗽多日，就彼地某姓老医看视，谓其证属内亏，药与地、归、参、术。予见方劝其勿服，宗海以为伊体素虚，老医见识不谬，潜服其药。是夜喘嗽益甚，次日复往加减，医谓前药尚轻，更增黄芪、五味子，服后胸高气筑，莫能卧下，呷呀不休，闭闷欲绝。敬兄询知其故，嘱予拯治。予曰：前药吾原劝其勿服，伊不之信，况加酸敛，邪锢益坚，如何排解？敬兄云：渠与我同事多年，不忍见其死而不救。揣摩至再，立方用麻黄、桂枝、细辛、半夏、甘草、生姜、杏仁、葶苈子，并语之曰：此乃风寒客肺，气阻痰凝，因而喘嗽，医不开解，反投敛补，以致闭者愈闭，壅者愈壅，酿成肺胀危证。《金匮》云：咳逆倚息不得卧，小青龙汤主之。予于方中除五味、白芍之酸收，加葶苈、杏仁之苦泻者，盖肺苦气上逆，急食苦以泻之。如救眉燃，不容缓待也。敬兄欣以为然，即令市药煎服，少顷嗽出稠痰两盂，胸膈顿宽，再服复渣，又吐痰涎盏许，喘定能卧。宗海始悟前药之误，泣求救援。予笑曰：无妨，枉自吃几日苦耳。次剂麻桂等味分两减轻，参入桔梗、橘红、茯苓、苏子，更为调和肺胃而痊。

安波按：风寒咳嗽，亦一大症也，不可渺视为轻浅者。徐氏灵胎，苦志三十年，始能治咳，先生于小青龙，去味、芍加、葶、杏，真善法古人而不泥古人者也。（《程杏轩医案·鲍宗海风寒喘嗽误补肺胀欲绝治验》）

【感冒】

经典条文：

1. 是故风者百病之长也，今风寒客于人，使人毫毛毕直，皮肤闭而为热，当是之时，可汗而发也。

——《素问·玉机真藏论》

2. 外感风寒，从毛窍而入，必要从毛窍而出，故伤寒发热症，首重发表解肌。

——《症因脉治·伤寒总论》

3. 惟其人卫气有疏密，感冒有浅深，故见症有轻重……凡体实者，春夏治以辛凉，秋冬治以辛温，解其肌表，风从汗散；体虚者，固其卫气，兼解风邪，恐专行发散，汗多亡阳也。

——《类证治裁·伤风论治》

医案：

某风伤卫阳，咳，频嚏多涕，怯风，头目重眩，宜辛以散之。用防风、苏叶、杏仁、川芎、桔梗、甘菊、姜，微汗而愈。某冬春喜浴，腠疏感风。以玉屏风散固之。某风温伤肺，咳而眩。用轻凉肃上，丹皮、杏仁、桑叶、山栀、贝母、枇杷叶。再服效。（《类证治裁·伤风脉案》）

【哮证】

经典条文：

1. 肺病令人上气，兼胸膈痰满，气行壅滞，喘息不调，致咽喉有声，如水鸡之鸣也。

——《诸病源候论·气病诸候》

2. 大抵哮喘，未发以扶正为主，已发以攻邪气为主。亦有痰气壅盛壮实者，可用吐法。大便秘结，服定喘药不效，而用利导之药而安者。必须使薄滋味，不可纯用凉药，亦不可多服砒毒劫药，倘若受伤，追悔何及。

——《医学统旨》

3. 哮喘之病，寒邪伏于肺俞，痰窠结于肺膜，内外相应，一遇风、寒、暑、湿、燥、火六气之伤即发，伤酒伤食亦发，动怒动气亦发，劳役房劳亦发。

——《时方妙用·哮证》

医案：

徐（四一）宿哮廿年，沉痼之病。无奏效之药。起病由于惊忧受寒。大凡忧必伤肺。寒入背俞。内合肺系。宿邪阻气阻痰。病发喘不得卧。譬之宵小，潜伏里闬。若不行动犯窃，难以强执。虽治当于病发，投以搜逐，而病去必当养正。今中年，谅无大害，精神日衰，病加剧矣。肾气去桂、膝。病发时葶苈大枣汤或皂荚丸。（《临证指南医案·哮》）

（三）中医诊疗技术

1. 掌握基本的中医诊断技巧，如望、闻、问、切四诊技能。熟悉专科常用中药的性味归经、主治及其他（煎煮方法、毒性等）。

2. 熟悉八纲辨证、六经辨证、脏腑辨证、气血津液辨证、三焦辨证等辨证方法在中医内科疾病诊治上的应用。

3. 熟练书写完整的中医住院病历和呼吸科专科门诊病历，正确使用中医术语，恰当分析中医病因病机，同时能够恰当给予相应的辨证分析及组方用药，并对中医治疗方案予以合理的分析解释。

4. 熟练掌握呼吸科常用的腧穴名称、功效、取穴方法，以及相关经络走行和辨证治疗意义。

5. 熟悉灸法、火罐、针刺、电针、埋针、耳针、中药熏洗、穴位贴敷、康复等常用理疗方法及操作注意事项，可能出现的并发症及处理方法。

（四）西医诊疗技术

1. 体格检查：对全身体格检查要求了解、熟悉，并能够做到规范掌握；熟练掌握呼吸内科体格检查方法，并做到准确描述。

2. 化验检查：根据诊断及鉴别诊断需要，恰当地选择检验项目，能正确地采集标本，填写化验单，熟练地掌握血常规、肝功能、肾功能、电解质、凝血功能、乙肝两对半、肿瘤七项、结核抗体、肺炎四项、痰培养及痰涂片、血培养等常用检验项目的正常值及异常时的临床意义。

3. 影像学检查：了解基本读片方法和读片内容，熟悉呼吸科常见疾病的影像学特征，如肺炎、支气管扩张、肺癌、胸腔积液、肺结核、肺水肿等。

（五）危重病员的识别及紧急处理能力

掌握心肺复苏操作，以及除颤仪、简易呼吸器的使用，掌握并熟悉应对气胸、肺栓塞等急危重症的识别与处理。

（六）常用方剂

掌握麻黄汤、桂枝汤、平喘固本汤、华盖散、越婢汤、小青龙汤、射干麻黄汤、定喘汤、三子养亲汤、二陈汤、九味羌活汤、银翘散、桑菊饮、止嗽散、杏苏散、清燥救肺汤、补肺汤、麻杏石甘汤、千金苇茎汤、荆防败毒散、新加香薷饮、三拗汤、桑杏汤、清金化痰汤、泻白散、黛蛤散、沙参麦冬汤、麦门冬汤、加味桔梗汤、玉屏风散、六君子汤、金匮肾气丸、桑白皮汤、五磨饮子、生脉散、补肺汤、苏子降气汤、涤痰汤、真武汤、五苓散、百合固金丸、椒目瓜蒌汤、葶苈大枣泻肺汤、苓桂术甘汤、温胆汤、参麦注射液、热毒宁注射液等常用方剂和中成药的辨证使用。

（七）规培第一年

1. 实践要求

【基本能力】

（1）能够与患者、医护人员进行有效的基本沟通及配合，能够简单规范地处理患者的基本诉求。例如：能够配合带教老师完成门诊及住院患者的基本接待工作、病历书写，配合带教老师完成临床基本实践操作，配合带教老师完整地完成值班工作。

（2）了解医疗十八项核心制度及岗位职责。

（3）具备良好的医疗心理素养及正确的职业价值观，例如：吃苦耐劳的精神，不收受红包，从患者的利益出发，关心关爱患者。

（4）有危机防控意识，了解危急事件基本处理流程，能够配合带教老师完成危机防控及处理工作。

【专业能力】

中医诊疗能力：

（1）熟悉基本的中医诊断技巧，如望、闻、问、切四诊技能。了解专科常用中药的性味归经、主治及其他（煎煮方法、毒性等）。

（2）熟悉八纲辨证、六经辨证、脏腑辨证、气血津液辨证、三焦辨证等辨证方法。

（3）能够书写完整的中医住院病历和呼吸科专科门诊病历，正确使用中医术语，分析中医病因病机，对疾病进行辨证分析及组方用药。

（4）熟悉呼吸科常用的腧穴名称、功效、取穴方法，以及相关经络走行和辨证治疗意义。

（5）熟悉灸法、火罐、针刺、电针、埋针、耳针、中药熏洗、穴位贴敷、康复等常用理疗方法及操作注意事项，可能出现的并发症及处理方法。

西医诊疗能力：

（1）可以完成全身体格检查；了解呼吸专科查体。

（2）正确填写检验单；熟悉血常规、肝功能、肾功能、电解质、凝血功能、乙肝两对半、肿瘤七项、结核抗体、NSE、SCC、CYFRA21-1、肺炎四项、痰培养及痰涂片、血培养等常用检验项目的正常值及异常时的临床意义。

（3）了解基本读片方法；熟悉胸片、胸部 CT、头颅 CT 及 MRI 等结果判读。

（4）了解胸腔穿刺术的规范操作流程及适应证。

（5）熟悉心肺复苏操作流程。

2. 教学活动

（1）小讲课：每周一次，每次不低于 40 分钟；内容主要为专科病种的中医病因病机、类证鉴别、辨证论治、发病机制、临床表现、理化检查、诊断与鉴别诊断、治疗方法等。

（2）教学查房：每两周一次；内容主要为专科特色病例。

（3）疑难病例讨论：每月一次；内容为临床专科遇到的疑难病例。

（4）门诊教学：每周一次，每次不低于 30 分钟；内容主要为专科病种的中医经典等。

（5）义诊：建议每季度一次，每次不低于 2 小时；内容主要为本专科常见病、多发病，尤其是优势病种等。

3. 跟师学习

培养侧重点：师生间的磨合、跟师抄方以及中医经典的学习。

首先，由于一年级的规培医师临床经验相对较少，且跟师学习时间短，对带教老师以及呼吸科的常见病、多发病的了解相对不足，需一定的时间进行师生间的磨合，即了解带教老师门诊的病种情况、中医思维以及日常门诊习惯等；同时，带教老师也对规培医师的中医理论进行评估。

其次是跟师抄方，通过抄方直接观察带教老师的临证思路与用药规律，学习其临床经验与学术特点。

最后是关于呼吸科中医经典的学习（具体见参考书籍）。

跟师完成任务：

（1）每周一篇跟师笔记；

（2）每月一篇经典病案整理；

（3）每两周一次中医经典学习分享（一年级规培医师分享，带教老师指导）；

（4）参与每两周一次的病案讨论；

（5）出科前完成一篇个人小结及跟师心得。

4. 临床综合能力

临床综合能力主要体现在岗位胜任能力，包括：①临床思维能力（具体见规培一年级实践、教学、跟师等综合要求）；②医患沟通能力（具体见规培一年级实践、教学、跟师等综合要求）；③本专业政策法规运用能力（具体见规培一年级实践要求）；④科研教学能力（一年级规培生能够独立完成文献查阅）；⑤协助带教老师对本科室轮转实习生进行管理。

5. 出科考核

（1）理论考核：从科室题库中抽取考题，中医题目占比 50%，西医题目占比 50%。

（2）技能考核：临床基本技能操作（详见规培一年级中医、西医诊疗能力范畴）。

（八）规培第二年

1. 实践要求

【基本能力】

（1）能够与患者、医护人员进行完整有效的沟通，能够熟练处理患者的基本诉求，并进行基本病情分析及疾病健康教育。例如：能够独立完成门诊及住院患者的基本接待工作、病历书写，独立完成临床基本实践操作，主动配合带教老师完整地完成值班工作。

（2）熟悉医疗十八项核心制度及岗位职责。

（3）具备良好的医疗心理素养及正确的职业价值观，例如：吃苦耐劳的精神，不收受红包，主动关心关爱患者。

（4）有危机防控意识，学习辨别急危重症，熟悉危急情况处理流程，能够主动配合带教老师完成危机防控及处理工作。

【专业能力】

中医诊疗能力：

（1）掌握基本的中医诊断技巧，如望、闻、问、切四诊技能。熟悉专科常用中药的性味归经、主治及其他（煎煮方法、毒性等）。

（2）熟悉八纲辨证、六经辨证、脏腑辨证、气血津液辨证、三焦辨证等辨证方法在中医呼吸科疾病诊治中的应用。

（3）熟练书写完整的中医住院病历和呼吸科专科门诊病历，熟练使用中医术语，恰当分析中医病因病机，对疾病进行辨证分析及组方用药，并对治疗方案予以合理的分析解释。

（4）掌握呼吸科常用的腧穴名称、功效、取穴方法，以及相关经络走行和辨证治疗意义。

（5）掌握灸法、火罐、针刺、电针、埋针、耳针、中药熏洗、穴位贴敷、康复等常用理疗方法的临床治疗意义及并发症处理方法。

西医诊疗能力：

（1）熟练完成全身体格检查；熟悉呼吸科体格检查方法。

（2）根据患者病情熟练填写检验申请单；掌握血常规、肝功能、肾功能、电解质、凝血功能、乙肝两对半、肿瘤七项、结核抗体、肺炎四项、痰培养及痰涂片、血培养等常用检验项目的正常值及异常时的临床意义。

（3）掌握胸片、胸部 CT、头颅 CT 及 MRI 适应证及结果判读。

（4）熟悉胸腔穿刺术的规范操作流程、适应证；在带教老师陪同下完成相关操作。

（5）掌握心肺复苏操作。

2. 教学活动

（1）小讲课：每周一次，每次不低于 50 分钟；内容主要为专科病种的中医病因病

机、类证鉴别、辨证论治、发病机制、临床表现、理化检查、诊断与鉴别诊断、治疗方法、急危重症抢救等。

（2）教学查房：每两周一次；内容主要为专科特色病例。

（3）疑难病例讨论：每月一次；内容为临床专科遇到的疑难病例。

（4）门诊教学：每周一次，每次不低于 40 分钟；内容主要为专科病种的中医经典等。

（5）义诊：建议每季度一次，每次不低于 2 小时；内容主要为本专科常见病、多发病，尤其是优势病种等。

3. 跟师学习

培养侧重点：接诊能力以及中医辨证思维能力。

首先，由于二年级的规培医师已经有一定的临床实践经验及知识储备，可以重点培养其针对带教老师门诊的初诊患者进行诊疗。由规培医师首先对患者进行问诊、书写门诊病历并初步制定理法方药，然后交由带教老师指导。

其次是跟师抄方，通过抄方直接观察带教老师的临证思路与用药规律，学习其临床经验与学术特点。

最后是关于呼吸科中医经典的学习（具体见参考书籍）。

跟师完成任务：

（1）每周一篇跟师笔记；

（2）每月一篇经典病案整理；

（3）主持每两周一次的中医经典学习；

（4）每两周一次病案讨论（二年级规培医师提出，带教老师指导）；

（5）出科前完成一篇个人小结及跟师心得。

4. 临床综合能力

临床综合能力主要体现在岗位胜任能力，包括：①临床思维能力（具体见规培二年级实践、教学、跟师等综合要求）；②医患沟通能力（具体见规培二年级实践、教学、跟师等综合要求）；③本专业政策法规运用能力（具体见规培二年级实践要求）；④科研教学能力（参与本科室课题申报和医学论文撰写工作）；⑤协助带教老师管理规培学员（一年级）和医学生临床带教工作。

5. 出科考核

（1）理论考核：从科室题库中抽取考题，中医题目占比 80%，西医题目占比 20%。

（2）技能考核：临床基本技能操作（详见规培二年级中医、西医诊疗能力范畴）。

（九）规培第三年

1. 实践要求

【基本能力】

（1）熟练地与患者、医护人员进行积极有效的沟通，独立完成专业性问题解答、病情分析及疾病健康教育。例如：独立完成门诊及住院患者的接待工作，独立准确地完成病历书写及临床操作，独立值班。

（2）掌握医疗十八项核心制度及岗位职责。

（3）具备良好的医疗心理素养及正确的职业价值观，例如：吃苦耐劳的精神，不收受红包，真心关心关爱患者。

（4）独立辨别并处理危急事件，可以完成危机防控及处理工作。

【专业能力】

中医诊疗能力：

（1）形成独立的中医思维：根据患者病情，能够独立准确地对疾病进行辨证分析、诊断，并制订准确的治疗方案、组方用药，对治疗方案及病情予以合理且专业的分析解答及疾病宣教。

（2）独立完成中医住院病历和呼吸科专科门诊病历。

（3）根据疾病特点选择正确的腧穴及其他有效的中医理疗方案，独立完成操作并有效降低风险发生概率；能够积极主动地调整治疗方案，提高治疗有效率。

西医诊疗能力：

（1）独立完成全身及呼吸专科查体。

（2）根据患者病情制订检查方案，并根据临床结果对病情进行合理的解释，辅助临床诊断。

（3）独立完成胸腔穿刺术操作，掌握适应证。

（4）独立完成心肺复苏操作。

2. 教学活动

（1）小讲课：每周一次，每次不低于60分钟；内容主要为专科病种及学员本专业的最新研究进展等。

（2）教学查房：每两周一次；内容主要为学员本专业方向结合临床专科病例。

（3）疑难病例讨论：每月一次；内容为学员本专业疑难病例。

（4）门诊教学：每周一次，每次不低于50分钟；内容主要为学员本专业中医经典。

（5）义诊：建议每季度一次，每次不低于 2 小时；内容主要为学员本专业常见病、多发病，尤其是优势病种等。

3. 跟师学习

培养侧重点：加强独立接诊能力，培养创新能力以及论文撰写能力。

首先，由于此阶段的规培医师为定科医师，需掌握本科室的常见病、多发病的独立诊治流程，提升独立中医诊疗思维能力。

其次，整理总结带教老师的学术经验等，同时结合自己的临床经验，选取一个疾病方向进行中医药创新研究，并进行论文撰写。

最后，始终坚持呼吸科中医经典学习（具体见参考书籍），并运用于实践及创新研究等。

跟师完成任务：

（1）每周一篇跟师笔记；

（2）每月一篇经典病案整理；

（3）主持每两周一次的中医经典学习；

（4）主持两周一次的病案讨论；

（5）出科前完成一篇个人小结及跟师心得。

4. 临床综合能力

临床综合能力主要体现在岗位胜任能力，包括：①临床思维能力（具体见规培三年级实践、教学、跟师等综合要求）；②医患沟通能力（具体见规培三年级实践、教学、跟师等综合要求）；③本专业政策法规运用能力（具体见规培三年级实践要求）；④科研教学能力（参与本科室课题申报和医学论文撰写工作）；⑤协助带教老师管理规培学员和医学生临床带教工作。

5. 出科考核

（1）理论考核：从科室题库中抽取考题，中医题目占比 100%，其中中医经典至少占比 40%。

（2）技能考核：主要形式为临床模拟，内容以临床常见病患者的接诊、处置流程，以及突发情况的处理等综合能力考核为重点。

心病科

（一）科室病种

【常见病种】

中医病证

掌握：胸痹心痛病、眩晕病

熟悉：心悸、心衰、血浊、结脉

了解：惊悸怔忡、不寐、汗证

西医病种

掌握：冠状动脉粥样硬化性心脏病（慢性冠脉疾病、急性冠状动脉综合征）、急（慢）性心力衰竭、原发性高血压

熟悉：病态窦房结综合征、心房扑动、心房颤动、室上性心动过速、心室颤动、房室传导阻滞、扩张型心肌病、病毒性心肌炎、心脏瓣膜疾病、风湿性心脏病、血脂异常

了解：常见先天性心脏病、肺血管病、心包疾病、晕厥

【学习要求】

1. 专科学习要求

（1）掌握心血管内科常见中医病证的病因病机、临床特点、诊断与鉴别诊断以及治疗原则。

（2）掌握心血管内科常见西医病种的病因、临床特点、诊断与鉴别诊断、西医诊疗方案。

（3）掌握心血管内科优势中医病证的病因病机、临床特点、诊断与鉴别诊断以及治疗原则。

（4）掌握心血管内科优势西医病种的病因、临床特点、诊断与鉴别诊断、西医诊疗方案。

2. 学科源流学习要求

了解中医心系病证重要的学术观点，以及相关学科的国内外新进展和新技术，研究方法与途径。

（二）参考书籍

推荐中医心血管病证相关理论；《黄帝内经》关于"心痹""心胀""卒心痛""厥

心痛"等病的相关论述,《伤寒论》关于"心下悸"等证的相关论述,《金匮要略》关于"惊悸""胸痹""心水"的治疗原则和"阳微阴弦"的论述,以及以"心痛彻背"等为代表的危重症辨治方法。

推荐中医传统四大经典《神农本草经》《黄帝内经》《难经》《伤寒杂病论》作为基础读物进行阅读。了解、熟悉、掌握以下经典条文,随着学习领悟的深入可以将其熟练运用到临床中。

【胸痹心痛】

经典条文:

1. 夫脉当取太过不及,阳微阴弦,即胸痹而痛,所以然者,责其极虚也。今阳虚知在上焦,所以胸痹、心痛者,以其阴弦故也。

——《金匮要略·胸痹心痛短气病脉证治第九》

2. 胸痹心痛,肩肉麻木,天井主之。胸痹心痛,不得息,痛无常处,临泣主之。

——《针灸甲乙经》《寒气客于五脏六腑发卒心痛胸痹心疝三虫第二》

3. 胸痹不得卧,心痛彻背者,痰垢积满,循脉而溢于背也,宜用栝蒌薤白半夏汤主之。

——《奉时旨要》《水属·胸痹》

【怔忡】

经典条文:

1. 怔忡者,心无血养,如鱼无水,心中惕惕然而跳动也,如人将捕捉之貌。若思虑即心跳者,是血虚也。

——《万病回春》《怔忡》

2. 人之所主者心,心之所养者血。心血一虚,神气不守,此怔忡之所由也。

——《罗太无口授三法·怔忡》

3. 怔忡之病,心胸筑筑振动,惶惶惕惕,无时得宁者是也。

——《景岳全书》《理集·杂证谟·怔忡惊悸·论怔忡》

医案:

长兴赵某,以经营过劳其心,患怔忡证,医者议论不一,远来就余。余以消痰补心之品治其上,滋肾纳气之药治其下,数日而安。此与程母病同,而法稍异。一则气体多痰,误服补剂,水溢而火受克之证;一则心血虚耗,相火不宁,侵犯天君之证,不得混淆之也。(《洄溪医案·怔忡》)

【结脉证】

经典条文：

1. 三至为迟六至数，四至为缓七至疾，缓止为结数止促，动止难还代脉识。

——《医宗金鉴》《脉诀》

2. 结脉，往来缓，时一止复来。（按之来缓，时一止者，名结阳；初来动止，更来小数，不能自还，举之则动，名结阴）

——《脉经·脉形状指下秘决第一（二十四种）》

3. 结脉皆因气血凝，老痰结滞苦沉吟。内生积聚外痈肿，疝瘕（假）为殃病属阴。

——《濒湖脉学·结（阴）》

医案：

师曰，律师姚建，现住小西门外大兴街，尝来请诊，眠食无恙，按其脉结代，约十余至一停，或二三十至一停不等，又以事繁，心常跳跃不宁，此仲师所谓"心动悸，脉结代，炙甘草汤主之之证"是也。因书经方与之，服十余剂而瘥。（《经方实验录》《第五五案　炙甘草汤证（其一）》）

（三）中医诊疗技术

1. 掌握基本的中医诊断技巧，如望、闻、问、切四诊方法；小儿指纹的观察及其表达的意义；要求能够熟练背诵"十问歌"。

2. 熟悉八纲辨证、脏腑辨证、气血津液辨证、三焦辨证等辨证方法在内科疾病诊治上的应用。

3. 熟练书写完整的中医住院病历和心血管内科门诊病历，正确使用中医术语，恰当分析中医病因病机。

4. 掌握心血管内科常用腧穴的名称、功效、取穴方法。

5. 熟悉灸法、火罐、针刺、电针等常用理疗方法。

（四）西医诊疗技术

1. 体格检查：掌握心血管内科疾病的常规体检并能正确应用。

2. 化验检查：根据诊断及鉴别诊断需要，恰当地选择检查项目，正确填写化验单；熟练掌握血常规、肝肾功、电解质、血脂、血糖、心肌酶谱、凝血功能、乙肝两对半、肿瘤标志物、风湿免疫相关疾病等检查；熟悉动态心电图、动态血压、超声心动图检查意义和报告解读。

3. 影像学检查：熟悉胸部 CT、CT 冠状动脉造影及各种血管 CTA 的影像学特点。

（五）危重病员的识别及紧急处理能力

熟练掌握心肺复苏操作流程，对恶性心律失常、休克等急危重症有一定的处置能力。

（六）常用方剂

瓜蒌薤白半夏汤、瓜蒌薤白白酒汤、半夏白术天麻汤、天麻钩藤饮、六味地黄丸、左归丸、右归丸、柴胡疏肝散、保元汤、真武汤、温胆汤、导赤散、真武汤、四物汤、炙甘草汤、桃核承气汤、血府逐瘀汤、金匮肾气丸、实脾饮、五苓散、五皮饮、丹参饮、十味温胆汤、柴胡陷胸汤、理中丸等心血管病证常用方剂。

（七）规培第一年

1. 实践要求

【基本能力】

（1）能够与患者、医护人员进行有效的基本沟通及配合，能够简单规范地处理患者基本诉求。例如：能够配合带教老师完成门诊及住院患者的基本接待工作、病历书写，配合带教老师完成临床基本实践操作，配合带教老师完整地完成值班工作。

（2）了解医疗十八项核心制度及岗位职责。

（3）具备良好的医疗心理素养及正确的职业价值观，例如：吃苦耐劳的精神，不收受红包，从患者的利益出发关心关爱患者。

（4）有危机防控意识，了解危急事件的基本处理流程，能够配合带教老师完成危机防控及处理工作。

【专业能力】

中医诊疗能力：

（1）熟悉基本的中医诊断技巧，如望、闻、问、切四诊技能。了解专科常用中药的性味归经、主治及其他（煎煮方法、毒性等）。

（2）熟悉八纲辨证、六经辨证、脏腑辨证、气血津液辨证、三焦辨证等辨证方法。

（3）能够书写完整的中医住院病历和心内科专科门诊病历，正确使用中医术语，分析中医病因病机，对疾病进行辨证分析及组方用药。

（4）熟悉心内科常用的腧穴名称、功效、取穴方法，以及相关经络走行和辨证治疗意义。

（5）掌握常用腧穴定位、灸法、火罐操作方法和电针的使用。了解心内科常用方剂的辨证运用。

西医诊疗能力：

（1）可以完成全身体格检查；了解心内科专科查体。

（2）掌握心电图机和除颤仪的使用。了解常见心电图的诊断，识别异常心电图如窦性心律失常、左（右）心室肥大、左（右）束支传导阻滞、房室传导阻滞、房性期前收缩、室上性心动过速、室性早搏、室性心动过速、心室扑动、心室颤动、急性心肌梗死、高血钾和低血钾等。

（3）了解基本读片方法；熟悉胸片、胸部 CT、头颅 CT 及 MRI 等的结果判读。

（4）熟悉心肺复苏操作流程。

2. 教学活动

（1）小讲课：每周一次，每次不低于 40 分钟；内容主要为专科病种的中医病因病机、类证鉴别、辨证论治、发病机制、临床表现、理化检查、诊断与鉴别诊断、治疗方法等。

（2）教学查房：每两周一次；内容主要为专科特色病例。

（3）疑难病例讨论：每月一次；内容为临床专科遇到的疑难病例。

（4）门诊教学：每周一次，每次不低于 30 分钟；内容主要为专科病种的中医经典等。

（5）义诊：建议每季度一次，每次不低于 2 小时；内容主要为本专科常见病、多发病，尤其是优势病种（如心悸、胸痹心痛、心衰、结脉证、眩晕病）等。

3. 跟师学习

培养侧重点：师生间的磨合、跟师抄方以及中医经典的学习。

首先，由于一年级的规培医师临床经验相对较少，且跟师学习时间短，对带教老师以及心病科的常见病、多发病的了解相对不足，需一定的时间进行师生间的磨合，即了解带教老师门诊的病种情况、中医思维以及日常门诊习惯等，同时，带教老师也对规培医师的中医理论进行评估。

其次是跟师抄方，通过抄方直接观察带教老师的临证思路与用药规律，学习其临床经验与学术特点。

最后是心病科中医经典学习，如《金匮要略·胸痹心痛短气病脉证治第九》（具体见参考书籍）。

跟师完成任务：

（1）每周一篇跟师笔记；

（2）每月一篇经典病案整理；

（3）每两周一次中医经典学习分享（一年级规培医师分享，带教老师指导）；

（4）参与每两周一次的病案讨论；

（5）出科前完成一篇个人小结及跟师心得。

4. 临床综合能力

临床综合能力主要体现在岗位胜任能力，包括：①临床思维能力（具体见规培一年级实践、教学、跟师等综合要求）；②医患沟通能力（具体见规培一年级实践、教学、跟师等综合要求）；③本专业政策法规运用能力（具体见规培一年级实践要求）；④科研教学能力（一年级规培生能够独立完成文献查阅）；⑤协助带教老师对本科室轮转实习生进行管理。

5. 出科考核

（1）理论考核：从科室题库中抽取考题，中医题目占比50%，西医题目占比50%。

（2）技能考核：心电图报告判读；心脏超声结果解读；心肺查体（详见规培一年级中医、西医诊疗能力范畴）。

（九）规培第二年

1. 实践要求

【基本能力】

（1）能够与患者、医护人员进行完整有效的沟通，能够熟练处理患者基本诉求，并进行基本病情分析及疾病健康教育。例如：能够独立完成门诊及住院患者的基本接待工作、病历书写，独立完成临床基本实践操作，主动配合带教老师完整地完成值班工作。

（2）熟悉医疗十八项核心制度及岗位职责。

（3）具备良好的医疗心理素养及正确的职业价值观，例如：吃苦耐劳的精神，不收受红包，主动关心关爱患者。

（4）有危机防控意识，学习辨别急危重症，熟悉危急情况发生时的处理流程，能够主动配合带教老师完成危机防控及处理工作。

【专业能力】

中医诊疗能力：

（1）掌握基本的中医诊断技巧，如望、闻、问、切四诊技能。熟悉专科常用中药的性味归经、主治及其他（煎煮方法、毒性等）。

（2）熟悉八纲辨证、六经辨证、脏腑辨证、气血津液辨证、三焦辨证等辨证方法在中医心内科疾病诊治上的应用。

（3）熟练书写完整的中医住院病历和心内科专科门诊病历，熟练使用中医术语，恰当分析中医病因病机，对疾病进行辨证分析及组方用药，并对治疗方案予以合理的分析解释。

（4）掌握心内科常用的腧穴名称、功效、取穴方法，以及相关经络走行和辨证治疗意义。

（5）掌握灸法、火罐、针刺、电针、埋针、耳针、中药熏洗、穴位贴敷、康复等常用理疗方法的临床治疗意义及并发症处理方法。

西医诊疗能力：

（1）熟练完成全身体格检查，熟悉心内专科查体。

（2）根据患者病情熟练填写检验申请单；掌握血常规、肝肾功、电解质、血脂、血糖、心肌酶谱、凝血功能、乙肝两对半、肿瘤标志物、甲状腺功能、动态血压、葡萄糖耐量试验等检查结果判读及临床意义。

（3）熟悉常见心电图的诊断；识别异常心电图如：窦性心律失常、左（右）心室肥大、左（右）束支传导阻滞、房室传导阻滞、房性期前收缩、室上性心动过速、室性期前收缩、室性心动过速、急性心肌梗死、高血钾和低血钾等心电图表现；了解冠脉介入检查、起搏器的适应证。

（4）熟悉心包穿刺术的规范操作流程、适应证；在带教老师陪同下完成相关操作。

（5）熟悉心肺复苏操作流程。

2. 教学活动

（1）小讲课：每周一次，每次不低于50分钟；内容主要为专科病种的中医病因病机、类证鉴别、辨证论治、发病机制、临床表现、理化检查、诊断与鉴别诊断、治疗方法、急危重抢救等。

（2）教学查房：每两周一次；内容主要为专科特色病例。

（3）疑难病例讨论：每月一次；内容为临床专科遇到的疑难病例。

（4）门诊教学：每周一次，每次不低于40分钟；内容主要为专科病种的中医经典等。

（5）义诊：建议每季度一次，每次不低于2小时；内容主要为本专科常见病、多发病，尤其是优势病种等。

3. 跟师学习

培养侧重点：接诊能力以及中医辨证思维能力。

首先，由于二年级的规培医师已经有一定的临床实践经验及知识储备，可以重点培养其针对带教老师门诊的初诊患者进行诊疗。由规培医师首先对患者进行问诊、书写门诊病历并初步制定理法方药，然后交由带教老师指导。

其次是跟师抄方，通过抄方直接观察带教老师的临证思路与用药规律，掌握其临床经验与学术特点。

最后是关于心病科中医经典的学习（具体见参考书籍）。

跟师完成任务：

（1）每周一篇跟师笔记；

（2）每月一篇经典病案整理；

（3）主持每两周一次的中医经典学习；

（4）每两周一次的病案讨论（二年级规培医师提出，带教老师指导）；

（5）出科前完成一篇个人小结及跟师心得。

4. 临床综合能力

临床综合能力主要体现在岗位胜任能力，包括：①临床思维能力（具体见规培二年级实践、教学、跟师等综合要求）；②医患沟通能力（具体见规培二年级实践、教学、跟师等综合要求）；③本专业政策法规运用能力（具体见规培二年级实践要求）；④科研教学能力（参与本科室课题申报和医学论文撰写工作）；⑤协助带教老师管理规培学员（一年级）和医学生临床带教工作。

5. 出科考核

（1）理论考核：从科室题库中抽取考题，中医题目占比80%，西医题目占比20%。

（2）技能考核：临床基本技能操作（详见规培二年级中医、西医诊疗能力范畴）。

（九）规培第三年

1. 实践要求

【基本能力】

（1）熟练地与患者、医护人员进行积极有效的沟通，独立完成专业性问题解答、病情分析及疾病健康教育。例如：独立完成门诊及住院患者的接待工作，独立准确地完成病历书写及临床操作，独立值班。

（2）掌握医疗十八项核心制度及岗位职责。

（3）具备良好的医疗心理素质及正确的职业价值观，例如：吃苦耐劳的精神，不收受红包，真心关心关爱患者。

（4）独立辨别并处理危急事件，可以完成危机防控及处理工作。

【专业能力】

中医诊疗能力：

（1）形成独立的中医思维：根据患者病情，能够独立准确地对疾病进行辨证分析、诊断，并制订准确的治疗方案、组方用药，对治疗方案及病情予以合理且专业的分析解答及疾病宣教。

（2）独立完成中医住院病历和心内科专科门诊病历。

（3）根据疾病特点选择正确的腧穴及其他有效的中医理疗方案，独立完成操作并有效降低风险发生概率；能够积极主动地调整治疗方案，提高治疗有效率。

西医诊疗能力：

（1）独立完成全身及心内专科查体。

（2）根据患者病情制订检查方案，并根据临床结果对病情进行合理的解释，辅助临床诊断。

（3）独立完成心包穿刺术操作，掌握适应证。

（4）独立完成心肺复苏操作。

2. 教学活动

（1）小讲课：每周一次，每次不低于 60 分钟；内容主要为专科病种及学员本专业的最新研究进展等。

（2）教学查房：每两周一次；内容主要为学员本专业方向结合临床专科病例。

（3）疑难病例讨论：每月一次；内容为学员本专业疑难病例。

（4）门诊教学：每周一次，每次不低于 50 分钟；内容主要为学员本专业中医经典。

（5）义诊：建议每季度一次，每次不低于 2 小时；内容主要为学员本专业常见病、多发病，尤其是优势病种等。

3. 跟师学习

培养侧重点：加强独立接诊能力，培养创新能力以及论文撰写能力。

首先，由于此阶段的规培医师为定科医师，需掌握本科室的常见病、多发病的独立诊治流程，提升独立中医诊疗思维能力。

其次，整理总结带教老师的学术经验等，同时结合自己临床经验，选取一个疾病方向进行中医药创新研究，并进行论文撰写。

最后，始终坚持心内科中医经典的学习（具体见参考书籍），并运用于实践及创新研究等。

跟师完成任务：

（1）每周一篇跟师笔记；

（2）每月一篇经典病案整理；

（3）主持每两周一次的中医经典学习；

（4）主持每两周一次的病案讨论；

（5）出科前完成一篇个人小结及跟师心得。

4. 临床综合能力

临床综合能力主要体现在岗位胜任能力，包括：①临床思维能力（具体见规培三年级实践、教学、跟师等综合要求）；②医患沟通能力（具体见规培三年级实践、教学、跟师等综合要求）；③本专业政策法规运用能力（具体见规培三年级实践要求）；④科研教学能力（参与本科室课题申报和医学论文撰写工作）；⑤协助带教老师管理规培学员和医学生临床带教工作。

5. 出科考核

（1）理论考核：从科室题库中抽取考题，中医题目占比 100%，其中中医经典至少占比 40%。

（2）技能考核：主要形式为临床模拟，内容以临床常见病患者的接诊、处置流程，以及突发情况的处理等综合能力考核为重点。

脑病科

（一）科室病种

【常见病种】

中医病证

掌握：中风、眩晕、头痛、颤证

熟悉：不寐、郁证、痿证、痫证、痴呆

拓展：口癖、痹病、喘证、消渴（优势病种）

西医病种

掌握：脑梗死、脑出血、蛛网膜下腔出血、短暂性脑缺血发作、眩晕、帕金森病

熟悉：后循环缺血、偏头痛、癫痫、面神经炎、阿尔茨海默病、失眠

了解：运动神经元病、三叉神经痛、吉兰-巴雷综合征、抑郁症

拓展：颅内感染（病毒性脑炎）、血管性痴呆、偏头痛、2 型糖尿病、慢性阻塞性肺疾病

【学习要求】

1. 专科学习要求

（1）熟悉神经内科常见中医病证的病因病机、临床特点、诊断与鉴别诊断以及治

疗原则。

（2）熟悉神经内科常见西医病种的病因、发病机制、临床特点、理化检查、诊断与鉴别诊断、西医诊疗方案。

（3）掌握神经内科优势中医病证的病因病机、临床特点、诊断与鉴别诊断以及治疗原则。

（4）掌握神经内科优势西医病种的病因、发病机制、临床特点、理化检查、诊断与鉴别诊断、西医诊疗方案。

2. 学科源流学习要求

熟悉中医脑病科发展的学术渊源和流派、重要医家的学术观点，以及相关学科的国内外新进展和新技术，研究方法与途径。

（二）参考书籍

推荐清代著名医家如陈修园、徐大椿、喻昌等人对《黄帝内经》《伤寒杂病论》等经典的评析著述，可作为本阶段基础理论及方剂读物。

推荐清代著名医家如邹澍所著《本经疏证》、汪昂所著《本草备要》等对《神农本草经》的整理、注解，可作为本阶段基础中药学读物。

推荐中医传统四大经典《神农本草经》《黄帝内经》《难经》《伤寒杂病论》可作为基础读物进行阅读。

推荐清代叶天士《温热论》、吴鞠通《温病条辨》配合《伤寒杂病论》进行阅读。

推荐《明清十八家名医医案》《冉雪峰医案》《医学衷中参西录》作为实践学习读物。

推荐《冉雪峰医学全书》《医学衷中参西录》作为流派特色读物。

了解、熟悉、掌握以下经典条文，随着学习领悟的深入可以熟练运用到临床中。

【中风】

经典条文：

1. 诸暴强直，支痛緛（ruan，缩短）戾，里急筋缩，皆属于风。

—— 《素问玄机原病式·六气为病·风类》

2. 夫风之为病，当半身不遂，或但臂不遂者，此为痹。脉微而数，中风使然。

—— 《金匮要略·中风历节病脉证并治第五》

3. 邪在于络，肌肤不仁；邪在于经，即重不胜；邪入于腑，即不识人；邪入于脏，舌即难言，口吐涎。

—— 《金匮要略·中风历节病脉证并治第五》

医案:

中风之证,有偏寒者,有偏热者,有不觉寒热者。拙拟此方治中风之无甚寒热者也。若偏热者,宜《金匮》风引汤加减(干姜、桂枝宜减半);若偏寒者,愚别有经验治法……若其人元气不虚,而偶为邪风所中,可去人参,加蜈蚣一条、全蝎一钱。若其证甚实,而闭塞太甚者,或二便不通,或脉象郁涩,可加生大黄数钱,内通外散,仿防风通圣散之意可也。(《医学衷中参西录·治内外中风方·搜风汤》)

【眩晕】

经典条文:

1. 头眩虽属上虚,然不能无涉于下。盖上虚者,阳中之阳虚也;下虚者,阴中之阳虚也。

——《景岳全书·理集·杂证谟·眩晕》

2. 头眩,痰挟气虚并火。治痰为主,挟补气药及降火药。无痰则不作眩,痰因火动。又有湿痰者,有火痰者。湿痰者,多宜二陈汤。火者,加酒芩。

——《丹溪心法·头眩六十七》

3. 风眩,是体虚受风,风入于脑也。诸腑脏之精,皆上注于目;其血气与脉,并上属于脑。循脉引于目系,目系急,故令眩也。其眩不止,风邪甚者,变癫倒为癫疾。

——《诸病源候论·妇人杂病诸侯一·风眩候》

【痴呆】

经典条文:

1. 阳明之厥,则癫疾欲走呼,腹满不得卧,面赤而热,妄见而妄言。

——《黄帝内经·素问·厥论篇第四十五》

2. 经言癫狂本一病,狂乃阳邪癫是阴。癫疾始发意不乐,甚则神痴语不伦。狂怒凶狂多不卧,目直骂詈不识亲。痫发吐涎昏噤倒,抽搐省后若平人。

——《医宗金鉴·癫痫总括》

3. 癫狂之病,病本不同。狂病之来,狂妄之渐而经久难已;癫病之至,忽然僵仆而时作时止。狂病常醒,多怒而暴;癫病常昏,多倦而静。

——《景岳全书·杂证谟·癫狂痴呆·论证》

医案:

【倪】骤然惊惕。阳气上逆。遂神呆不寐。倏而叫喊。不食,不饥,不便。有癫痫之象。龙荟丸二服。(《临症指南医案·癫痫》)

（三）中医诊疗技术

1. 掌握基本的中医诊断技巧，如望、闻、问、切四诊技能；熟悉专科常用中药的性味归经、主治及其他（煎煮方法、毒性等）。

2. 熟悉八纲辨证、六经辨证、脏腑辨证、气血津液辨证、三焦辨证等辨证方法在中医脑病科疾病诊治上的应用。

3. 熟练书写完整的中医住院病历和脑病科专科门诊病历，正确使用中医术语，恰当分析中医病因病机，同时能够恰当给予相应的辨证分析及组方用药，并对中医治疗方案予以合理的分析解释。

4. 熟练掌握脑病科常用的腧穴名称、功效、取穴方法，以及相关经络走行和辨证治疗意义。

5. 熟悉灸法、火罐、针刺、电针、埋针、耳针、中药熏洗、穴位贴敷、康复等常用理疗方法及操作注意事项，以及可能出现的并发症及处理方法。

（四）西医诊疗技术

1. 体格检查：了解、熟悉并规范掌握全身体格检查；规范掌握神经专科查体。

2. 化验检查：根据诊断及鉴别诊断需要，恰当地选择检查项目，正确填写化验单，熟练掌握血常规、肝肾功、电解质、血脂、血糖、心肌酶谱、凝血功能、乙肝两对半、肿瘤标志物、甲状腺功能等检查；熟悉动态心电图、动态血压、葡萄糖耐量试验等检查；了解脑电图、神经肌电图、脑血管超声检查结果判读及临床意义。

3. 影像学检查：了解基本读片方法，熟悉胸片、胸部 CT、头颅 CT 及 MRI 等结果判读。

4. 腰椎穿刺术的规范操作；脑脊液检查结果判读及临床意义。

5. 了解 Glasgow 昏迷量表评分（GLS）、神经功能缺损评分（NIHSS）、"中风120"标准。

（五）危重病员的识别及紧急处理能力

了解并能识别危急重症，掌握心肺复苏操作流程，掌握"中风120"绿色通道流程。

（六）常用方剂

熟悉：血府逐瘀汤、通窍活血汤、身痛逐瘀汤、补阳还五汤、天麻钩藤饮、镇肝熄风汤、羚羊角汤、小续命汤、半夏白术天麻汤、补中益气汤、半夏厚朴汤、温胆汤、柴胡疏肝散、黄连解毒汤、芍芷石膏汤、丹栀逍遥散、参苓白术散、龙胆泻肝汤、地黄饮子、归脾汤、天王补心丹、七福饮、还少丹、人参养营汤、加味四物汤、定痫丸、大补元煎、大定风珠、菖蒲郁金汤、四妙丸、华佗再造丸、薯蓣丸、苏合香丸、左归丸、桃仁承气汤、涤痰汤、安宫牛黄丸、至宝丹、紫雪丹、三七制剂、银杏叶制剂等常用方剂和中成药的辨证使用。

（七）规培第一年

1. 实践要求

【基本能力】

（1）能够与患者、医护人员进行有效的基本沟通及配合，能够简单规范地处理患者基本诉求。例如：能够配合带教老师完成门诊及住院患者的基本接待工作、病历书写，配合带教老师完成临床基本实践操作，配合带教老师完整地完成值班工作。

（2）了解医疗十八项核心制度及岗位职责。

（3）具备良好的医疗心理素养及正确的职业价值观，例如：吃苦耐劳的精神，不收受红包，从患者的利益出发，关心关爱患者。

（4）有危机防控意识，了解危急事件的基本处理流程，能够配合带教老师完成危机防控及处理工作。

【专业能力】

中医诊疗能力：

（1）熟悉基本的中医诊断技巧，如望、闻、问、切四诊技能；了解专科常用中药的性味归经、主治及其他（煎煮方法、毒性等）。

（2）熟悉八纲辨证、六经辨证、脏腑辨证、气血津液辨证、三焦辨证等辨证方法。

（3）能够书写完整的中医住院病历和脑病科专科门诊病历，正确使用中医术语，可以分析中医病因病机，对疾病进行辨证分析及组方用药。

（4）熟悉脑病科常用的腧穴名称、功效、取穴方法，以及相关经络走行和辨证治疗意义。

（5）熟悉灸法、火罐、针刺、电针、埋针、耳针、中药熏洗、穴位贴敷、康复等常用理疗方法及操作注意事项，以及可能出现的并发症及处理方法。

西医诊疗能力：

（1）可以完成全身体格检查；了解神经专科查体。

（2）正确填写检验单；熟悉血常规、肝肾功、电解质、血脂、血糖、心肌酶谱、凝血功能、乙肝两对半、肿瘤标志物、甲状腺功能、动态心电图、动态血压、葡萄糖耐量试验等检查及临床意义；了解脑电图、神经肌电图、脑血管超声检查结果判读及临床意义。

（3）了解基本读片方法；熟悉胸片、胸部 CT、头颅 CT 及 MRI 等结果判读。

（4）了解腰椎穿刺术的规范操作流程及适应证。

（5）了解 Glasgow 昏迷量表评分（GLS）、神经功能缺损评分（NIHSS）临床意义及标准、"中风 120" 标准 。

（6）熟悉心肺复苏操作流程。

2. 教学活动

（1）小讲课：每周一次，每次不低于 40 分钟；内容主要为专科病种的中医病因病机、类证鉴别、辨证论治、发病机制、临床表现、理化检查、诊断与鉴别诊断、治疗方法等。

（2）教学查房：每两周一次；内容主要为专科特色病例。

（3）疑难病例讨论：每月一次；内容为临床专科遇到的疑难病例。

（4）门诊教学：每周一次，每次不低于 30 分钟；内容主要为专科病种的中医经典等。

（5）义诊：建议每季度一次，每次不低于 2 小时；内容主要为本专科常见病、多发病，尤其是优势病种（如脑梗死、帕金森综合征、眩晕、糖尿病等）。

3. 跟师学习

培养侧重点：师生间的磨合、跟师抄方以及中医经典的学习。

首先，由于一年级的规培医师临床经验相对较少，且跟师学习时间短，对带教老师以及脑病科的常见病、多发病的了解相对不足，需一定的时间进行师生间的磨合，即了解带教老师门诊的病种情况、中医思维以及日常门诊习惯等；同时，带教老师也对规培医师的中医理论进行评估。

其次是跟师抄方，通过抄方直接观察带教老师的临证思路与用药规律，学习其临床经验与学术特点。

最后是关于脑病科中医经典的学习（具体见参考书籍）。

跟师完成任务：

（1）每周一篇跟师笔记；

（2）每月一篇经典病案整理；

（3）每两周一次中医经典学习分享（一年级规培医师分享，带教老师指导）；

（4）参与每两周一次的病案讨论；

（5）出科前完成一篇个人小结及跟师心得。

4. 临床综合能力

临床综合能力主要体现在岗位胜任能力，包括：①临床思维能力（具体见规培一年级实践、教学、跟师等综合要求）；②医患沟通能力（具体见规培一年级实践、教学、跟师等综合要求）；③本专业政策法规运用能力（具体见规培一年级实践要求）；④科研教学能力（一年级规培生能够独立完成文献查阅）；⑤协助带教老师对本科室轮转实习生进行管理。

5. 出科考核

（1）理论考核：从科室题库中抽取考题，中医题目占比50%，西医题目占比50%。

（2）技能考核：临床基本技能操作（详见规培一年级中医、西医诊疗能力范畴）。

（八）规培第二年

1. 实践要求

【基本能力】

（1）能够与患者、医护人员进行完整有效的沟通，能够熟练处理患者基本诉求，并进行基本病情分析及疾病健康教育。例如：能够独立完成门诊及住院患者的基本接待工作、病历书写，独立完成临床基本实践操作，主动配合带教老师完整地完成值班工作。

（2）熟悉医疗十八项核心制度及岗位职责。

（3）具备良好的医疗心理素养及正确的职业价值观，例如：吃苦耐劳的精神，不收受红包，主动关心关爱患者。

（4）有危机防控意识，学习辨别急危重症，熟悉危急情况发生时的处理流程，能够主动配合带教老师完成危机防控及处理工作。

【专业能力】

中医诊疗能力：

（1）掌握基本的中医诊断技巧，如望、闻、问、切四诊技能。熟悉专科常用中药的性味归经、主治及其他（煎煮方法、毒性等）。

（2）熟悉八纲辨证、六经辨证、脏腑辨证、气血津液辨证、三焦辨证等辨证方法在中医脑病科疾病诊治上的应用。

（3）熟练书写完整的中医住院病历和脑病科专科门诊病历，熟练使用中医术语，恰当分析中医病因病机，对疾病进行辨证分析及组方用药，并对治疗方案予以合理的分析解释。

（4）掌握脑病科常用的腧穴名称、功效、取穴方法，以及相关经络走行和辨证治疗意义。

（5）掌握灸法、火罐、针刺、电针、埋针、耳针、中药熏洗、穴位贴敷、康复等常用理疗方法的临床治疗意义以及并发症处理方法。

西医诊疗能力：

（1）熟练完成全身体格检查；熟悉神经专科查体。

（2）根据患者病情熟练填写检验申请单；掌握血常规、肝肾功、电解质、血脂、血糖、心肌酶谱、凝血功能、乙肝两对半、肿瘤标志物、甲状腺功能、动态心电图、动态血压、葡萄糖耐量试验等检查结果判读及临床意义；熟悉脑电图、神经肌电图、脑血管超声检查结果判读及临床意义。

（3）掌握胸片、胸部 CT、头颅 CT 及 MRI 适应证及结果判读。

（4）熟悉腰椎穿刺术的规范操作流程、适应证；在带教老师陪同下完成相关操作。

（5）熟悉 Glasgow 昏迷量表评分（GLS）、神经功能缺损评分（NIHSS）临床意义及标准；熟悉"中风 120"标准 。

（6）掌握心肺复苏操作流程。

2. 教学活动

（1）小讲课：每周一次，每次不低于 50 分钟；内容主要为专科病种的中医病因病机、类证鉴别、辨证论治、发病机制、临床表现、理化检查、诊断与鉴别诊断、治疗方法、急危重抢救等。

（2）教学查房：每两周一次；内容主要为专科特色病例。

（3）疑难病例讨论：每月一次；内容为临床专科遇到的疑难病例。

（4）门诊教学：每周一次，每次不低于 40 分钟；内容主要为专科病种的中医经典等。

（5）义诊：建议每季度一次，每次不低于 2 小时；内容主要为本专科常见病、多发病，尤其是优势病种等。

3. 跟师学习

培养侧重点：接诊能力以及中医辨证思维能力。

首先，由于二年级的规培医师已经有一定的临床实践经验及知识储备，可以重点培养其针对带教老师门诊的初诊患者进行诊疗。由规培医师首先对患者进行问诊、书写门诊病历并初步制定理法方药，然后交由带教老师指导。

其次是跟师抄方，通过抄方直接观察带教老师的临证思路与用药规律，学习其临床经验与学术特点。

最后是关于脑病科中医经典的学习（具体见参考书籍）。

跟师完成任务：

（1）每周一篇跟师笔记；

（2）每月一篇经典病案整理；

（3）主持每两周一次的中医经典学习；

（4）每两周一次病案讨论（二年级规培医师提出，带教老师指导）；

（5）出科前完成一篇个人小结及跟师心得。

4. 临床综合能力

临床综合能力主要体现在岗位胜任能力，包括：①临床思维能力（具体见规培二年级实践、教学、跟师等综合要求）；②医患沟通能力（具体见规培二年级实践、教学、跟师等综合要求）；③本专业政策法规运用能力（具体见规培二年级实践要求）；④科研教学能力（参与本科室课题申报和医学论文撰写工作）；⑤协助带教老师管理规培学员（一年级）和医学生临床带教工作。

5. 出科考核

（1）理论考核：从科室题库中抽取考题，中医题目占比80%，西医题目占比20%。

（2）技能考核：临床基本技能操作（详见规培二年级中医、西医诊疗能力范畴）。

（九）规培第三年

1. 实践要求

【基本能力】

（1）熟练地与患者、医护人员进行积极有效的沟通，独立完成专业性问题解答、病情分析及疾病健康教育。例如：独立完成门诊及住院患者的接待工作，独立准确地完成病历书写及临床操作，独立值班。

（2）掌握医疗十八项核心制度及岗位职责。

（3）具备良好的医疗心理素养及正确的职业价值观，例如：吃苦耐劳的精神，不收受红包，真心关心关爱患者。

（4）独立辨别并处理危急事件，可以完成危机防控及处理工作。

【专业能力】

中医诊疗能力：

（1）形成独立的中医思维：根据患者病情，能够独立准确地对疾病进行辨证分析、诊断，并制订准确的治疗方案、组方用药，对治疗方案及病情予以合理且专业的分析解答及疾病宣教。

（2）独立完成中医住院病历和脑病科专科门诊病历。

（3）根据疾病特点选择正确的腧穴及其他有效的中医理疗方案，独立完成操作并有效降低风险发生概率；能够积极主动地调整治疗方案，提高治疗有效率。

西医诊疗能力：

（1）独立完成全身及神经专科查体。

（2）根据患者病情制订检查方案，并根据临床结果对病情进行合理的解释，辅助临床诊断。

（3）独立完成腰椎穿刺术操作，掌握适应证。

（4）根据病情完成 Glasgow 昏迷量表评分（GLS）、神经功能缺损评分（NIHSS），并指导临床诊断及治疗；掌握"中风 120"标准。

（5）独立完成心肺复苏操作。

2. 教学活动

（1）小讲课：每周一次，每次不低于 60 分钟；内容主要为专科病种及学员本专业的最新研究进展等。

（2）教学查房：每两周一次；内容主要为学员本专业方向结合临床专科病例。

（3）疑难病例讨论：每月一次；内容为学员本专业疑难病例。

（4）门诊教学：每周一次，每次不低于 50 分钟；内容主要为学员本专业中医经典。

（5）义诊：建议每季度一次，每次不低于 2 小时；内容主要为学员本专业常见病、多发病，尤其是优势病种等。

3. 跟师学习

培养侧重点：加强独立接诊能力，培养创新能力以及论文撰写能力。

首先，由于此阶段的规培医师为定科医师，需掌握本科室的常见病、多发病的独立诊治流程，提升独立中医诊疗思维能力。

其次，整理总结带教老师的学术经验等，同时结合自己临床经验，选取一个疾病方向进行中医药创新研究，并进行论文撰写。

最后，始终坚持脑病科中医经典的学习（具体见参考书籍），并运用于实践及创新研究等。

跟师完成任务：

（1）每周一篇跟师笔记；

（2）每月一篇经典病案整理；

（3）主持每两周一次的中医经典学习；

（4）主持每两周一次的病案讨论；

（5）出科前完成一篇个人小结及跟师心得。

4. 临床综合能力

临床综合能力主要体现在岗位胜任能力，包括：①临床思维能力（具体见规培三年级实践、教学、跟师等综合要求）；②医患沟通能力（具体见规培三年级实践、教学、跟师等综合要求）；③本专业政策法规运用能力（具体见规培三年级实践要求）；④科研教学能力（参与本科室课题申报和医学论文撰写工作）；⑤协助带教老师管理规培学员和医学生临床带教工作。

5. 出科考核

（1）理论考核：从科室题库中抽取考题，中医题目占比100%，其中中医经典至少占比40%。

（2）技能考核：主要形式为临床模拟，内容以临床常见病患者的接诊、处置流程，以及突发情况的处理等综合能力考核为重点。

脾胃科

（一）科室病种

【常见病种】

中医病证

掌握：腹痛、胃脘痛、胃痞、黄疸、臌胀、肝着、胰瘅、胃疡、吐酸、泄泻、便秘

熟悉：噎膈、呕吐、血证（呕血、黑便）、腹胀

了解：痢疾、积聚、胁痛、水肿

西医病种

掌握：急慢性胃炎、消化性溃疡、功能性消化不良、肠易激综合征、功能性便秘、肝硬化、腹水

熟悉：胃食管反流病、消化道出血、胰腺炎、胆囊炎、肠梗阻、慢性乙肝、消化道肿瘤、肝衰竭、肝功能异常、腹泻

了解：溃疡性结肠炎、克罗恩病、脂肪肝

【学习要求】

1. 专科学习要求

（1）熟悉消化科常见中医病证的病因病机、临床特点、诊断与鉴别诊断以及治疗原则。

（2）熟悉消化科常见西医病种的病因、发病机制、临床特点、理化检查、诊断与鉴别诊断、西医诊疗方案。

（3）掌握消化科优势中医病证的病因病机、临床特点、诊断与鉴别诊断以及治疗原则。

（4）掌握消化科优势西医病种的病因、发病机制、临床特点、理化检查、诊断与鉴别诊断、西医诊疗方案。

2. 学科源流学习要求

熟悉中医消化科发展的学术渊源和流派重要医家的学术观点，以及相关学科的国内外新进展和新技术、研究方法与途径。

（二）参考书籍

推荐中医传统四大经典《神农本草经》《黄帝内经》《难经》《伤寒杂病论》作为基础读物进行阅读。

了解、熟悉、掌握以下经典条文，随着学习领悟的深入可以熟练运用到临床中。

【胃脘痛】

经典条文：

1. 按胃痛一证，有饮食、寒热、虚实之别，切不可执定有形质之胃，当于胃中往来之气机上理会方可。（［眉批］于气机上理会，上乘妙法，《莲华经》也。夫人身内有胃，乃受饮食之具，譬如田地任人播种，秀实凭天。倘遇灾侵，而有黄落之恐，田地肯任其咎乎？古人拟胃曰阳土。钦安论治胃病，当理会气机，皆一定不易之理法也。学者即不能入理深谭，按定外内阴阳之法，总不至谬治误人。）

——《医法圆通·各症辩认阴阳用药法眼·胃痛》

2. 吴茱萸汤治胃脘痛不能食，食则呕，其脉弦。

——《金匮翼·胃脘痛·肝乘胃痛》

3. 人有患心疼之病，百药治之不效，得寒则痛，得热亦痛，盖此症非心痛，乃胃痛也。

——《辨证录·心痛门（六则）》

病案：

【陈】宿病冲气胃痛，今饱食动怒痛发，呕吐，是肝木侵犯胃土，浊气上踞，胀痛不休，逆乱不已，变为先寒后热，烦躁面赤汗泄，此为厥象。厥阴肝脏之现症，显然在目。夫痛则不通，通字须究气血阴阳，便是看诊要旨矣，议用泻心法。（《临证指南医案·胃脘痛》）

【呕吐病】

经典条文：

1. 呕吐之症，一曰寒，一曰热，一曰虚。寒则脉迟，热则脉数，虚则脉虚，即其脉可以分其症。

——《三指禅·呕吐脉论》

2. 呕吐者，饮食入胃而复逆出也。有声无物谓之哕，有物无声谓之吐，呕吐谓有声有物，胃气有所伤，中气不足所致也。

——《寿世保元·呕吐》

3. 胃气逆则呕吐。胃为水谷之海，其气不调，而有风冷乘之，冷搏于胃气，胃气逆则令呕吐也。 ——《诸病源候论·妇人杂病诸候四·呕吐候》

【呃逆】

经典条文：

1. 呃逆者，由下达上，气逆作声之名也。

——《医方考·呃逆门第二十四》

2. 此病（呃逆）有因痰阻气滞者，有因血瘀者，有因火郁者，有因胃热失下者，此皆属实。

——《冯氏锦囊秘录·杂病大小合参·方脉呃逆合参》

3. 呃逆证，凡声强气盛而脉见滑实者，多宜清降；若声小息微而脉见微弱者，多宜温补。

——《景岳全书·明集·杂证谟·呃逆·论治（共九条）》

（三）中医诊疗技术

1. 掌握基本的中医诊断技巧，如望、闻、问、切四诊技能。熟悉专科常用中药的性味归经、主治及其他（煎煮方法、毒性等）。

2. 熟悉八纲辨证、六经辨证、脏腑辨证、气血津液辨证、三焦辨证等辨证方法在中医脾胃科疾病诊治上的应用。

3. 熟练书写完整的中医住院病历和消化科专科门诊病历，正确使用中医术语，恰当分析中医病因病机，同时能够恰当给予相应的辨证分析及组方用药，并对中医治疗方案予以合理的分析解释。

4. 熟练掌握消化科常用的腧穴名称、功效、取穴方法，以及相关经络走行和辨证治疗意义。

5. 熟悉灸法、火罐、针刺、电针、埋针、耳针、中药熏洗、穴位贴敷、康复等常用理疗方法及操作注意事项，以及可能出现的并发症及处理方法。

（四）西医诊疗技术

1. 体格检查：熟练掌握内科疾病的常规体格检查，尤其是胸腹部专科检查方法，并做出准确描述。

2. 化验检查：熟练填写消化科常见病、多发病检查及化验的申请，对化验单做出正确解读，采取相应措施。

3. 影像学检查：掌握胸片、腹部立卧位平片、腹部彩超、胸腹部 CT 的解读以及消化科典型疾病的影像学表现。

4. 常用操作技术：掌握胸腹腔穿刺术适应证、禁忌证、操作方法、注意事项；掌握胃十二指肠置管术适应证、禁忌证、操作方法、注意事项；掌握胃肠镜检查的适应证、禁忌证、注意事项。

（五）危重病员的识别及紧急处理能力

了解并能识别急危重症，掌握心肺复苏操作流程；熟练掌握心肺复苏操作，对低血压、呼吸衰竭、心衰、心律失常、休克、电解质紊乱、消化道出血、胰腺炎等急危重症有一定的处置能力。

（六）常用方剂

熟悉：四君子汤、参苓白术散、香砂六君子汤、补中益气汤、益胃汤、半夏泻心汤、半夏厚朴汤、理中汤、黄芪建中汤、茵陈蒿汤、大承气汤、左金丸、芍药甘草汤、金铃子散、平胃散、四逆散、归脾汤、柴胡疏肝散、龙胆泻肝汤、黄连温胆汤、济川煎、白头翁汤、芍药汤、痛泻要方、葛根芩连汤、旋覆代赭汤、藿朴夏苓汤、连朴饮、清胃散、木香顺气丸、枳实导滞丸、麻子仁丸等常用方剂和中成药的辨证使用。

（七）规培第一年

1. 实践要求

【基本能力】

（1）能够与患者、医护人员进行有效的基本沟通及配合，能够简单规范地处理患者基本诉求。例如：能够配合带教老师完成门诊及住院患者的基本接待工作、病历书写，配合带教老师完成临床基本实践操作，配合带教老师完整地完成值班工作。

（2）了解医疗十八项核心制度及岗位职责。

（3）具备良好的医疗心理素养及正确的职业价值观，例如：吃苦耐劳的精神，不收受红包，从患者的利益出发，关心关爱患者。

（4）有危机防控意识，了解危急事件的基本处理流程，能够配合带教老师完成危机防控、处理工作。

【专业能力】

中医诊疗能力：

（1）熟悉基本的中医诊断技巧，如望、闻、问、切四诊技能。了解专科常用中药的性味归经、主治及其他（煎煮方法、毒性等）。

（2）熟悉八纲辨证、六经辨证、脏腑辨证、气血津液辨证、三焦辨证等辨证方法。

（3）能够书写完整的中医住院病历和消化科专科门诊病历，正确使用中医术语，可以分析中医病因病机，对疾病进行辨证分析及组方用药。

（4）熟悉消化科常用的腧穴名称、功效、取穴方法，以及相关经络走行和辨证治疗意义。

（5）熟悉灸法、火罐、针刺、电针、埋针、耳针、中药熏洗、穴位贴敷、康复等常用理疗方法及操作注意事项，可能出现的并发症及处理方法。

西医诊疗能力：

（1）可以完成内科疾病的常规体格检查，尤其是胸腹部专科检查方法，并做出准确描述。

（2）正确填写消化科常见病、多发病检查及化验的申请，正确解读报告单，采取相应处置措施。

（3）了解基本读片方法；熟悉胸片、腹部立卧位平片、腹部彩超、胸腹部 CT 的解读，以及消化科典型疾病的影像学表现。

（4）了解胸腹腔穿刺术适应证、禁忌证、操作方法、注意事项；了解胃十二指肠置管术适应证、禁忌证、操作方法、注意事项；了解胃肠镜检查的适应证、禁忌证、注意事项。

（5）熟悉心肺复苏操作流程。

2. 教学活动

（1）小讲课：每周一次，每次不低于 40 分钟；内容主要为专科病种的中医病因病机、类证鉴别、辨证论治、发病机制、临床表现、理化检查、诊断与鉴别诊断、治疗方法等。

（2）教学查房：每两周一次；内容主要为围绕专科特色病例。

（3）疑难病例讨论：每月一次；内容为临床专科遇到的疑难病例。

（4）门诊教学：每周一次，每次不低于 30 分钟；内容主要为专科病种的中医经典等。

（5）义诊：建议每季度一次，每次不低于 2 小时；内容主要为本专科常见病、多发病，尤其是优势病种等。

3. 跟师学习

培养侧重点：师生间的磨合、跟师抄方以及中医经典的学习。

首先，由于一年级的规培医师临床经验相对较少，且跟师学习时间短，对带教老师以及脾胃科的常见病、多发病的了解相对不足，需一定的时间进行师生间的磨合，即了解带教老师门诊的病种情况、中医思维以及日常门诊习惯等；同时，带教老师也对规培医师的中医理论进行评估。

其次是跟师抄方，通过抄方直接观察带教老师的临证思路与用药规律，学习其临床经验与学术特点。

最后是关于脾胃科中医经典的学习（具体见参考书籍）。

跟师完成任务：

（1）每周一篇跟师笔记；

（2）每月一篇经典病案整理；

（3）每两周一次中医经典学习分享（一年级规培医师分享，带教老师指导）；

（4）参与每两周一次的病案讨论；

（5）出科前完成一篇个人小结及跟师心得。

4. 临床综合能力

临床综合能力主要体现在岗位胜任能力，包括：①临床思维能力（具体见规培一年级实践、教学、跟师等综合要求）；②医患沟通能力（具体见规培一年级实践、教学、跟师等综合要求）；③本专业政策法规运用能力（具体见规培一年级实践要求）；④科研教学能力（一年级规培生能够独立完成文献查阅）；⑤协助带教老师对本科室轮转实习生进行管理。

5. 出科考核

（1）理论考核：从科室题库中抽取考题，中医题目占比 50%，西医题目占比 50%。

（2）技能考核：临床基本技能操作（详见规培一年级中医、西医诊疗能力范畴）。

（八）规培第二年

1. 实践要求

【基本能力】

（1）能够与患者、医护人员进行完整有效的沟通，能够熟练处理患者基本诉求，并进行基本病情分析及疾病健康教育。例如：能够独立完成门诊及住院患者的基本接待工作、病历书写，独立完成临床基本实践操作，主动配合带教老师完整地完成值班工作。

（2）熟悉医疗十八项核心制度及岗位职责。

（3）具备良好的医疗心理素养及正确的职业价值观，例如：吃苦耐劳的精神，不收受红包，主动关心关爱患者。

（4）有危机防控意识，学习辨别急危重症，熟悉危急情况的处理流程，能够主动配合带教老师完成危机防控及处理工作。

【专业能力】

中医诊疗能力：

（1）掌握基本的中医诊断技巧，如望、闻、问、切四诊技能。熟悉专科常用中药的性味归经、主治及其他（煎煮方法、毒性等）。

（2）熟悉八纲辨证、六经辨证、脏腑辨证、气血津液辨证、三焦辨证等辨证方法在中医脾胃科疾病诊治上的应用。

（3）熟练书写完整的中医住院病历和消化科专科门诊病历，熟练使用中医术语，恰当分析中医病因病机，对疾病进行辨证分析及组方用药，并对治疗方案予以合理的分析解释。

（4）掌握消化科常用的腧穴名称、功效、取穴方法，以及相关经络走行和辨证治疗意义。

（5）掌握灸法、火罐、针刺、电针、埋针、耳针、中药熏洗、穴位贴敷、康复等常用理疗方法的临床治疗意义及并发症处理方法。

西医诊疗能力：

（1）熟练完成内科疾病的常规体格检查，尤其是胸腹部专科检查，并做出准确描述。

（2）根据患者病情熟练填写消化科常见病、多发病检查及化验的申请，正确解读报告单并采取相应处置措施。

（3）掌握胸片、腹部立卧位平片、腹部彩超、胸腹部 CT 的解读，以及消化科典型疾病的影像学表现。

（4）熟悉胸腹腔穿刺术适应证、禁忌证、操作方法、注意事项；熟悉胃十二指肠置管术适应证、禁忌证、操作方法、注意事项；熟悉胃肠镜检查的适应证、禁忌证、注意事项；在带教老师陪同下完成相关操作。

（5）掌握心肺复苏操作。

2. 教学活动

（1）小讲课：每周一次，每次不低于 50 分钟；内容主要为专科病种的中医病因病机、类证鉴别、辨证论治、发病机制、临床表现、理化检查、诊断与鉴别诊断、治疗方法、急危重症抢救等。

（2）教学查房：每两周一次；内容主要为专科特色病例。

（3）疑难病例讨论：每月一次；内容为临床专科遇到的疑难病例。

（4）门诊教学：每周一次，每次不低于 40 分钟；内容主要为专科病种的中医经典等。

（5）义诊：建议每季度一次，每次不低于 2 小时；内容主要为本专科常见病、多发病，尤其是优势病种等。

3. 跟师学习

培养侧重点：接诊能力以及中医辨证思维能力。

首先，由于二年级的规培医师已经有一定的临床实践经验及知识储备，可以重点培养其针对带教老师门诊的初诊患者进行诊疗，由规培医师首先对患者进行问诊、书写门诊病历并初步制定理法方药，然后交由带教老师指导。

其次是跟师抄方，通过抄方直接观察带教老师的临证思路与用药规律，掌握其临床经验与学术特点。

最后是关于消化科中医经典的学习（具体见参考书籍）。

跟师完成任务：

（1）每周一篇跟师笔记；

（2）每月一篇经典病案整理；

（3）主持每两周一次的中医经典学习；

（4）每两周一次病案讨论（二年级规培医师提出，带教老师指导）；

（5）出科前完成一篇个人小结及跟师心得。

4. 临床综合能力

临床综合能力主要体现在岗位胜任能力，包括：①临床思维能力（具体见规培二年级实践、教学、跟师等综合要求）；②医患沟通能力（具体见规培二年级实践、教学、跟师等综合要求）；③本专业政策法规运用能力（具体见规培二年级实践要求）；④科研教学能力（参与本科室课题申报和医学论文撰写工作）；⑤协助带教老师管理规培学员（一年级）和医学生临床带教工作。

5. 出科考核

（1）理论考核：从科室题库中抽取考题，中医题目占比80%，西医题目占比20%。

（2）技能考核：临床基本技能操作（详见规培二年级中医、西医诊疗能力范畴）。

（九）规培第三年

1. 实践要求

【基本能力】

（1）熟练地与患者、医护人员进行积极有效的沟通，独立完成专业性问题解答、病情分析及疾病健康教育。例如：独立完成门诊及住院患者的接待工作，独立准确完成病历书写及临床操作，独立值班。

（2）掌握医疗十八项核心制度及岗位职责。

（3）具备良好的医疗心理素养及正确的职业价值观，例如：吃苦耐劳的精神，不收受红包，真心关心关爱患者。

（4）独立辨别并处理危急事件，可以完成危机防控及处理工作。

【专业能力】

中医诊疗能力：

（1）形成独立的中医思维：根据患者病情，能够独立准确地对疾病进行辨证分析、诊断，并制订准确的治疗方案、组方用药，对治疗方案及病情予以合理且专业的分析解答及疾病宣教。

（2）独立完成中医住院病历和消化科专科门诊病历。

（3）根据疾病特点选择正确的腧穴及其他有效的中医理疗方案，独立完成操作并有效降低风险发生概率；能够积极主动地调整治疗方案，提高治疗有效率。

西医诊疗能力：

（1）独立完成内科疾病的常规体格检查，尤其是胸腹部专科检查方法，并做出准确描述。

（2）根据患者病情制订检查方案，并根据临床结果对病情进行合理的解释，辅助临床诊断。

（3）独立完成胸腹腔穿刺术、胃十二指肠置管术及胃肠镜检查，掌握适应证、禁忌证、操作方法、注意事项。

（4）独立完成心肺复苏操作。

2. 教学活动

（1）小讲课：每周一次，每次不低于 60 分钟；内容主要为专科病种及学员本专业的最新研究进展等。

（2）教学查房：每两周一次；内容主要为学员本专业方向结合临床专科病例。

（3）疑难病例讨论：每月一次；内容为学员本专业疑难病例。

（4）门诊教学：每周一次，每次不低于 50 分钟；内容主要为学员本专业中医经典。

（5）义诊：建议每季度一次，每次不低于 2 小时；内容主要为学员本专业常见病、多发病，尤其是优势病种等。

3. 跟师学习

培养侧重点：加强独立接诊能力，培养创新能力以及论文撰写能力。

首先，由于此阶段的规培医师为定科医师，需掌握本科室的常见病、多发病的独立诊治流程，提升独立中医诊疗思维能力。

其次，整理总结带教老师的学术经验等，同时结合自己临床经验，选取一个疾病方向进行中医药创新研究，并进行论文撰写。

最后，始终坚持脾胃科中医经典的学习（具体见参考书籍），并运用于实践及创新研究等。

跟师完成任务：

（1）每周一篇跟师笔记；

（2）每月一篇经典病案整理；

（3）主持每两周一次的中医经典学习；

（4）主持每两周一次的病案讨论；

（5）出科前完成一篇个人小结及跟师心得。

4. 临床综合能力

临床综合能力主要体现在岗位胜任能力，包括：①临床思维能力（具体见规培三年级实践、教学、跟师等综合要求）；②医患沟通能力（具体见规培三年级实践、教学、跟师等综合要求）；③本专业政策法规运用能力（具体见规培三年级实践要求）；④科研教学能力（参与本科室课题申报和医学论文撰写工作）；⑤协助带教老师管理规培学员和医学生临床带教工作。

5. 出科考核

（1）理论考核：从科室题库中抽取考题，中医题目占比100%，其中中医经典至少占比40%。

（2）技能考核：主要形式为临床模拟，内容以临床常见病患者的接诊、处置流程，以及突发情况的处理等综合能力考核为重点。

肾病科

（一）科室病种

【常见病种】

中医病证

掌握：肾痿、消渴、肾水、肾风、劳淋

熟悉：水肿、尿血、尿浊、关格、癃闭、虚劳、急性肾衰、肾囊风、淋证、肾瘅

西医病种

掌握：慢性肾功能衰竭、糖尿病肾病、肾病综合征、IgA肾病、急性肾小球肾炎、慢性肾小球肾炎、过敏性紫癜性肾炎、再发性尿路感染

熟悉：急进性肾小球肾炎、肾微小病变、局灶性节段性肾小球硬化、膜性肾病、尿酸性肾病、高血压肾病、急性肾损伤

了解：狼疮性肾炎、干燥综合征肾损伤、浆细胞瘤相关肾损害、乙型肝炎病毒相关性肾炎、多囊肾、肾小管性酸中毒、急性肾损伤、肌红蛋白肾损伤、肝肾综合征、心肾综合征、急性膀胱炎、急性肾盂肾炎

【学习要求】

1. 专科学习要求

（1）熟悉肾内科常见中医病证的病因病机、临床特点、诊断与鉴别诊断以及治疗原则。

（2）熟悉肾内科常见西医病种的病因、发病机制、临床特点、理化检查、诊断与鉴别诊断、西医诊疗方案。

（3）掌握肾内科优势中医病证的病因病机、临床特点、诊断与鉴别诊断以及治疗原则。

（4）掌握肾内科优势西医病种的病因、发病机制、临床特点、理化检查、诊断与鉴别诊断、西医诊疗方案。

2. 学科源流学习要求

熟悉中医肾病发展的学术渊源和流派、重要医家的学术观点，以及相关学科的国内外新进展和新技术、研究方法与途径。

（二）参考书籍

推荐《千金要方》《外台秘要》《景岳全书》《医门法律》《丹溪心法》《济生方》《证治汇补》《医学心悟》对水肿、淋证、尿浊、尿血、癃闭、关格的论述、主要观点、处方用药。

推荐中医传统四大经典《神农本草经》《黄帝内经》《难经》《伤寒杂病论》作为基础读物进行阅读。

了解、熟悉、掌握以下经典条文，随着学习领悟的深入可以将其熟练运用到临床中。

【肾痿】

经典条文：

1. 肾痿者，骨痿也。

——《医宗必读·痿》

2. 肾气热，则腰脊不举，骨枯而髓减，发为骨痿。

——《素问·痿论》

3. 有所远行劳倦，逢大热而渴，渴则阳气内伐，内伐则热舍于肾。肾者，水脏也，今水不胜火，则骨枯而髓虚，故足不任身，发为骨痿。

——《素问·痿论》

医案：

金刚丸（《保命》）治肾损，骨痿不能起于床，宜服此益精。草杜仲（炒去丝）、苁蓉（酒浸）、菟丝子（酒浸，各等分）上为细末，酒煮猪腰子捣和丸，如梧桐子大。每服五七十丸，空心用温酒送下。（《证治准绳·类方·痿》）

【水肿】

经典条文：

1. 风水，其脉自浮，外证骨节疼痛，恶风。皮水，其脉亦浮，外证胕肿，按之没指，不恶风，其腹如鼓，不渴，当发其汗。正水，其脉沉迟，外证自喘。石水，其脉自沉，外证腹满不喘。

——《金匮要略·水气病脉证并治第十四》

2. 水始起也，目裹上微肿，如新卧起之状，其颈脉动，时咳，阴股间寒，足胫肿，腹乃大，其水已成矣。以手按其腹，随手而起，如裹水之状，此其候也。

——《灵枢·水胀》

3. 肾者，胃之关也。肾司开阖，肾气从阳则开，阳太盛则关门大开，水直下而为消；肾气从阴则阖，阴太盛则关门常阖，水不通为肿。经又以肾本肺标，相输俱受为言，然则水病，以脾、肺、肾为三纲矣。

——《医门法律·水肿论》

医案：

弟寒湿肿胀，水渍经隧，少腹阴囊腿足通肿，大腹按之硬，缺盆平，肢冷目黄，面颊俱浮，便滑溺少，脉沉迟而虚，背寒腹热，坐不得卧，病在水分。法先分消，佐以通阳，防己、木通、大腹皮（洗）、猪苓、茯苓、薏米、半夏、砂仁壳、附子、姜。三服肿退肢暖。命却咸食淡，然后主以健运，佐以淡渗。去防己、木通、腹皮、附子加生术、鸡内金（炙）、半夏曲（炒）、杜仲。数服食进，微汗出，囊湿便干，此经腑水湿俱有出路。惟诊左尺虚，酌肾气汤，桂心、牛膝、车前、茯苓、山药、椒目、茵陈、五加皮、薏米。十数服悉愈。后用八味丸调理得安。（《类证治裁·肿胀脉案》）

【癃闭】

经典条文：

1. 三焦者……实则闭癃，虚则遗溺，遗溺则补之，闭癃则泻之。

——《灵枢·本输》

2. 闭者小便不通，癃者小便不利。

——《类证治裁·闭癃遗溺》

3. 小便不通，由膀胱与肾俱有热故也。

——《诸病源候论·便病诸候》

医案：

胞囊者，肾膀胱候也，贮津液并尿。若脏中热病者，胞涩，小便不通……为胞屈僻，津液不通，以葱叶除尖头，内阴茎孔中深三寸，微用口吹之，胞胀，津液大通，便愈。（《备急千金要方·膀胱腑方》）

【关格】

经典条文：

1. 走哺，由下不通，浊气上冲，而饮食不得入；关格，由上下阴阳之气倒置，上不得入，下不得出。

——《医阶辨证·关格》

2. 更有小便不通，因而吐食者，名曰关格。经云：关则不得小便，格则吐逆。

——《医学心悟》

3. 关格者，大小便不通也。大便不通谓之内关，小便不通谓之外格，二便俱不通为关格也。由阴阳气不和，荣卫不通故也。

——《诸病源候论·关格大小便不通候》

医案：

（《会编》）治关格吐逆，大小便不通。猪苓、泽泻、白术、人参、藿香、柏子仁、半夏（姜制）、陈皮、白茯苓、甘草、木通、栀子、黑牵牛、槟榔、枳壳、大黄、厚朴（姜制）、麝香（少许），上生姜煎服，兼服木香和中丸。吐不止，灸气海、天枢。如又不通，用蜜导。（《证治准绳·类方·关格》）

（三）中医诊疗技术

1. 掌握基本的中医诊断技巧，如望、闻、问、切四诊技能。熟悉专科常用中药的性味归经、主治及其他（煎煮方法、毒性等）。

2. 掌握八纲辨证、脏腑辨证、气血津液辨证、六经辨证、三焦辨证等辨证方法，并熟悉肾病科优势病种、常见病在诊断上应用以上辨证方法的优选法，掌握并能熟练运用"中医病名—四大经典—四诊合参—诊疗常规"四维一体诊治模式于临床。

3. 熟练书写完整的中医住院病历和肾病科专科门诊病历，正确使用中医术语，恰当分析中医病因病机，同时能够恰当给予相应的辨证分析及组方用药，并对中医治疗方案予以合理的分析解释。

4. 掌握水肿、癃闭、腰痛、头晕、尿血、尿浊、虚劳等常见病证的治疗，常用的腧穴名称、功效、取穴方法，以及相关经络走行和辨证治疗意义。

5. 掌握灸法、针刺、电针等常用中医理疗技术，熟悉中医灌肠技术（包括中医结肠透析疗法）、穴位注射、耳针等常用理疗方法及操作注意事项，可能出现的并发症及处理方法。

（四）西医诊疗技术

1. 体格检查：熟练掌握肾病科疾病的常规体格检查，包括胸部、腹部及神经系统等部位的查体方法，并结合临床做出准确描述，找到理论支持；重点掌握水肿的查体内容、方法、技巧；掌握血压测量方法。

2. 化验检查：根据诊断及鉴别诊断需要，恰当地选择检查项目，正确填写化验单，掌握血常规、凝血功能、肝肾功、血脂、血糖、电解质、甲状腺功能、心肌酶谱、BNP、尿常规、尿 ACR、尿红细胞形态、尿蛋白定量、传染性指标、肿瘤标志物、大便常规等实验室检验的临床意义及处置。熟悉铁三项、体液免疫、自身抗体谱等实验室检查的临床意义及处置。了解血尿蛋白电泳、血管炎、肾脏病理等实验室检查的临床意义及处置。

3. 影像学检查：掌握泌尿系统及肾脏血管彩超、泌尿系统 CT、动态血压检查等检查的临床意义，熟悉心脏彩超、下肢静脉彩超、心电图等检查临床意义，了解动静脉内瘘血管彩超、甲状旁腺彩超等临床意义。

4. 西医操作技术：掌握床旁心电监护的使用、床旁血糖检测、换药、拆线、骨穿、胸穿、腹穿；熟悉肾穿刺活检术的适应证、禁忌证与操作流程注意事项，中心静脉置管的适应证、禁忌证与操作流程注意事项，血液透析的适应证与禁忌证；了解动静脉内瘘术、经皮动静脉内瘘血管球囊扩张术的适应证、禁忌证与操作流程注意事项，血液透析上下机操作流程。

（五）危重病员的识别及紧急处理能力

掌握心肺复苏操作，以及除颤仪、简易呼吸器的使用；掌握并熟悉应对高钾血症、急性酸中毒等肾病科急危重症的识别与处理。

（六）常用方剂

掌握肾痿方、右归丸、左归丸、六味地黄丸、知柏地黄丸、金匮肾气丸、济生肾气丸、真武汤、实脾饮、麻黄连翘赤小豆汤、越婢加术汤、五苓散、五皮饮、八正散、小蓟饮子、石韦散、导赤散、补中益气汤、程氏萆薢分清饮、无比山药丸、二至丸、温脾汤、大补元煎、桑螵蛸散、猪苓汤、参苓白术散、五味消毒饮、胃苓汤、疏凿饮子、桃红四物汤、沉香散、济生肾气丸、鲫鱼冬瓜皮汤等常用方剂和中成药的辨证使用。

（七）规培第一年

1. 实践要求

【基本能力】

（1）能够与患者、医护人员进行有效的基本沟通及配合，能够简单规范地处理患者基本诉求。例如：能够配合带教老师完成门诊及住院患者的基本接待工作、病历书写，配合带教老师完成临床基本实践操作，配合带教老师完整地完成值班工作。

（2）了解医疗十八项核心制度及岗位职责。

（3）具备良好的医疗心理素养及正确的职业价值观，例如：吃苦耐劳的精神，不收受红包，从患者的利益出发，关心关爱患者。

（4）有危机防控意识，了解危急事件的基本处理流程，能够配合带教老师完成危机防控及处理工作。

【专业能力】

中医诊疗能力：

（1）熟悉基本的中医诊断技巧，如望、闻、问、切四诊技能。了解专科常用中药的性味归经、主治及其他（煎煮方法、毒性等）。

（2）熟悉八纲辨证、脏腑辨证、气血津液辨证、六经辨证、三焦辨证等辨证方法，熟悉肾病科优势病种、常见病在诊断上应用以上辨证方法的优选法。

（3）能够书写完整的中医住院病历和肾病科专科门诊病历，正确使用中医术语，可以分析中医病因病机，对疾病进行辨证分析及组方用药。

（4）熟悉水肿、癃闭、腰痛、头晕、尿血、尿浊、虚劳等常见病证的治疗，常用的腧穴名称、功效、取穴方法，以及相关经络走行和辨证治疗意义。

（5）熟悉灸法、针刺、电针等常用中医理疗技术，熟悉中医灌肠技术（包括中医结肠透析疗法）、穴位注射、耳针等常用理疗方法及操作注意事项，以及可能出现的并发症和处理方法。

西医诊疗能力：

（1）可以完成全身体格检查；了解肾病科疾病的常规体格检查，包括胸部、腹部等部位及神经系统的查体方法，并结合临床做出准确描述，找到理论支持。

（2）正确填写检验单；熟悉血常规、凝血功能、肝肾功、血脂、血糖、电解质、甲状腺功能、心肌酶谱、尿常规、尿红细胞形态、尿蛋白定量、传染性指标、肿瘤标志物、大便常规等实验室检验的临床意义及处置。熟悉铁三项、体液免疫、自身抗体谱等实验室检查的临床意义及处置。了解血、尿蛋白电泳，血管炎，肾脏病理等实验室检查的临床意义及处置。

（3）了解基本读片方法；熟悉泌尿系统及肾脏血管彩超、泌尿系统 CT、动态血压检查等检查的临床意义；熟悉心脏彩超、下肢静脉彩超、心电图等检查的临床意义；了解动静脉内瘘血管彩超、甲状旁腺彩超等临床意义。

（4）了解床旁心电监护的使用、床旁血糖检测、换药、拆线、骨穿、胸穿、腹穿；熟悉肾穿刺活检术的适应证、禁忌证与操作流程注意事项，中心静脉置管的适应证、禁忌证与操作流程注意事项，血液透析的适应证与禁忌证；了解动静脉内瘘术、经皮动静脉内瘘血管球囊扩张术的适应证、禁忌证与操作流程注意事项，血液透析上下机操作流程。

（5）熟悉心肺复苏操作流程。

2. 教学活动

（1）小讲课：每周一次，每次不低于 40 分钟；内容主要为专科病种的中医病因病机、类证鉴别、辨证论治、发病机制、临床表现、理化检查、诊断与鉴别诊断、治疗方法等。

（2）教学查房：每两周一次；内容主要为专科特色病例。

（3）疑难病例讨论：每月一次；内容为临床专科遇到的疑难病例。

（4）门诊教学：每周一次，每次不低于 30 分钟；内容主要为专科病种的中医经典等。

（5）义诊：建议每季度一次，每次不低于 2 小时；内容主要为本专科常见病、多发病，尤其是优势病种等。

3. 跟师学习

培养侧重点：师生间的磨合、跟师抄方以及中医经典的学习。

首先，由于一年级的规培医师临床经验相对较少，且跟师学习时间短，对带教老师以及肾病科的常见病、多发病的了解相对不足，需一定的时间进行师生间的磨合，即了解带教老师门诊的病种情况、中医思维以及日常门诊习惯等；同时，带教老师也对规培医师的中医理论进行评估。

其次是跟师抄方，通过抄方直接观察带教老师的临证思路与用药规律，学习其临床经验与学术特点。

最后是关于肾病科中医经典的学习（具体见参考书籍）。

跟师完成任务：

（1）每周一篇跟师笔记；

（2）每月一篇经典病案整理；

（3）每两周一次中医经典学习分享（一年级规培医师分享，带教老师指导）；

（4）参与每两周一次的病案讨论；

（5）出科前完成一篇个人小结及跟师心得。

4. 临床综合能力

临床综合能力主要体现在岗位胜任能力，包括：①临床思维能力（具体见规培一年级实践、教学、跟师等综合要求）；②医患沟通能力（具体见规培一年级实践、教学、跟师等综合要求）；③本专业政策法规运用能力（具体见规培一年级实践要求）；④科研教学能力（一年级规培生能够独立完成文献查阅）；⑤协助带教老师对本科室轮转实习生进行管理。

5. 出科考核

（1）理论考核：从科室题库中抽取考题，中医题目占比 50%，西医题目占比 50%。

（2）技能考核：临床基本技能操作（详见规培一年级中医、西医诊疗能力范畴）。

（八）规培第二年

1. 实践要求

【基本能力】

（1）能够与患者、医护人员进行完整有效的沟通，能够熟练处理患者的基本诉求，并进行基本病情分析及疾病健康教育。例如：能够独立完成门诊及住院患者的基本接待工作、病历书写，独立完成临床基本实践操作，主动配合带教老师完整地完成值班工作。

（2）熟悉医疗十八项核心制度及岗位职责。

（3）具备良好的医疗心理素养及正确的职业价值观，例如：吃苦耐劳的精神，不收受红包，主动关心关爱患者。

（4）有危机防控意识，学习辨别急危重症，熟悉危急情况的处理流程，能够主动配合带教老师完成危机防控及处理工作。

【专业能力】

中医诊疗能力：

（1）掌握基本的中医诊断技巧，如望、闻、问、切四诊技能。熟悉专科常用中药的性味归经、主治及其他（煎煮方法、毒性等）。

（2）熟悉八纲辨证、脏腑辨证、气血津液辨证、六经辨证、三焦辨证等辨证方法，熟悉肾病科优势病种、常见病在诊断上应用以上辨证方法的优选法，掌握"中医病名—四大经典—四诊合参—诊疗常规"四维一体诊治模式于临床。

（3）熟练书写完整的中医住院病历和肾病科专科门诊病历，熟练使用中医术语，恰当分析中医病因病机，对疾病进行辨证分析及组方用药，并对治疗方案予以合理的分析解释。

（4）掌握水肿、癃闭、腰痛、头晕、尿血、尿浊、虚劳等常见病证的治疗，常用的腧穴名称、功效、取穴方法，以及相关经络走行和辨证治疗意义。

（5）掌握灸法、针刺、电针等常用中医理疗技术，熟悉中医灌肠技术（包括中医结肠透析疗法）、穴位注射、耳针等常用理疗方法及操作注意事项，以及可能出现的并发症和处理方法。

西医诊疗能力：

（1）熟练完成全身体格检查；熟练掌握肾病科疾病的常规体格检查，包括胸部、腹部等部位及神经系统的查体方法，并结合临床做出准确描述，找到理论支持；重点掌握水肿的查体内容、方法、技巧；掌握血压测量方法。

（2）根据患者病情熟练填写检验申请单；掌握血常规、凝血功能、肝肾功、血脂、血糖、电解质、甲状腺功能、心肌酶谱、尿常规、尿红细胞形态、尿蛋白定量、传染性指标、肿瘤标志物、大便常规等实验室检验的临床意义及处置；熟悉铁三项、体液免疫、自身抗体谱等实验室检查的临床意义及处置；熟悉血尿蛋白电泳、血管炎、肾脏病理等实验室检查的临床意义及处置。

（3）掌握泌尿系统及肾脏血管彩超、泌尿系统 CT、动态血压检查等检查的临床意义，熟悉心脏彩超、下肢静脉彩超、心电图等检查的临床意义，熟悉动静脉内瘘血管彩超、甲状旁腺彩超等检查的临床意义。

（4）熟悉床旁心电监护的使用、床旁血糖检测、换药、拆线、骨穿、胸穿、腹穿；熟悉肾穿刺活检术的适应证、禁忌证与操作流程注意事项，中心静脉置管的适应证、禁忌证与操作流程注意事项，血液透析的适应证与禁忌证；熟悉动静脉内瘘术、经皮动静脉内瘘血管球囊扩张术的适应证、禁忌证与操作流程注意事项，血液透析上下机操作流程。

（5）掌握心肺复苏操作。

2. 教学活动

（1）小讲课：每周一次，每次不低于 50 分钟；内容主要为专科病种的中医病因病机、类证鉴别、辨证论治、发病机制、临床表现、理化检查、诊断与鉴别诊断、治疗方法、急危重症抢救等。

（2）教学查房：每两周一次；内容主要为专科特色病例。

（3）疑难病例讨论：每月一次；内容为临床专科遇到的疑难病例。

（4）门诊教学：每周一次，每次不低于 40 分钟；内容主要为专科病种的中医经典等。

（5）义诊：建议每季度一次，每次不低于 2 小时；内容主要为本专科常见病、多发病，尤其是优势病种等。

3. 跟师学习

培养侧重点：接诊能力以及中医辨证思维能力。

首先，由于二年级的规培医师已经有一定的临床实践经验及知识储备，可以重点培养其针对带教老师门诊的初诊患者进行诊疗。由规培医师首先对患者进行问诊、书写门诊病历并初步制定理法方药，然后交由带教老师指导。

其次是跟师抄方，通过抄方直接观察带教老师的临证思路与用药规律，学习其临床经验与学术特点。

最后是关于肾病科中医经典的学习（具体见参考书籍）。

跟师完成任务：

（1）每周一篇跟师笔记；

（2）每月一篇经典病案整理；

（3）主持每两周一次的中医经典学习；

（4）每两周一次病案讨论（二年级规培医师提出，带教老师指导）；

（5）出科前完成一篇个人小结及跟师心得。

4. 临床综合能力

临床综合能力主要体现在岗位胜任能力，包括：①临床思维能力（具体见规培二年级实践、教学、跟师等综合要求）；②医患沟通能力（具体见规培二年级实践、教学、跟师等综合要求）；③本专业政策法规运用能力（具体见规培二年级实践要求）；④科研教学能力（参与本科室课题申报和医学论文撰写工作）；⑤协助带教老师管理规培学员（一年级）和医学生临床带教工作。

5. 出科考核

（1）理论考核：从科室题库中抽取考题，中医题目占比80%，西医题目占比20%。

（2）技能考核：临床基本技能操作（详见规培二年级中医、西医诊疗能力范畴）。

（九）规培第三年

1. 实践要求

【基本能力】

（1）熟练地与患者、医护人员进行积极有效的沟通，独立完成专业性问题解答、病情分析及疾病健康教育。例如：独立完成门诊及住院患者的接待工作，独立准确完成病历书写及临床操作，独立值班。

（2）掌握医疗十八项核心制度及岗位职责。

（3）具备良好的医疗心理素养及正确的职业价值观，例如：吃苦耐劳的精神，不收受红包，真心关心关爱患者。

（4）独立辨别并处理危急事件，可以完成危机防控及处理工作。

【专业能力】

中医诊疗能力：

（1）形成独立的中医思维：根据患者病情，能够独立准确地对疾病进行辨证分析、诊断，并制订准确的治疗方案、组方用药，对治疗方案及病情予以合理且专业的分析解答及疾病宣教。

（2）独立完成中医住院病历和肾病科专科门诊病历。

（3）根据疾病特点选择正确的腧穴及其他有效的中医理疗方案，独立完成操作并有效降低风险发生概率，能够积极主动地调整治疗方案，提高治疗有效率。

西医诊疗能力：

（1）独立完成全身及肾病科疾病的常规体格检查。

（2）根据患者病情制订检查方案，并根据临床结果对病情进行合理的解释，辅助临床诊断。

（3）掌握床旁心电监护的使用、床旁血糖检测、换药、拆线、骨穿、胸穿、腹穿；熟悉肾穿刺活检术的适应证、禁忌证与操作流程注意事项，中心静脉置管的适应证、禁忌证与操作流程注意事项，血液透析的适应证与禁忌证；掌握动静脉内瘘术、经皮动静脉内瘘血管球囊扩张术的适应证、禁忌证与操作流程注意事项，血液透析上下机操作流程。

（4）独立完成心肺复苏操作。

2. 教学活动

（1）小讲课：每周一次，每次不低于60分钟；内容主要为专科病种及学员本专业的最新研究进展等。

（2）教学查房：每两周一次；内容主要为学员本专业方向结合临床专科病例。

（3）疑难病例讨论：每月一次；内容为学员本专业疑难病例。

（4）门诊教学：每周一次，每次不低于50分钟；内容主要为学员本专业中医经典。

（5）义诊：建议每季度一次，每次不低于2小时；内容主要为学员本专业常见病、多发病，尤其是优势病种等。

3. 跟师学习

培养侧重点：加强独立接诊能力，培养创新能力以及论文撰写能力。

首先，由于此阶段的规培医师为定科医师，需掌握本科室的常见病、多发病的独立诊治流程，提升独立中医诊疗思维能力。

其次，整理总结带教老师的学术经验等，同时结合自己临床经验，选取一个疾病方向进行中医药创新研究，并进行论文撰写。

最后，始终坚持肾病科中医经典学习（具体见参考书籍），并运用于实践及创新研究等。

跟师完成任务：

（1）每周一篇跟师笔记；

（2）每月一篇经典病案整理；

（3）主持每两周一次的中医经典学习；

（4）主持每两周一次的病案讨论；

（5）出科前完成一篇个人小结及跟师心得。

4. 临床综合能力

临床综合能力主要体现在岗位胜任能力，包括：①临床思维能力（具体见规培三年级实践、教学、跟师等综合要求）；②医患沟通能力（具体见规培三年级实践、教学、跟师等综合要求）；③本专业政策法规运用能力（具体见规培三年级实践要求）；④科研教学能力（参与本科室课题申报和医学论文撰写工作）；⑤协助带教老师管理规培学员和医学生临床带教工作。

5. 出科考核

（1）理论考核：从科室题库中抽取考题，中医题目占比100%，其中中医经典至少占比40%。

（2）技能考核：主要形式为临床模拟，内容以临床常见病患者的接诊、处置流程，以及突发情况的处理等综合能力考核为重点。

老年病科

（一）科室病种

【常见病种】

中医病证

掌握：中风、眩晕、消渴、咳嗽、肺胀

熟悉：胸痹、心悸、瘿病、痹证、痿证、头痛、腰痛、胃脘痛、便秘、心悸、不寐、肺心病

西医病种

掌握：脑梗死、原发性高血压病、2 型糖尿病、慢性支气管炎、肺源性心脏病

熟悉：冠心病、心律失常、甲状腺疾病、落枕、颈椎病、腰椎间盘突出症、肩周炎、偏头痛、便秘、心房颤动、失眠

【学习要求】

1. 专科学习要求

（1）熟悉老年病科常见中医病证的病因病机、临床特点、诊断与鉴别诊断以及治疗原则。

（2）熟悉老年病科常见西医病种的病因、发病机制、临床特点、理化检查、诊断与鉴别诊断、西医诊疗方案。

（3）掌握老年病科优势中医病证的病因病机、临床特点、诊断与鉴别诊断以及治疗原则。

（4）掌握老年病科优势西医病种的病因、发病机制、临床特点、理化检查、诊断与鉴别诊断、西医诊疗方案。

2. 学科源流学习要求

熟悉中医老年病科发展的学术渊源和流派、重要医家的学术观点，以及相关学科的国内外新进展和新技术，研究方法与途径。

（二）参考书籍

推荐清代著名医家如陈修园、徐大椿、喻昌等人对《黄帝内经》《伤寒杂病论》等经典的评析著述，可作为本阶段基础理论及方剂读物。

推荐汪昂是明代生、死于清邹澍所著《本经疏证》、汪昂所著《本草备要》等对《神农本草经》的整理、注解，可作为本阶段基础中药学读物。

推荐中医传统四大经典《神农本草经》《黄帝内经》《难经》《伤寒杂病论》作为基础读物进行阅读。

了解、熟悉、掌握以下经典条文，随着学习领悟的深入可以将其熟练运用到临床中：

【中风】

经典条文：

1. 诸暴强直，支痛缳（ruan，缩短）戾，里急筋缩，皆属于风。

——《素问玄机病原式·六气为病·风类》

2. 夫风之为病，当半身不遂，或但臂不遂者，此为痹。脉微而数，中风使然。

——《金匮要略·中风历节病证并治第五》

3. 邪在于络，肌肤不仁；邪在于经，即重不胜；邪入于腑，即不识人；邪入于脏，舌即难言，口吐涎。

——《金匮要略·中风历节病证并治第五》

医案：

中风之证，有偏寒者，有偏热者，有不觉寒热者。拙拟此方治中风之无甚寒热者也。若偏热者，宜《金匮》风引汤加减（干姜、桂枝宜减半）；若偏寒者，愚别有经验治法。曾治一媪，年五十许，于仲冬忽然中风昏倒，呼之不应，其胸中似有痰涎壅滞，大碍呼吸。诊其脉，微细欲无，且迟缓，知其素有寒饮，陡然风寒袭入，与寒饮凝结为恙也。急用胡椒三钱捣碎，煎两三沸，取浓汁多半茶杯灌之，呼吸顿觉顺利。继用干姜六钱，桂枝尖、当归各三钱，连服三剂，可作呻吟，肢体渐能运动，而左手足仍不能动。又将干姜减半，加生黄芪五钱，乳香、没药各三钱，连服十余剂，言语行动遂复其常。若其人元气不虚，而偶为邪风所中，可去人参，加蜈蚣一条、全蝎一钱。若其证甚实，而闭塞太甚者，或二便不通，或脉象郁涩，可加生大黄数钱，内通外散，仿防风通圣散之意可也。（《医学衷中参西录·治内外中风方·搜风汤》）

【眩晕】

经典条文：

1. 头眩虽属上虚，然不能无涉于下。盖上虚者，阳中之阳虚也；下虚者，阴中之阳虚也。

——《景岳全书·理集·杂证谟·眩晕》

2. 头眩，痰挟气虚并火。治痰为主，挟补气药及降火药。无痰则不作眩，痰因火动。又有湿痰者，有火痰者。湿痰者，多宜二陈汤。火者，加酒芩。

——《丹溪心法·头眩六十七》

3. 风眩，是体虚受风，风入于脑也。诸腑脏之精，皆上注于目；其血气与脉，并上属于脑。循脉引于目系，目系急，故令眩也。其眩不止，风邪甚者，变癫倒为癫疾。

——《诸病源候论·妇人杂病诸候一·风眩候》

医案：

大学士中玄高公，患头目眩晕，耳鸣眼黑如在风云中，目中溜火，一医以清火化痰，一医以滋补气血，俱罔效。余诊六脉洪数，此火动生痰。以酒蒸大黄末三钱，茶下。一服而愈。盖火降则痰自消矣。一熊槐二官，年六十余，身体胖大。余诊其脉，下手即得五至一止，余乃惊曰：君休矣！渠曰：连日微觉头晕，别无恙也，何故出此，愿实教焉。予曰：越十日用药，相哂而退。少顷间中痰，求救于余。见其必不可治，

令以香油灌之，即醒。逾十日，果卒。（《万病回春·眩晕·脉》）

【消渴】

经典条文：

1. 夫消渴者，渴不止，小便多是也。

——《诸病源候论·腰背病诸候·消渴候》

2. 趺阳脉浮而数，浮即为气，数即为消谷而大便坚，气盛则溲数，溲数即坚，坚数相搏，即为消渴。

——《金匮要略·消渴小便不利淋病脉证并治第十三》

3. 渴而饮水多，小便数，无脂，似麸片甜者，皆是消渴病也。

——《外台秘要·卷十一》

病案：

论曰：夫内消之为病，当由热中所致，小便多于所饮，令人虚极短气。夫内消者，食物皆消作小便，又不渴。贞观十年梓州刺史李文博，先服白石英既久，忽房道强盛，经月余，渐患渴，经数日，小便大利，日夜百行，百方治之，渐以增剧，四体羸惫，不能起止，精神恍惚，口舌焦干而卒。此病虽稀，甚可畏也。利时六脉沉细微弱，服枸杞汤即效，但不能长愈。服铅丹散亦即减，其间将服除热宣补丸。（《备急千金要方·消渴淋闭方·消渴第一》）

（三）中医诊疗技术

1. 掌握基本的中医诊断技巧，如望、闻、问、切四诊技能。熟悉专科常用中药的性味归经、主治及其他（煎煮方法、毒性等）。要求能够熟练背诵"十问歌"。

2. 熟悉八纲辨证、六经辨证、脏腑辨证、气血津液辨证、三焦辨证等辨证方法在中医老年病科疾病诊治上的应用。

3. 熟练书写完整的中医住院病历和老年病科专科门诊病历，正确使用中医术语，恰当分析中医病因病机，同时能够恰当给予相应的辨证分析及组方用药，并对中医治疗方案予以合理的分析解释。

4. 熟练掌握老年病科常用的腧穴名称、功效、取穴方法，以及相关经络走行和辨证治疗意义。

5. 熟悉灸法、火罐、针刺、电针、埋针、耳针、中药熏洗、穴位贴敷、康复等常用理疗方法及操作注意事项，可能出现的并发症及处理方法。

（四）西医诊疗技术

1. 体格检查：熟练掌握老年病科疾病的常规体格检查，运动系统、神经系统专科体检方法，并做出准确描述。

2. 化验检查：熟练填写老年病科常见病、多发病检查及化验的申请，对化验单做出正确解读，采取相应措施。

3. 影像学检查：熟悉头颅、颈椎、胸部、腹部 CT 及 MRI 解读，以及老年病科典型疾病影像表现。

（五）危重病员的识别及紧急处理能力

熟悉心肺复苏操作流程，掌握消化道出血、低血压休克、急性心衰、呼吸衰竭的抢救流程，以及除颤仪、简易呼吸机的使用，掌握过敏、输血、晕针的处理方法。

（六）常用方剂

熟悉：血府逐瘀汤、通窍活血汤、身痛逐瘀汤、补阳还五汤、天麻钩藤饮、镇肝熄风汤、羚羊角汤、瓜蒌薤白半夏汤、瓜蒌薤白白酒汤、半夏白术天麻汤、补中益气汤、半夏厚朴汤、温胆汤、柴胡疏肝散、黄连解毒汤、芍芷石膏汤、小青龙汤、三子养亲汤、二陈汤、止嗽散、杏苏散、参苓白术散、龙胆泻肝汤、地黄饮子、归脾汤、天王补心丹、七福饮、还少丹、人参养营汤、加味四物汤、定痫丸、大补元煎、大定风珠、菖蒲郁金汤、四妙丸、薯蓣丸、苏合香丸、左归丸、金匮肾气丸、桃仁承气汤、涤痰汤、安宫牛黄丸等常用方剂和中成药的辨证使用。

（七）规培第一年

1. 实践要求

【基本能力】

（1）能够与患者、医护人员进行有效的基本沟通及配合，能够简单规范地处理患者基本诉求。例如：能够配合带教老师完成门诊及住院患者的基本接待工作、病历书写，配合带教老师完成临床基本实践操作，配合带教老师完整地完成值班工作。

（2）了解医疗十八项核心制度及岗位职责。

（3）具备良好的医疗心理素养及正确的职业价值观，例如：吃苦耐劳的精神，不收受红包，从患者的利益出发，关心关爱患者。

（4）有危机防控意识，了解危急事件的基本处理流程，能够配合带教老师完成危机防控及处理工作。

【专业能力】

中医诊疗能力：

（1）熟悉基本的中医诊断技巧，如望、闻、问、切四诊技能。了解专科常用中药的性味归经、主治及其他（煎煮方法、毒性等）。

（2）熟悉八纲辨证、六经辨证、脏腑辨证、气血津液辨证、三焦辨证等辨证方法。

（3）能够书写完整的中医住院病历和老年病科专科门诊病历，正确使用中医术语，可以分析中医病因病机，对疾病进行辨证分析及组方用药。

（4）熟悉老年病科常用的腧穴名称、功效、取穴方法，以及相关经络走行和辨证治疗意义。

（5）熟悉灸法、火罐、针刺、电针、埋针、耳针、中药熏洗、穴位贴敷、康复等常用理疗方法及操作注意事项，可能出现的并发症及处理方法。

西医诊疗能力：

（1）可以完成全身体格检查；了解老年病科疾病的常规体格检查，以及运动系统、神经系统专科体检方法。

（2）正确填写检验单；了解老年病科常见病、多发病检查及化验的申请，对化验单做出正确解读，采取相应措施。

（3）了解基本读片方法；了解头颅、颈椎、胸部、腹部 CT 及 MRI 解读以及老年病科典型疾病影像表现。

（4）熟悉心肺复苏操作流程。

2. 教学活动

（1）小讲课：每周一次，每次不低于 40 分钟；内容主要为专科病种的中医病因病机、类证鉴别、辨证论治、发病机制、临床表现、理化检查、诊断与鉴别诊断、治疗方法等。

（2）教学查房：每两周一次；内容主要为专科特色病例。

（3）疑难病例讨论：每月一次；内容为临床专科遇到的疑难病例。

（4）门诊教学：每周一次，每次不低于 30 分钟；内容主要为专科病种的中医经典等。

（5）义诊：建议每季度一次，每次不低于 2 小时；内容主要为本专科常见病、多发病，尤其是优势病种（如中风、眩晕、糖尿病）等。

3. 跟师学习

培养侧重点：师生间的磨合、跟师抄方以及中医经典的学习。

首先，由于一年级的规培医师临床经验相对较少，且跟师学习时间短，对带教老师以及老年病科的常见病、多发病的了解相对不足，需一定的时间进行师生间的磨合，即了解带教老师门诊的病种情况、中医思维以及日常门诊习惯等；同时，带教老师也对规培医师的中医理论进行评估。

其次是跟师抄方，通过抄方直接观察带教老师的临证思路与用药规律，学习其临床经验与学术特点。

最后是关于老年病科中医经典的学习（具体见参考书籍）。

跟师完成任务：

（1）每周一篇跟师笔记；

（2）每月一篇经典病案整理；

（3）每两周一次中医经典学习分享（一年级规培医师分享，带教老师指导）；

（4）参与每两周一次的病案讨论；

（5）出科前完成一篇个人小结及跟师心得。

4. 临床综合能力

临床综合能力主要体现在岗位胜任能力，包括：①临床思维能力（具体见规培一年级实践、教学、跟师等综合要求）；②医患沟通能力（具体见规培一年级实践、教学、跟师等综合要求）；③本专业政策法规运用能力（具体见规培一年级实践要求）；④科研教学能力（一年级规培生能够独立完成文献查阅）；⑤协助带教老师对本科室轮转实习生进行管理。

5. 出科考核

（1）理论考核：从科室题库中抽取考题，中医题目占比50%，西医题目占比50%。

（2）技能考核：临床基本技能操作（详见规培一年级中医、西医诊疗能力范畴）。

（八）规培第二年

1. 实践要求

【基本能力】

（1）能够与患者、医护人员进行完整有效的沟通，能够熟练处理患者的基本诉求，并进行基本病情分析及疾病健康教育。例如：能够独立完成门诊及住院患者的基本接待工作、病历书写，独立完成临床基本实践操作，主动配合带教老师完整地完成值班工作。

（2）熟悉医疗十八项核心制度及岗位职责。

（3）具备良好的医疗心理素质及正确的职业价值观，例如：吃苦耐劳的精神，不收受红包，主动关心关爱患者。

（4）有危机防控意识，学习辨别急危重症，熟悉危急情况的处理流程，能够主动配合带教老师完成危机防控及处理工作。

【专业能力】

中医诊疗能力：

（1）掌握基本的中医诊断技巧，如望、闻、问、切四诊技能。熟悉专科常用中药的性味归经、主治及其他（煎煮方法、毒性等）。

（2）熟悉八纲辨证、六经辨证、脏腑辨证、气血津液辨证、三焦辨证等辨证方法在中医老年病科疾病诊治上的应用。

（3）熟练书写完整的中医住院病历和老年病科专科门诊病历，熟练使用中医术语，恰当分析中医病因病机，对疾病进行辨证分析及组方用药，并对治疗方案予以合理的分析解释。

（4）掌握老年病科常用的腧穴名称、功效、取穴方法，以及相关经络走行和辨证治疗意义。

（5）掌握灸法、火罐、针刺、电针、埋针、耳针、中药熏洗、穴位贴敷、康复等常用理疗方法的临床治疗意义及并发症处理方法。

西医诊疗能力：

（1）熟练完成老年病科疾病的常规体格检查，掌握运动系统、神经系统专科体检方法，并做出准确描述。

（2）根据患者病情熟练填写老年病科常见病、多发病检查及化验的申请，对化验单做出正确解读，采取相应措施。

（3）掌握头颅、颈椎、胸部、腹部 CT 及 MRI 解读，以及老年病科典型疾病影像表现。

（4）掌握心肺复苏操作。

2. 教学活动

（1）小讲课：每周一次，每次不低于 50 分钟；内容主要为专科病种的中医病因病机、类证鉴别、辨证论治、发病机制、临床表现、理化检查、诊断与鉴别诊断、治疗方法、急危重抢救等。

（2）教学查房：每两周一次；内容主要为专科特色病例。

（3）疑难病例讨论：每月一次；内容为临床专科遇到的疑难病例。

（4）门诊教学：每周一次，每次不低于 40 分钟；内容主要为专科病种的中医经典等。

（5）义诊：建议每季度一次，每次不低于 2 小时；内容主要为本专科常见病、多发病，尤其是优势病种等。

3. 跟师学习

培养侧重点：接诊能力以及中医辨证思维能力。

首先，由于二年级的规培医师已经有一定的临床实践经验及知识储备，可以重点培养其针对带教老师门诊的初诊患者进行诊疗。由规培医师首先对患者进行问诊、书写门诊病历并初步制定理法方药，然后交由带教老师指导。

其次是跟师抄方，通过抄方直接观察带教老师的临证思路与用药规律，掌握其临床经验与学术特点。

最后是关于老年病科中医经典的学习（具体见参考书籍）。

跟师完成任务：

（1）每周一篇跟师笔记；

（2）每月一篇经典病案整理；

（3）主持每两周一次的中医经典学习；

（4）每两周一次病案讨论（二年级规培医师提出，带教老师指导）；

（5）出科前完成一篇个人小结及跟师心得。

4. 临床综合能力

临床综合能力主要体现在岗位胜任能力，包括：①临床思维能力（具体见规培二年级实践、教学、跟师等综合要求）；②医患沟通能力（具体见规培二年级实践、教学、跟师等综合要求）；③本专业政策法规运用能力（具体见规培二年级实践要求）；④科研教学能力（参与本科室课题申报和医学论文撰写工作）；⑤协助带教老师管理规培学员（一年级）和医学生临床带教工作。

5. 出科考核

（1）理论考核：从科室题库中抽取考题，中医题目占比80%，西医题目占比20%。

（2）技能考核：临床基本技能操作（详见规培二年级中医、西医诊疗能力范畴）。

（九）规培第三年

1. 实践要求

【基本能力】

（1）熟练地与患者、医护人员进行积极有效的沟通，独立完成专业性问题解答、病情分析及疾病健康教育。例如：独立完成门诊及住院患者的接待工作，独立准确完成病历书写及临床操作，独立值班。

（2）掌握医疗十八项核心制度及岗位职责。

（3）具备良好的医疗心理素养及正确的职业价值观，例如：吃苦耐劳的精神，不

收受红包，真心关心关爱患者。

（4）独立辨别并处理危急事件，可以完成危机防控及处理工作。

【专业能力】

中医诊疗能力：

（1）形成独立的中医思维：根据患者病情，能够独立准确地对疾病进行辨证分析、诊断，并制订准确的治疗方案、组方用药，对治疗方案及病情予以合理且专业的分析解答及疾病宣教。

（2）独立填写中医住院病历和老年病科专科门诊病历。

（3）根据疾病特点选择正确的腧穴及其他有效的中医理疗方案，独立完成操作并有效降低风险发生概率，能够积极主动地调整治疗方案，提高治疗有效率。

西医诊疗能力：

（1）独立完成老年病科疾病的常规体格检查，掌握运动系统、神经系统专科体检方法，并做出准确描述。

（2）根据患者病情制订检查方案，并根据临床结果对病情进行合理解释，辅助临床诊断。

（3）独立完成心肺复苏操作。

2. 教学活动

（1）小讲课：每周一次，每次不低于60分钟；内容主要为专科病种及学员本专业的最新研究进展等。

（2）教学查房：每两周一次；内容主要为学员本专业方向结合临床专科病例。

（3）疑难病例讨论：每月一次；内容为学员本专业疑难病例。

（4）门诊教学：每周一次，每次不低于50分钟；内容主要为学员本专业中医经典。

（5）义诊：建议每季度一次，每次不低于2小时；内容主要为学员本专业常见病、多发病，尤其是优势病种等。

3. 跟师学习

培养侧重点：加强独立接诊能力，培养创新能力以及论文撰写能力。

首先，由于此阶段的规培医师为定科医师，需掌握本科室的常见病、多发病的独立诊治流程，提升独立中医诊疗思维能力。

其次，整理总结带教老师的学术经验等，同时结合自己临床经验，选取一个疾病方向进行中医药创新研究，并进行论文撰写。

最后，始终坚持老年病科中医经典的学习（具体见参考书籍），并运用于实践及创新研究等。

跟师完成任务：

（1）每周一篇跟师笔记；

（2）每月一篇经典病案整理；

（3）主持每两周一次的中医经典学习；

（4）主持每两周一次的病案讨论；

（5）出科前完成一篇个人小结及跟师心得。

4. 临床综合能力

临床综合能力主要体现在岗位胜任能力，包括：①临床思维能力（具体见规培三年级实践、教学、跟师等综合要求）；②医患沟通能力（具体见规培三年级实践、教学、跟师等综合要求）；③本专业政策法规运用能力（具体见规培三年级实践要求）；④科研教学能力（参与本科室课题申报和医学论文撰写工作）；⑤协助带教老师管理规培学员和医学生临床带教工作。

5. 出科考核

（1）理论考核：从科室题库中抽取考题，中医题目占比100%，其中中医经典至少占比40%。

（2）技能考核：主要形式为临床模拟，内容以临床常见病患者的接诊、处置流程，以及突发情况的处理等综合能力考核为重点。

肿瘤科

（一）科室病种

【常见病证病种】

掌握：肺癌、肝癌、肠癌的病因、发病机制、临床表现、理化检查、诊断与鉴别诊断、治疗方法和肿瘤常见并发症（如上腔静脉压迫综合征、高颅压、脊髓压迫综合征、胸腔积液、腹腔积液），以及抗肿瘤治疗（化学治疗、放射治疗、靶向治疗、免疫治疗）的常见不良反应（如骨髓抑制、消化道反应、免疫损伤）的处理方案。

熟悉：乳腺癌、胃癌、食管癌等疾病的病因、发病机制、临床表现、理化检查、诊断及鉴别诊断、治疗方法和肿瘤常见危急并发症（如大咯血、消化道大出血、呼吸衰竭、高钙血症）的急救处理方案。

了解：肾癌、膀胱癌、前列腺癌、卵巢癌、子宫癌、鼻咽癌、胰腺癌、胆囊癌及软组织肿瘤的临床表现、诊断标准和治疗原则。

【学习要求】

1. 专科学习要求

（1）熟悉肿瘤科常见中医病证的病因病机、临床特点、诊断与鉴别诊断以及治疗原则。

（2）掌握肿瘤科常见西医病种的病因、临床特点、诊断与鉴别诊断、西医诊疗方案。

（3）掌握肿瘤科优势中医病证的病因病机、临床特点、诊断与鉴别诊断以及治疗原则。

（4）掌握肿瘤科优势西医病种的病因、临床特点、诊断与鉴别诊断、西医诊疗方案。

2. 学科源流学习要求

熟悉中医肿瘤科发展的学术渊源和流派、重要医家的学术观点，以及相关学科的国内外新进展和新技术、研究方法与途径。

（二）参考书籍

推荐中医传统四大经典《神农本草经》《黄帝内经》《难经》《伤寒杂病论》作为基础读物进行阅读。

中医肿瘤病证相关理论知识：《黄帝内经》关于"瘤"的论述；《金匮要略》《丹溪心法》等对癌症病机、治法的相关论述；《景岳全书》《医宗必读》等对"积聚"的相关论述。

了解、熟悉、掌握以下经典条文，随着学习领悟的深入可以将其熟练运用到临床中。

【肺癌】

经典条文：

1. 大骨枯槁，大肉陷下，胸中气满，喘息不便，内痛引肩项，身热，脱肉破䐃。

——《素问·玉机真藏论》

2. 劳嗽，喑哑，声不能出，或喘息气促者，此肺脏败也，必死。

——《景岳全书·虚损》

3. 邪积胸中，阻塞气道，气不宣通，为痰，为食，为血，皆得与正相搏，邪既胜，正不得而制之，遂结成形而有块。

——《杂病源流犀烛·积聚症瘕痃癖痞源流》

医案：

本老年嗜饮热火酒，致热毒熏肺，发疮主痛，咳吐秽脓，胸右痛，不利转侧，脉左大。初用桔梗汤去、姜，加连翘、山栀，四服咳稀痛止。仍宜排脓解毒，用桔梗、银花（各一钱），贝母（钱半），生薏苡（五钱），当归、甘草节、广皮（各一钱二分），白芨、生（各一钱），甜葶苈（炒七分）。数服脓稀疮痛皆平。（《类证治裁·肺痈肺痿脉案》）

【肝癌】

经典条文：

1. 治卒暴症，腹中有物如石，痛如刺，昼夜啼呼，不治之，百日死。

——《肘后备急方·治卒心腹症坚方》

2. 积气在腹中，久不差，牢固推之不移者……按之其状如杯盘牢结，久不已，令人身瘦而腹大，至死不消。

——《圣济总录》

3. 脾之积，名曰痞气，在胃脘，覆大如盘，久不愈，令人四肢不收，发黄疸，饮食不为肌肤。

——《诸病源候论·积聚病诸候·积聚候》

【胃癌】

经典条文：

1. 病有少腹盛，上下左右皆有根……病名曰伏梁……裹大脓血，居肠胃之外，不可治，治之每切按之致死。

——《素问·腹中论》

2. 胃者，人之根本也。胃气壮，五脏六腑皆壮……胃气绝，则五日死。

——《中藏经·论胃虚实寒热生死逆顺》

3. 朝食暮吐，暮食朝吐，宿谷不化，名曰胃反。脉紧而涩，其病难治。

——《金匮要略·呕吐哕下利病脉论治》

【大肠癌】

经典条文：

1. 肠覃何如？岐伯曰：寒气客于肠外，与卫气相搏……瘜肉乃生。其始生也，大如鸡卵，稍以益大，至其成也，如怀子之状，久者离岁，按之则坚，推之则移……

——《灵枢·水胀》

2. 蕴毒结于脏腑，火热流注肛门，结而为肿，其患痛连小腹，肛门坠重，二便乖违，或泻或秘，肛门内蚀，串烂经络，污水流通大孔，无奈饮食不餐，作渴之甚，凡此未得见其生。

——《外科正宗·脏毒》

3. 锁肛痔，肛门内外如竹节锁紧，形如海蜇，里急后重，便粪细而带扁，时流臭水，此无治法。

——《外科大成·论痔漏》

（三）中医诊疗技术

1. 掌握基本的中医诊断技巧，如望、闻、问、切四诊技能。熟悉专科常用中药的性味归经、主治及其他（煎煮方法、毒性等）。

2. 熟悉八纲辨证、六经辨证、脏腑辨证、气血津液辨证、三焦辨证等辨证方法在中医内科疾病诊治上的应用。

3. 熟练书写完整的中医住院病历和肿瘤科专科门诊病历，正确使用中医术语，恰当分析中医病因病机，同时能够恰当给予相应的辨证分析及组方用药，并对中医治疗方案予以合理的分析解释。

4. 熟练掌握肿瘤科常用的腧穴名称、功效、取穴方法，以及相关经络走行和辨证治疗意义。

5. 熟悉灸法、火罐、针刺、电针、埋针、耳针、中药熏洗、穴位贴敷、康复等常用理疗方法及操作注意事项，可能出现的并发症及处理方法。

（四）西医诊疗技术

1. 体格检查：熟练掌握肿瘤科疾病的常规体格检查，掌握浅表淋巴结、胸部、腹部、神经系统等专科查体方法，并做出准确描述。

2. 化验检查：熟练选择肿瘤科检查项目，正确填写化验单，掌握血常规、肝肾功、电解质、血脂、血糖、心肌酶谱、凝血功能、乙肝两对半、肿瘤标志物等关键指标临床意义。熟悉心电图、血压测量、指尖血糖测量等检查操作。

3. 影像学检查：了解基本读片方法，掌握肿瘤科常见疾病影像学图像及资料解读。

4. 掌握肿瘤科常见疾病的诊断、分期、治疗方案（手术治疗、放射治疗、化学治疗、免疫治疗、靶向治疗、联合化疗）的选择、制定以及药物剂量的选择。熟悉与患者及家属沟通相关治疗的技巧。

5. 掌握肿瘤科相关治疗方法的常规操作：术后切口换药，癌性溃疡的处理，胸、腹腔穿刺置管等。

（五）危重病员的识别及紧急处理能力

掌握心肺复苏操作，以及除颤仪、简易呼吸器的使用，掌握并熟悉应对高钾血症、急性酸中毒等急危重症的识别与处理。

（六）常用方剂

熟悉：百合固金汤、生脉散、沙参麦冬汤、蒌贝二陈汤、清金化痰汤、补肺汤、葶苈大枣泻肺汤、启膈散、肾气丸、柴芍六君子汤、八珍汤、四物汤、补中益气汤、桃红四物汤、膈下逐瘀汤、逍遥散、增液汤、青蒿鳖甲汤、茵陈蒿汤、小柴胡汤、一贯煎、归脾汤、实脾饮、理中丸、黄土汤、六味地黄丸、大补阴丸、血府逐瘀汤、左金丸、参苓白术散、酸枣仁汤、桂枝茯苓丸、大黄䗪虫丸、左归丸、右归丸等常用方剂和中成药的辨证使用。

（七）规培第一年

1. 实践要求

【基本能力】

（1）能够与患者、医护人员进行有效的基本沟通及配合，能够简单规范处理患者基本诉求。例如：能够配合带教老师完成门诊及住院患者的基本接待工作、病历书写，配合老师完成临床基本实践操作，配合带教老师完整地完成值班工作。

（2）了解医疗十八项核心制度及岗位职责。

（3）具备良好的医疗心理素养及正确的职业价值观，例如：吃苦耐劳的精神，不收受红包，从患者的利益出发，关心关爱患者。

（4）有危机防控意识，了解危急事件的基本处理流程，能够配合带教老师完成危机防控及处理工作。

【专业能力】

中医诊疗能力：

（1）熟悉基本的中医诊断技巧，如望、闻、问、切四诊技能。了解专科常用中药的性味归经、主治及其他（煎煮方法、毒性等）。

（2）熟悉八纲辨证、六经辨证、脏腑辨证、气血津液辨证、三焦辨证等辨证方法。

（3）能够书写完整的中医住院病历和肿瘤科专科门诊病历，正确使用中医术语，可以分析中医病因病机，对疾病进行辨证分析及组方用药。

（4）熟悉肿瘤科常用的腧穴名称、功效、取穴方法，以及相关经络走行和辨证治疗意义。

（5）熟悉灸法、火罐、针刺、电针、埋针、耳针、中药熏洗、穴位贴敷、康复等常用理疗方法及操作注意事项，可能出现的并发症及处理方法。

西医诊疗能力：

（1）可以完成全身体格检查；了解肿瘤科疾病的常规体格检查，了解浅表淋巴结、胸部、腹部、神经系统等专科查体方法，并做出准确描述。

（2）熟练选择肿瘤科检查项目，正确填写化验单，掌握血常规、肝肾功、电解质、血脂、血糖、心肌酶谱、凝血功能、乙肝两对半、肿瘤标志物等关键指标临床意义。熟悉心电图、血压测量、指尖血糖测量等检查操作。

（3）影像学检查：了解基本读片方法，了解肿瘤科常见疾病影像学图像及资料解读。

（4）了解肿瘤科常见疾病的诊断、分期、治疗方案（手术、放疗、化疗、免疫治疗、靶向治疗、联合化疗）的选择、制定以及药物剂量的选择。了解与患者及家属沟通相关治疗的技巧。

（5）了解肿瘤科相关治疗方法的常规操作：术后切口换药，癌性溃疡的处理，胸、腹腔穿刺置管等。

2. 教学活动

（1）小讲课：每周一次，每次不低于40分钟；内容主要为专科病种的中医病因病机、类证鉴别、辨证论治、发病机制、临床表现、理化检查、诊断与鉴别诊断、治疗方法等。

（2）教学查房：每两周一次；内容主要为专科特色病例。

（3）疑难病例讨论：每月一次；内容为临床专科遇到的疑难病例。

（4）门诊教学：每周一次，每次不低于30分钟；内容主要为专科病种的中医经典等。

（5）义诊：建议每季度一次，每次不低于2小时；内容主要为本专科常见病、多发病，尤其是优势病种（如肺癌、肝癌、肠癌、乳腺癌、胃癌、胰腺癌）等。

3. 跟师学习

培养侧重点：师生间的磨合、跟师抄方以及中医经典的学习。

首先，由于一年级的规培医师临床经验相对较少，且跟师学习时间短，对带教老师以及肿瘤科的常见病、多发病的了解相对不足，需一定的时间进行师生间的磨合，即了解带教老师门诊的病种情况、中医思维以及日常门诊习惯等；同时，带教老师也对规培医师的中医理论进行评估。

其次是跟师抄方，通过抄方直接观察带教老师的临证思路与用药规律，学习其临床经验与学术特点。

最后是关于肿瘤科中医经典的学习（具体见参考书籍）。

跟师完成任务：

（1）每周一篇跟师笔记；

（2）每月一篇经典病案整理；

（3）每两周一次中医经典学习分享（一年级规培医师分享，带教老师指导）；

（4）参与每两周一次的病案讨论；

（5）出科前完成一篇个人小结及跟师心得。

4. 临床综合能力

临床综合能力主要体现在岗位胜任能力，包括：①临床思维能力（具体见规培一年级实践、教学、跟师等综合要求）；②医患沟通能力（具体见规培一年级实践、教学、跟师等综合要求）；③本专业政策法规运用能力（具体见规培一年级实践要求）；④科研教学能力（一年级规培生能够独立完成文献查阅）；⑤协助带教老师对本科室轮转实习生进行管理。

5. 出科考核

（1）理论考核：从科室题库中抽取考题，中医题目占比50%，西医题目占比50%。

（2）技能考核：临床基本技能操作（详见规培一年级中医、西医诊疗能力范畴）。

（八）规培第二年

1. 实践要求

【基本能力】

（1）能够与患者、医护人员进行完整有效的沟通，能够熟练处理患者的基本诉求，并进行基本病情分析及疾病健康教育。例如：能够独立完成门诊及住院患者的基本接待工作、病历书写，独立完成临床基本实践操作，主动配合带教老师完整地完成值班工作。

（2）熟悉医疗十八项核心制度及岗位职责。

（3）具备良好的医疗心理素养及正确的职业价值观，例如：吃苦耐劳的精神，不收受红包，主动关心关爱患者。

（4）有危机防控意识，学习辨别急危重症，熟悉危急情况的处理流程，能够主动配合带教老师完成危机防控及处理工作。

【专业能力】

中医诊疗能力：

（1）掌握基本的中医诊断技巧，如望、闻、问、切四诊技能。熟悉专科常用中药的性味归经、主治及其他（煎煮方法、毒性等）。

（2）熟悉八纲辨证、六经辨证、脏腑辨证、气血津液辨证、三焦辨证等辨证方法在中医肿瘤科疾病诊治上的应用。

（3）熟练书写完整的中医住院病历和肿瘤科专科门诊病历，熟练使用中医术语，恰当分析中医病因病机，对疾病进行辨证分析及组方用药，并对治疗方案予以合理的分析解释。

（4）掌握肿瘤科常用的腧穴名称、功效、取穴方法，以及相关经络走行和辨证治疗意义。

（5）掌握灸法、火罐、针刺、电针、埋针、耳针、中药熏洗、穴位贴敷、康复等常用理疗方法的临床治疗意义及并发症处理方法。

西医诊疗能力：

（1）熟练完成全身体格检查；熟悉肿瘤科疾病的常规体格检查，熟悉浅表淋巴结、胸部、腹部、神经系统等专科查体方法，并做出准确描述。

（2）熟练选择肿瘤科检查项目，正确填写化验单，掌握血常规、肝肾功、电解质、血脂、血糖、心肌酶谱、凝血功能、乙肝两对半、肿瘤标志物等关键指标临床意义。熟悉心电图、血压测量、指尖血糖测量等检查操作。

（3）影像学检查：掌握基本读片方法，掌握肿瘤科常见疾病影像学图像及资料解读。

（4）熟悉肿瘤科常见疾病的诊断、分期、治疗方案（手术、放疗、化疗、免疫治疗、靶向治疗、联合化疗）的选择、制定以及药物剂量的选择。熟悉与患者及家属沟通相关治疗的技巧。

（5）熟悉肿瘤相关治疗方法的科常规操作：术后切口换药，癌性溃疡的处理，胸、腹腔穿刺置管等。

2. 教学活动

（1）小讲课：每周一次，每次不低于 50 分钟；内容主要为专科病种的中医病因病机、类证鉴别、辨证论治、发病机制、临床表现、理化检查、诊断与鉴别诊断、治疗方法、急危重症抢救等。

（2）教学查房：每两周一次；内容主要为专科特色病例。

（3）疑难病例讨论：每月一次；内容为临床专科遇到的疑难病例。

（4）门诊教学：每周一次，每次不低于 40 分钟；内容主要为专科病种的中医经典等。

（5）义诊：建议每季度一次，每次不低于 2 小时；内容主要为本专科常见病、多发病，尤其是优势病种等。

3. 跟师学习

培养侧重点：接诊能力以及中医辨证思维能力。

首先，由于二年级的规培医师已经有一定的临床实践经验及知识储备，可以重点培养其针对带教老师门诊的初诊患者进行诊疗。由规培医师首先对患者进行问诊、书写门诊病历并初步制定理法方药，然后交由带教老师指导。

其次是跟师抄方，通过抄方直接观察带教老师的临证思路与用药规律，掌握其临床经验与学术特点。

最后是关于肿瘤科中医经典的学习（具体见参考书籍）。

跟师完成任务：

（1）每周一篇跟师笔记；

（2）每月一篇经典病案整理；

（3）主持每两周一次的中医经典学习；

（4）每两周一次病案讨论（二年级规培医师提出，带教老师指导）；

（5）出科前完成一篇个人小结及跟师心得。

4. 临床综合能力

临床综合能力主要体现在岗位胜任能力，包括：①临床思维能力（具体见规培二年级实践、教学、跟师等综合要求）；②医患沟通能力（具体见规培二年级实践、教学、跟师等综合要求）；③本专业政策法规运用能力（具体见规培二年级实践要求）；④科研教学能力（参与本科室课题申报和医学论文撰写工作）；⑤协助带教老师管理规培学员（一年级）和医学生临床带教工作。

5. 出科考核

（1）理论考核：从科室题库中抽取考题，中医题目占比 80%，西医题目占比 20%。

（2）技能考核：临床基本技能操作（详见规培二年级中医、西医诊疗能力范畴）。

（九）规培第三年

1. 实践要求

【基本能力】

（1）熟练地与患者、医护人员进行积极有效的沟通，独立完成专业性问题解答、病情分析及疾病健康教育。例如：独立完成门诊及住院患者的接待工作，独立准确完成病历书写及临床操作，独立值班。

（2）掌握医疗十八项核心制度及岗位职责。

（3）具备良好的医疗心理素养及正确的职业价值观，例如：吃苦耐劳的精神，不收受红包，真心关心关爱患者。

（4）独立辨别并处理危急事件，可以完成危机防控及处理工作。

【专业能力】

中医诊疗能力：

（1）形成独立的中医思维：根据患者病情，能够独立准确地对疾病进行辨证分析、诊断，并制订准确的治疗方案、组方用药，对治疗方案及病情予以合理且专业的分析解答及疾病宣教。

（2）独立完成中医住院病历和肿瘤科专科门诊病历。

（3）根据疾病特点选择正确的腧穴及其他有效的中医理疗方案，独立完成操作并有效降低风险发生概率，能够积极主动地调整治疗方案，提高治疗有效率。

西医诊疗能力：

（1）独立完成全身体格检查；掌握肿瘤科疾病的常规体格检查，掌握浅表淋巴结、胸部、腹部、神经系统等专科查体方法，并做出准确描述。

（2）根据患者病情制订检查方案，并根据临床结果对病情进行合理解释，辅助临床诊断。掌握肿瘤科常见疾病的诊断、分期、治疗方案（手术、放射治疗、化学治疗、免疫治疗、靶向治疗、联合化疗）的选择、制定以及药物剂量的选择。掌握与患者及家属沟通相关治疗的技巧。

（3）独立完成肿瘤科相关治疗方法的常规操作：术后切口换药，癌性溃疡的处理，胸、腹腔穿刺置管等；掌握适应证。

（4）独立完成心肺复苏操作。

2. 教学活动

（1）小讲课：每周一次，每次不低于60分钟；内容主要为专科病种及学员本专业的最新研究进展等。

（2）教学查房：每两周一次；内容主要为学员本专业方向结合临床专科病例。

（3）疑难病例讨论：每月一次；内容为学员本专业疑难病例。

（4）门诊教学：每周一次，每次不低于50分钟；内容主要为学员本专业中医经典。

（5）义诊：建议每季度一次，每次不低于2小时；内容主要为学员本专业常见病、多发病，尤其是优势病种等。

3. 跟师学习

培养侧重点：加强独立接诊能力，培养创新能力以及论文撰写能力。

首先，由于此阶段的规培医师为定科医师，需掌握本科室的常见病、多发病的独立诊治流程，提升独立中医诊疗思维能力。

其次，整理总结带教老师的学术经验等，同时结合自己临床经验，选取一个疾病方向进行中医药创新研究，并进行论文撰写。

最后，始终坚持肿瘤科中医经典的学习（具体见参考书籍），并运用于实践及创新研究等。

跟师完成任务：

（1）每周一篇跟师笔记；

（2）每月一篇经典病案整理；

（3）主持每两周一次的中医经典学习；

（4）主持每两周一次的病案讨论；

（5）出科前完成一篇个人小结及跟师心得。

4. 临床综合能力

临床综合能力主要体现在岗位胜任能力，包括：①临床思维能力（具体见规培三年级实践、教学、跟师等综合要求）；②医患沟通能力（具体见规培三年级实践、教学、跟师等综合要求）；③本专业政策法规运用能力（具体见规培三年级实践要求）；④科研教学能力（参与本科室课题申报和医学论文撰写工作）；⑤协助带教老师管理规培学员和医学生临床带教工作。

5. 出科考核

（1）理论考核：从科室题库中抽取考题，中医题目占比 100%，其中中医经典至少占比 40%。

（2）技能考核：主要形式为临床模拟，内容以临床常见病患者的接诊、处置流程，以及突发情况的处理等综合能力考核为重点。

针灸科

（一）科室病种

【常见病种】

中医病证

掌握：面瘫、项痹、落枕、腰痹、漏肩风、中风、心悸、胃痛、呕吐、喉痹、头痛

熟悉：眩晕、呃逆、不寐、哮喘、蛇串疮、月经不调、痛经、泄泻、肘劳

了解：面痛、近视、便秘、痿证、鼻渊

拓展：痛风、耳鸣耳聋、内脏绞痛

西医病种

掌握：颈椎病、腰椎间盘突出症、急性腰扭伤、腰部慢性劳损、肩关节周围炎、脑梗死、脑出血后遗症、周围性面神经炎、失眠、心律不齐、功能性消化不良、咽喉肿痛、头痛

熟悉：骨性关节炎、类风湿关节炎、肱骨外上髁炎、腱鞘炎、哮喘、便秘、眩晕、膈肌痉挛、睡眠障碍、原发性痛经、带状疱疹

了解：风湿性关节炎、运动神经元病变、月经不调、胃肠功能紊乱、三叉神经痛、面肌痉挛、周围神经损伤、急（慢）性鼻窦炎、听力障碍、子宫内膜异位症、肾绞痛

拓展：急性痛风性关节炎

【专科学习要求】

（1）掌握针灸科常见中医病证的病因病机、临床特点、诊断与鉴别诊断以及治疗原则。

（2）掌握针灸科常见西医病种的病因、发病机制、临床特点、理化检查、诊断与鉴别诊断、诊疗方案。

（3）掌握针灸科优势中医病证的病因病机、临床特点、诊断与鉴别诊断以及治疗原则。

（4）掌握针灸科优势西医病种的病因、发病机制、临床特点、理化检查、诊断与鉴别诊断、诊疗方案。

【学科源流学习要求】

熟悉针灸科发展的学术渊源和流派、重要医家的学术观点，以及相关学科的国内外新进展和新技术、研究方法与途径。

（二）参考书籍

推荐中医针灸经典书目：《灵枢》《针灸甲乙经》《针灸大成》作为专科经典书目进行阅读。

了解、熟悉、掌握以下经典条文，随着学习领悟的深入可以熟练解读并运用到临床中。

【中风】

经典条文：

1. 邪在于络，肌肤不仁；邪在于经，即重不胜；邪入于腑，即不识人；邪入于脏，

舌即难言，口吐涎。

——《金匮要略·中风历节病证并治第五》

2. 诸暴强直，支痛緛（ruan，缩短）戾，里急筋缩，皆属于风。

——《素问玄机病原式·六气为病·风类》

医案：

徐平，中风不省，得桃源主簿为灸脐中百壮（即神阙穴，多灸良。凡灸先以盐实之。）始苏。更数月，乃不起。郑斜云：有一亲表中风，医者为灸五百壮而苏，后年八十余。使徐平灸三五百壮，安知其不永年耶？（《古今医统大全》）

【痹证】

经典条文：

1. 人腠理虚者，则由风湿气伤之，搏于血气，血气不行则不宣，真邪相击，在于肌肉之间，故其肌肤尽痛。

——《诸病源候论·风湿痹身体手足不随候》

2. 痿痹之证，今人多为一病，以其相类也。然痿病两足痿软不痛，痹病通身肢节疼痛。但观古人治痿，皆不用风药，则可知痿多虚，痹多实，而所因有别也。

——《医宗金鉴·杂病心法要诀·痿痹辨似》

医案：

李左臂自肩以下骨节大痛，经所谓寒胜则痛也。来势甚骤，若游走上下骨骺，即俗谓白虎历节风。痛如虎咬，刻不可忍，此非厉剂不除，投以川乌头炮去脐皮、草乌头炮去皮，姜汁制、松节油，一剂，服后饮酒以助药势达病所。夜半身麻汗出，平旦而病若失矣。（《类证治裁·痹脉案》）

（三）中医诊疗技术

1. 掌握基本的中医诊断技巧，如望、闻、问、切四诊技能。熟悉专科常用中药的性味归经、主治及其他（煎煮方法、毒性等）。

2. 熟悉八纲辨证、六经辨证、脏腑辨证、气血津液辨证、三焦辨证等辨证方法在中医针灸科疾病诊治上的应用。

3. 熟练书写完整的中医住院病历和针灸科专科门诊病历，正确使用中医术语，恰当分析中医病因病机，同时能够恰当给予相应的辨证分析及组方用药，并对中医治疗方案予以合理的分析解释。

4. 熟练掌握针灸科常用的腧穴名称、功效、取穴方法，以及相关经络走行和辨证治疗意义。

· 107 ·

5. 掌握灸法、刮痧板、梅花针、火罐、颈腰椎牵引、超短波、中频仪、筋膜枪等常用理疗方法。熟悉 1~2 项中医诊疗实用新技术。

（四）西医诊疗技术

1. 体格检查：熟练掌握针灸科疾病的常规体格检查，掌握运动系统、神经系统专科体检方法，并做出准确描述。

2. 化验检查：熟练填写针灸科常见病、多发病检查及化验的申请，对化验单做出正确解读，采取相应措施。了解脑电图、神经肌电图、脑血管超声检查结果判读及临床意义。

3. 影像学检查：掌握颈椎、胸椎、腰椎、骨盆以及头颅 CT、MRI 解读，以及针灸科典型疾病影像表现。

（五）危重病员的识别及紧急处理能力

了解并能识别急危重症，熟练掌握心肺复苏操作，以及除颤仪、简易呼吸器的使用，熟练应对针灸治疗意外的识别和处置。

（六）常用方剂

熟悉：四君子汤、四物汤、补阳还五汤、天麻钩藤饮、镇肝熄风汤、大秦艽汤、解语丹、地黄饮子、牵正散、补中益气汤、参苓白术散、半夏厚朴汤、羚角钩藤汤、半夏白术天麻汤、左归丸、右归丸、金匮肾气丸、六味地黄丸等常用方剂和天王补心丸、醒脑静注射液、中风回春片、血塞通注射液、血栓通注射液、再造丸、强力天麻杜仲胶囊、大活络丸、脉络通片、小活络丸、祖师麻片、万通筋骨片等中成药的使用方法。

（七）规培第一年

1. 实践要求

【基本能力】

（1）能够与患者、医护人员进行有效的基本沟通及配合，能够简单规范地处理患者的基本诉求。例如：能够配合带教老师完成门诊及住院患者的基本接待工作、病历书写，配合带教老师完成临床基本实践操作，配合带教老师完整地完成值班工作。

（2）了解医疗十八项核心制度及岗位职责。

（3）具备良好的医疗心理素养及正确的职业价值观，例如：吃苦耐劳的精神，不收受红包，从患者的利益出发，关心关爱患者。

（4）有危机防控意识，了解危急事件的基本处理流程，能够配合带教老师完成危机防控及处理工作。

【专业能力】

中医诊疗能力：

（1）熟悉基本的中医诊断技巧，如望、闻、问、切四诊技能。了解专科常用中药的性味归经、主治及其他（煎煮方法、毒性等）。

（2）熟悉八纲辨证、六经辨证、脏腑辨证、气血津液辨证、三焦辨证等辨证方法。

（3）能够书写完整的中医住院病历和针灸科专科门诊病历，正确使用中医术语，可以分析中医病因病机，对疾病进行辨证分析及组方用药。

（4）熟悉针灸科常用的腧穴名称、功效、取穴方法，以及相关经络走行和辨证治疗意义。

（5）熟悉针刺、拔罐、易罐、艾灸、温针灸、隔物灸、刺络放血、耳针、弧刃针、火针、穴位注射、刮痧等基本技术，了解掌握其适应证、禁忌证。

西医诊疗能力：

（1）可以完成针灸科疾病的常规体格检查；了解掌握运动系统、神经系统专科体检方法，并做出准确描述。

（2）熟练填写针灸科常见病、多发病检查及化验的申请，对化验单做出正确解读，采取相应措施。了解脑电图、神经肌电图、脑血管超声检查结果判读及临床意义。

（3）了解基本读片方法；了解颈椎、胸椎、腰椎、骨盆及头颅 CT、MRI 解读，以及针灸科典型疾病影像表现。

（4）熟悉心肺复苏操作流程。

2. 教学活动

（1）小讲课：每周一次，每次不低于 40 分钟；内容主要为专科病种的中医病因病机、类证鉴别、辨证论治、发病机制、临床表现、理化检查、诊断与鉴别诊断、治疗方法等。

（2）教学查房：每两周一次；内容主要为专科特色病例。

（3）疑难病例讨论：每月一次；内容为临床专科遇到的疑难病例。

（4）门诊教学：每周一次，每次不低于 30 分钟；内容主要为专科病种的中医经典等。

（5）义诊：建议每季度一次，每次不低于 2 小时；内容主要为本专科常见病、多发病，尤其是优势病种等。

3. 跟师学习

培养侧重点：师生间的磨合、跟师抄方以及中医经典的学习。

首先，由于一年级的规培医师临床经验相对较少，且跟师学习时间短，对带教老师以及针灸科的常见病、多发病的了解相对不足，需一定的时间进行师生间的磨合，即了解带教老师门诊的病种情况、中医思维以及日常门诊习惯等；同时，带教老师也对规培医师的中医理论进行评估。

其次是跟师抄方，通过抄方直接观察带教老师的临证思路与用药规律，掌握其临床经验与学术特点。

最后是关于针灸科中医经典的学习（具体见参考书籍）。

跟师完成任务：

（1）每周一篇跟师笔记；

（2）每月一篇经典病案整理；

（3）每两周一次中医经典学习分享（一年级规培医师分享，带教老师指导）；

（4）参与每两周一次的病案讨论；

（5）出科前完成一篇个人小结及跟师心得。

4. 临床综合能力

临床综合能力主要体现在岗位胜任能力，包括：①临床思维能力（具体见规培一年级实践、教学、跟师等综合要求）；②医患沟通能力（具体见规培一年级实践、教学、跟师等综合要求）；③本专业政策法规运用能力（具体见规培一年级实践要求）；④科研教学能力（一年级规培生能够独立完成文献查阅）；⑤协助带教老师对本科室轮转实习生进行管理。

5. 出科考核

（1）理论考核：从科室题库中抽取考题，中医题目占比50%，西医题目占比50%。

（2）技能考核：临床基本技能操作（详见规培一年级中医、西医诊疗能力范畴）。

（八）规培第二年

1. 实践要求

【基本能力】

（1）能够与患者、医护人员进行完整有效的沟通，能够熟练处理患者的基本诉求，并进行基本病情分析及疾病健康教育。例如：能够独立完成门诊及住院患者的基本接待工作、病历书写，独立完成临床基本实践操作，主动配合带教老师完整地完成值班工作。

（2）熟悉医疗十八项核心制度及岗位职责。

（3）具备良好的医疗心理素养及正确的职业价值观，例如：吃苦耐劳的精神，不

收受红包，主动关心关爱患者。

（4）有危机防控意识，学习辨别急危重症，熟悉危急情况的处理流程，能够主动配合带教老师完成危机防控及处理工作。

【专业能力】

中医诊疗能力：

（1）掌握基本的中医诊断技巧，如望、闻、问、切四诊技能。熟悉专科常用中药的性味归经、主治及其他（煎煮方法、毒性等）。

（2）熟悉八纲辨证、六经辨证、脏腑辨证、气血津液辨证、三焦辨证等辨证方法在中医针灸科疾病诊治上的应用。

（3）熟练书写完整的中医住院病历和针灸科专科门诊病历，熟练使用中医术语，恰当分析中医病因病机，对疾病进行辨证分析及组方用药，并对治疗方案予以合理的分析解释。

（4）掌握针灸科常用的腧穴名称、功效、取穴方法，以及相关经络走行和辨证治疗意义。

（5）掌握针刺、拔罐、易罐、艾灸、温针灸、隔物灸、刺络放血、耳针、弧刃针、火针、穴位注射、刮痧等基本技术，了解掌握其适应证、禁忌证。

西医诊疗能力：

（1）熟练完成针灸科疾病的常规体格检查；熟悉掌握运动系统、神经系统专科体检方法，并做出准确描述。

（2）熟练填写针灸科常见病、多发病检查及化验的申请，对化验单做出正确解读，采取相应措施。熟悉脑电图、神经肌电图、脑血管超声检查结果判读及临床意义。

（3）掌握颈椎、胸椎、腰椎、骨盆及头颅 CT、MRI 解读，以及针灸科典型疾病影像表现。

（4）掌握心肺复苏操作流程。

2. 教学活动

（1）小讲课：每周一次，每次不低于 50 分钟；内容主要为专科病种的中医病因病机、类证鉴别、辨证论治、发病机制、临床表现、理化检查、诊断与鉴别诊断、治疗方法、急危重症抢救等。

（2）教学查房：每两周一次；内容主要为专科特色病例。

（3）疑难病例讨论：每月一次；内容为临床专科遇到的疑难病例。

（4）门诊教学：每周一次，每次不低于 40 分钟；内容主要为专科病种的中医经

典等。

（5）义诊：建议每季度一次，每次不低于 2 小时；内容主要为本专科常见病、多发病，尤其是优势病种等。

3. 跟师学习

培养侧重点：接诊能力以及中医辨证思维能力。

首先，由于二年级的规培医师已经有一定的临床实践经验及知识储备，可以重点培养其针对带教老师门诊的初诊患者进行诊疗。由规培医师首先对患者进行问诊、书写门诊病历并初步制定理法方药，然后交由带教老师指导。

其次是跟师抄方，通过抄方直接观察带教老师的临证思路与用药规律，掌握其临床经验与学术特点。

最后是关于针灸科中医经典的学习（具体见参考书籍）。

跟师完成任务：

（1）每周一篇跟师笔记；

（2）每月一篇经典病案整理；

（3）主持每两周一次的中医经典学习；

（4）每两周一次病案讨论（二年级规培医师提出，带教老师指导）；

（5）出科前完成一篇个人小结及跟师心得。

4. 临床综合能力

临床综合能力主要体现在岗位胜任能力，包括：①临床思维能力（具体见规培二年级实践、教学、跟师等综合要求）；②医患沟通能力（具体见规培二年级实践、教学、跟师等综合要求）；③本专业政策法规运用能力（具体见规培二年级实践要求）；④科研教学能力（参与本科室课题申报和医学论文撰写工作）；⑤协助带教老师管理规培学员（一年级）和医学生临床带教工作。

5. 出科考核

（1）理论考核：从科室题库中抽取考题，中医题目占比80%，西医题目占比20%。

（2）技能考核：临床基本技能操作（详见规培二年级中医、西医诊疗能力范畴）。

（九）规培第三年

1. 实践要求

【基本能力】

（1）熟练地与患者、医护人员进行积极有效的沟通，独立完成专业性问题解答、病情分析及疾病健康教育。例如：独立完成门诊及住院患者的接待工作，独立准确地完成病历书写及临床操作，独立值班。

（2）掌握医疗十八项核心制度及岗位职责。

（3）具备良好的医疗心理素质及正确的职业价值观，例如：吃苦耐劳的精神，不收受红包，真心关心关爱患者。

（4）独立辨别并处理危急事件，可以完成危机防控及处理工作。

【专业能力】

中医诊疗能力：

（1）形成独立的中医思维：根据患者病情，能够独立准确地对疾病进行辨证分析、诊断，并制订准确的治疗方案、组方用药，对治疗方案及病情予以合理且专业的分析解答及疾病宣教。

（2）独立完成中医住院病历和针灸科专科门诊病历。

（3）根据疾病特点选择正确的腧穴及其他有效的中医理疗方案，独立完成操作并有效降低风险发生概率，能够积极主动地调整治疗方案，提高治疗有效率。

西医诊疗能力：

（1）独立完成全身及运动系统、神经系统专科查体。

（2）根据患者病情制订检查方案，并根据临床结果对病情进行合理解释，辅助临床诊断。

（3）独立完成心肺复苏等急救操作。

2. 教学活动

（1）小讲课：每周一次，每次不低于60分钟；内容主要为专科病种及学员本专业的最新研究进展等。

（2）教学查房：每两周一次；内容主要为学员本专业方向结合临床专科病例。

（3）疑难病例讨论：每月一次；内容为学员本专业疑难病例。

（4）门诊教学：每周一次，每次不低于50分钟；内容主要为学员本专业中医经典。

（5）义诊：建议每季度一次，每次不低于2小时；内容主要为学员本专业常见病、多发病，尤其是优势病种等。

3. 跟师学习

培养侧重点：加强独立接诊能力，培养创新能力以及论文撰写能力。

首先，由于此阶段的规培医师为定科医师，需掌握本科室的常见病、多发病的独立诊治流程，提升独立中医诊疗思维能力。

其次，整理总结带教老师的学术经验等，同时结合自己临床经验，选取一个疾病方向进行中医药创新研究，并进行论文撰写。

最后，始终坚持针灸科中医经典的学习（具体见参考书籍），并运用于实践及创新研究等。

跟师完成任务：

（1）每周一篇跟师笔记；

（2）每月一篇经典病案整理；

（3）主持每两周一次的中医经典学习；

（4）主持每两周一次的病案讨论；

（5）出科前完成一篇个人小结及跟师心得。

4. 临床综合能力

临床综合能力主要体现在岗位胜任能力，包括：①临床思维能力（具体见规培三年级实践、教学、跟师等综合要求）；②医患沟通能力（具体见规培三年级实践、教学、跟师等综合要求）；③本专业政策法规运用能力（具体见规培三年级实践要求）；④科研教学能力（参与本科室课题申报和医学论文撰写工作）；⑤协助带教老师管理规培学员和医学生临床带教工作。

5. 出科考核

（1）理论考核：从科室题库中抽取考题，中医题目占比 100%，其中中医经典至少占比 40%。

（2）技能考核：主要形式为临床模拟，内容以临床常见病患者的接诊、处置流程，以及突发情况的处理等综合能力考核为重点。

推拿科

（一）科室病种

【常见病种】

中医病证

掌握：落枕、眩晕、漏肩风、腰痛

熟悉：痹证、痿证、中风、不寐、泄泻

西医病种

掌握：颈椎病、腰椎间盘突出症、急性腰扭伤、腰肌劳损、肩关节周围炎

熟悉：腰椎骨性关节炎、失眠、小儿腹泻、小儿肌性斜颈

了解：强直性脊柱炎、脑血管意外后遗症

【学习要求】

1. 专科学习要求

（1）掌握：推拿的作用原理和治疗原则；经络学说的基本理论；推拿手法和功法的基础知识；推拿科专科检查的基本方法；采用正确的专业术语书写推拿科门诊病历；推拿常用的手法操作：滚法、一指禅推法、按法、揉法、弹拨法、摩法、擦法、捏法；推拿治疗的适应证与禁忌证以及意外的处理方法；推拿科的常见病和多发病：痹证、痿证、漏肩风、落枕、腰痛、中风、泄泻等病因病机、临床特点、诊断与鉴别诊断以及治疗原则。

熟悉：点法、压法、平推法、拿法、扫散法、运法、摇法、拔伸法在临床上的运用；推拿科改良斜板法治疗急性腰扭伤特色诊疗技术的操作；不寐、痛经、眩晕、小儿肌性抖颈的病因病机、临床特点、诊断与鉴别诊断以及推拿治疗原则。

了解：运动关节类手法在临床上的运用；颈椎斜扳法、胸椎对抗复位法、腰椎坐位旋转扳法、腰椎斜扳法等。

2. 学科源流学习要求

熟悉推拿学术发展中的一指禅推拿、滚法推拿、内功推拿三大学术流派以及经典著作，近现代著名医家的学术观点；熟悉各基地的推拿适宜技术以及相关学科的国内外新进展和新技术，推拿科的研究方法与途径。

（二）参考书籍

推荐研读中医经典著作《医宗金鉴》第二十二卷《按脉》、第三十六卷《按脊》、第五十卷《按摩》等篇章，《针灸甲乙经》中《甲经·推引》《甲经·按颇》《乙经·推按》《乙经·推拿》等篇章，《厘正按摩要术》等著作中的推拿相关章节。

了解、熟悉、掌握以下经典条文，随着学习领悟的深入可以熟练解读并运用到临床中。

经典条文：

1. 寒气客于背俞之脉则脉泣，脉泣则血虚，血虚则痛。其俞注于心，故相引而痛。按之则热气至，热气至则痛止矣。

——《素问·举痛论》

2. 中央者其地平以湿，天地之所以生万物之众，其民食杂而不劳，故其病多痿厥寒热，其治宜导引按蹻，故导引按蹻者，亦从中央出也。

——《素问·异法方宜论》

病案：

凡小儿未能语者，忽大哭不止，多是腹痛。须令人抱小儿置膝上，医者对面将两手于胸腹着力久揉，如搓揉衣服状。又将两手摩神阙，左右旋转数百次，每转三十六，愈多愈效。（《厘正按摩要术》）

（三）中医诊疗技术

1. 掌握基本的中医诊断技巧，如望、闻、问、切四诊技能；熟悉专科常用中药的性味归经、主治及其他（煎煮方法、毒性等）；熟悉小儿指纹的观察及其意义，能够熟练背诵"十问歌"。

2. 熟悉八纲辨证、六经辨证、脏腑辨证、气血津液辨证、三焦辨证等辨证方法在中医推拿科疾病诊治上的应用。

3. 熟练书写完整的推拿科住院病历和推拿科专科门诊病历，正确使用推拿科中医术语，恰当分析中医病因病机，同时能够恰当给予相应的辨证分析及组方用药，中医治疗方案予以合理的分析解释。

4. 熟练掌握推拿科常用的腧穴名称、功效、取穴方法，以及相关经络走行和辨证治疗意义。

5. 熟悉灸法、火罐、针刺、电针、埋针、耳针、中药熏洗、穴位贴敷、康复等常用理疗方法及操作注意事项，可能出现的并发症及处理方法。

（四）西医诊疗技术

1. 体格检查：熟练掌握推拿科疾病的常规体格检查，以及运动系统、神经系统专科体检方法，并做出准确描述。

2. 化验检查：根据诊断及鉴别诊断需要，恰当地选择检查项目，正确填写化验单；熟练掌握血常规、肝肾功、电解质、血脂、血糖、心肌酶谱、凝血功能、乙肝两对半、肿瘤标志物、甲状腺功能等；熟悉动态心电图、动态血压、葡萄糖耐量试验等检查。

3. 影像学检查：了解基本读片方法，熟悉颈椎、胸椎、腰椎、骨盆及胸部 DR 片解读，以及推拿科典型疾病影像表现。

4. 熟悉 Glasgow 昏迷量表评分（GLS）、神经功能缺损评分（NIHSS）、"中风 120"标准。

（五）危重病员的识别及紧急处理能力

了解并能识别急危重症，掌握心肺复苏操作流程，掌握"中风 120"绿色通道流程。

（六）常用方剂

熟悉：补阳还五汤、地黄饮子、天麻钩藤饮、大秦艽汤、黄芪桂枝五物汤、麻黄附子细辛汤、牵正散、葛根汤、桂枝汤、独活寄生汤、柴胡疏肝散、六味地黄丸、金匮肾气丸、归脾汤、身痛逐瘀汤等常用方剂的辨证使用。

（七）规培第一年

1. 实践要求

【基本能力】

（1）能够与患者、医护人员进行有效的基本沟通及配合，能够简单规范地处理患者的基本诉求。例如：能够配合带教老师完成门诊及住院患者的基本接待工作、病历书写，配合带教老师完成临床基本实践操作，配合带教老师完整地完成值班工作。

（2）了解医疗十八项核心制度及岗位职责。

（3）具备良好的医疗心理素养及正确的职业价值观，例如：吃苦耐劳的精神，不收受红包，从患者的利益出发，关心关爱患者。

（4）有危机防控意识，了解危急事件的基本处理流程，能够配合带教老师完成危机防控及处理工作。

【专业能力】

中医诊疗能力：

（1）熟悉基本的中医诊断技巧，如望、闻、问、切四诊技能。了解专科常用中药的性味归经、主治及其他（煎煮方法、毒性等）。

（2）熟悉八纲辨证、六经辨证、脏腑辨证、气血津液辨证、三焦辨证等辨证方法。

（3）能够书写完整的中医住院病历和推拿科专科门诊病历，正确使用中医术语，可以分析中医病因病机，对疾病进行辨证分析及组方用药。

（4）熟悉推拿科常用的腧穴名称、功效、取穴方法，以及相关经络走行和辨证治疗意义。

（5）熟悉灸法、火罐、针刺、电针、埋针、耳针、中药熏洗、穴位贴敷、康复等常用理疗方法及操作注意事项，可能出现的并发症及处理方法。

西医诊疗能力：

（1）可以完成推拿科疾病的常规体格检查，以及运动系统、神经系统专科体检方法，并做出准确描述。

（2）正确填写检验单；熟悉血常规、肝肾功、电解质、血脂、血糖、心肌酶谱、凝血功能、乙肝两对半、肿瘤标志物、甲状腺功能、动态心电图、动态血压、葡萄糖耐量试验等检查及临床意义。

（3）了解基本读片方法，熟悉颈椎、胸椎、腰椎、骨盆及胸部 DR 片解读，以及推拿科典型疾病影像表现。

（4）了解 Glasgow 昏迷量表评分（GLS）、神经功能缺损评分（NIHSS）临床意义及标准，了解"中风120"标准。

（5）熟悉心肺复苏操作。

2. 教学活动

（1）小讲课：每周一次，每次不低于40分钟；内容主要为专科病种的中医病因病机、类证鉴别、辨证论治、发病机制、临床表现、理化检查、诊断与鉴别诊断、治疗方法等。

（2）教学查房：每两周一次；内容主要为专科特色病例。

（3）疑难病例讨论：每月一次；内容为临床专科遇到的疑难病例。

（4）门诊教学：每周一次，每次不低于30分钟；内容主要为专科病种的中医经典等。

（5）义诊：建议每季度一次，每次不低于2小时；内容主要为本专科常见病、多发病，尤其是优势病种等。

3. 跟师学习

培养侧重点：师生间的磨合、跟师抄方以及中医经典的学习。

首先，由于一年级的规培医师临床经验相对较少，且跟师学习时间短，对带教老师以及推拿科的常见病、多发病的了解相对不足，需一定的时间进行师生间的磨合，即了解带教老师门诊的病种情况、中医思维以及日常门诊习惯等；同时，带教老师也对规培医师的中医理论进行评估。

其次是跟师抄方，通过抄方直接观察带教老师的临证思路与用药规律，掌握其临床经验与学术特点。

最后是关于推拿科中医经典的学习（具体见参考书籍）。

跟师完成任务：

（1）每周一篇跟师笔记；

（2）每月一篇经典病案整理；

（3）每两周一次中医经典学习分享（一年级规培医师分享，带教老师指导）；

（4）参与每两周一次的病案讨论；

（5）出科前完成一篇个人小结及跟师心得。

4. 临床综合能力

临床综合能力主要体现在岗位胜任能力，包括：①临床思维能力（具体见规培一年级实践、教学、跟师等综合要求）；②医患沟通能力（具体见规培一年级实践、教学、跟师等综合要求）；③本专业政策法规运用能力（具体见规培一年级实践要求）；④科研教学能力（一年级规培生能够独立完成文献查阅）；⑤协助带教老师对本科室轮转实习生进行管理。

5. 出科考核

（1）理论考核：从科室题库中抽取考题，中医题目占比50%，西医题目占比50%。

（2）技能考核：临床基本技能操作（详见规培一年级中医、西医诊疗能力范畴）。

（八）规培第二年

1. 实践要求

【基本能力】

（1）能够与患者、医护人员进行完整有效的沟通，能够熟练处理患者的基本诉求，并进行基本病情分析及疾病健康教育。例如：能够独立完成门诊及住院患者的基本接待工作、病历书写，独立完成临床基本实践操作，主动配合带教老师完整地完成值班工作。

（2）熟悉医疗十八项核心制度及岗位职责。

（3）具备良好的医疗心理素养及正确的职业价值观，例如：吃苦耐劳的精神，不收受红包，主动关心关爱患者。

（4）有危机防控意识，学习辨别急危重症，熟悉危急情况的处理流程，能够主动配合带教老师完成危机防控及处理工作。

【专业能力】

中医诊疗能力：

（1）掌握基本的中医诊断技巧，如望、闻、问、切四诊技能。熟悉专科常用中药的性味归经、主治及其他（煎煮方法、毒性等）。

（2）熟悉八纲辨证、六经辨证、脏腑辨证、气血津液辨证、三焦辨证等辨证方法在中医推拿科疾病诊治上的应用。

（3）熟练书写完整的中医住院病历和推拿科专科门诊病历，熟练使用中医术语，恰当分析中医病因病机，对疾病进行辨证分析及组方用药，并对治疗方案予以合理的分析解释。

（4）掌握推拿科常用的腧穴名称、功效、取穴方法，以及相关经络走行和辨证治疗意义。

（5）掌握灸法、火罐、针刺、电针、埋针、耳针、中药熏洗、穴位贴敷、康复等常用理疗方法的临床治疗意义及并发症处理方法。

西医诊疗能力：

（1）熟练完成推拿科疾病的常规体格检查，熟悉运动系统、神经系统专科体检方法，并做出准确描述。

（2）根据患者病情熟练填写检验申请单；掌握血常规、肝肾功、电解质、血脂、血糖、心肌酶谱、凝血功能、乙肝两对半、肿瘤标志物、甲状腺功能、动态心电图、动态血压、葡萄糖耐量试验等检查结果判读及临床意义；熟悉脑电图、神经肌电图、脑血管超声检查结果判读及临床意义。

（3）掌握颈椎、胸椎、腰椎、骨盆及胸部 DR 片解读，以及推拿科典型疾病影像表现。

（4）熟悉 Glasgow 昏迷量表评分（GLS）、神经功能缺损评分（NIHSS）临床意义及标准，熟悉"中风 120"标准 。

（5）掌握心肺复苏操作。

2. 教学活动

（1）小讲课：每周一次，每次不低于 50 分钟；内容主要为专科病种的中医病因病机、类证鉴别、辨证论治、发病机制、临床表现、理化检查、诊断与鉴别诊断、治疗方法、急危重症抢救等。

（2）教学查房：每两周一次；内容主要为专科特色病例。

（3）疑难病例讨论：每月一次；内容为临床专科遇到的疑难病例。

（4）门诊教学：每周一次，每次不低于 40 分钟；内容主要为专科病种的中医经典等。

（5）义诊：建议每季度一次，每次不低于 2 小时；内容主要为本专科常见病、多发病，尤其是优势病种等。

3. 跟师学习

培养侧重点：接诊能力以及中医辨证思维能力。

首先，由于二年级的规培医师已经有一定的临床实践经验及知识储备，可以重点培养其针对带教老师门诊的初诊患者进行诊疗。由规培医师首先对患者进行问诊、书写门诊病历并初步制定理法方药，然后交由带教老师指导。

其次是跟师抄方，通过抄方直接观察带教老师的临证思路与用药规律，掌握其临床经验与学术特点。

最后是关于推拿科中医经典的学习（具体见参考书籍）。

跟师完成任务：

（1）每周一篇跟师笔记；

（2）每月一篇经典病案整理；

（3）主持每两周一次的中医经典学习；

（4）每两周一次病案讨论（二年级规培医师提出，带教老师指导）；

（5）出科前完成一篇个人小结及跟师心得。

4. 临床综合能力

临床综合能力主要体现在岗位胜任能力，包括：①临床思维能力（具体见规培二年级实践、教学、跟师等综合要求）；②医患沟通能力（具体见规培二年级实践、教学、跟师等综合要求）；③本专业政策法规运用能力（具体见规培二年级实践要求）；④科研教学能力（参与本科室课题申报和医学论文撰写工作）；⑤协助带教老师管理规培学员（一年级）和医学生临床带教工作。

5. 出科考核

（1）理论考核：从科室题库中抽取考题，中医题目占比80%，西医题目占比20%。

（2）技能考核：临床基本技能操作（详见规培二年级中医、西医诊疗能力范畴）。

（九）规培第三年

1. 实践要求

【基本能力】

（1）熟练地与患者、医护人员进行积极有效的沟通，独立完成专业性问题解答、病情分析及疾病健康教育。例如：独立完成门诊及住院患者的接待工作，独立准确完成病历书写及临床操作，独立值班。

（2）掌握医疗十八项核心制度及岗位职责。

（3）具备良好的医疗心理素质及正确的职业价值观，例如：吃苦耐劳的精神，不收受红包，真心关心关爱患者。

（4）独立辨别并处理危急事件，可以完成危机防控及处理工作。

【专业能力】

中医诊疗能力：

（1）形成独立的中医思维：根据患者病情，能够独立准确地对疾病进行辨证分析、诊断，并制订准确的治疗方案、组方用药，对治疗方案及病情予以合理且专业的分析解答及疾病宣教。

（2）独立完成中医住院病历和推拿科专科门诊病历。

（3）根据疾病特点选择正确的腧穴及其他有效的中医理疗方案，独立完成操作并有效降低风险发生概率，能够积极主动地调整治疗方案，提高治疗有效率。

西医诊疗能力：

（1）独立完成全身及神经专科查体。

（2）根据患者病情制订检查方案，并根据临床结果对病情进行合理解释，辅助临床诊断。

（3）根据病情完成 Glasgow 昏迷量表评分（GLS）、神经功能缺损评分（NIHSS），并指导临床诊断及治疗；掌握"中风 120"标准。

（4）独立完成心肺复苏操作。

2. 教学活动

（1）小讲课：每周一次，每次不低于 60 分钟；内容主要为专科病种及学员本专业的最新研究进展等。

（2）教学查房：每两周一次；内容主要为学员本专业方向结合临床专科病例。

（3）疑难病例讨论：每月一次；内容为学员本专业疑难病例。

（4）门诊教学：每周一次，每次不低于 50 分钟；内容主要为学员本专业中医经典。

（5）义诊：建议每季度一次，每次不低于 2 小时；内容主要为学员本专业常见病、多发病，尤其是优势病种等。

3. 跟师学习

培养侧重点：加强独立接诊能力，培养创新能力以及论文撰写能力。

首先，由于此阶段的规培医师为定科医师，需掌握本科室的常见病、多发病的独立诊治流程，提升独立中医诊疗思维能力。

其次，整理总结带教老师的学术经验等，同时结合自己临床经验，选取一个疾病方向进行中医药创新研究，并进行论文撰写。

最后，始终坚持推拿科中医经典的学习（具体见参考书籍），并运用于实践及创新研究等。

跟师完成任务：

（1）每周一篇跟师笔记；

（2）每月一篇经典病案整理；

（3）主持每两周一次的中医经典学习；

（4）主持每两周一次的病案讨论；

（5）出科前完成一篇个人小结及跟师心得。

4. 临床综合能力

临床综合能力主要体现在岗位胜任能力，包括：①临床思维能力（具体见规培三年级实践、教学、跟师等综合要求）；②医患沟通能力（具体见规培三年级实践、教学、跟师等综合要求）；③本专业政策法规运用能力（具体见规培三年级实践要求）；④科研教学能力（参与本科室课题申报和医学论文撰写工作）；⑤协助带教老师管理规培学员和医学生临床带教工作。

5. 出科考核

（1）理论考核：从科室题库中抽取考题，中医题目占比100%，其中中医经典至少占比40%。

（2）技能考核：主要形式为临床模拟，内容以临床常见病患者的接诊、处置流程，以及突发情况的处理等综合能力考核为重点。

康复科

（一）科室病种

【常见病种】

中医病证

掌握：腰腿痛、骨折

熟悉：中风、痹证

拓展：震颤麻痹、痿证

西医病种

掌握：脑卒中、骨折术后

熟悉：颅脑外伤、腰椎间盘突出症、颈椎病

了解：构音障碍、周围神经损伤、脊髓损伤、帕金森病

拓展：脊髓损伤并发症及后遗症、脑血管病并发症及后遗症、颅脑外伤并发症及后遗症

【学习要求】

1. 专科学习要求

（1）掌握：康复医学的基本理论、康复治疗学基本知识和基本技能；本专科常见病、多发病：脑血管病、颅脑外伤、腰椎间盘突出症、颈椎病、骨折后遗症、脊髓损

伤、周围神经损伤等疾病的临床特点、诊断与鉴别诊断、康复评定要点以及康复治疗原则。

（2）熟悉：常用物理治疗、作业治疗、语言治疗的特点、适应证和使用注意事项；熟悉本专业病历的特点，能完整地收集病史，做好功能检查和测评，书写病历。

（3）了解：假肢和矫形器装配的特点、适应证和使用注意事项。

2. 学科源流学习要求

熟悉中医康复科发展的学术渊源和流派、重要医家的学术观点，以及相关学科的国内外新进展和新技术、研究方法与途径。

（二）参考书籍

推荐康复医学基础书目：《康复评定学》《物理治疗学》《作业治疗学》《物理医学与康复医学理论与实践 》等康复专业专科书籍。

了解、熟悉、掌握以下经典条文，随着学习领悟的深入可以熟练解读并运用到临床中。

经典条文：

1. 痿痹之证，今人多为一病，以其相类也。然痿病两足痿软不痛，痹病通身肢节疼痛。但观古人治痿，皆不用风药，则可知痿多虚，痹多实，而所因有别也。

——《医宗金鉴·杂病心法要诀·痿痹辨似》

2. 唯补肾为先，而后随邪之所见者以施治，标急则治标，本急则治本，初痛宜疏邪滞，理经隧，久痛宜补真元，养血气。

——《证治汇补·腰痛》

3. 夫风之为病，当半身不遂，或但臂不遂者，此为痹。脉微而数，中风使然。

——《金匮要略·中风历节病证并治第五》

医案：

中风之证，有偏寒者，有偏热者，有不觉寒热者。拙拟此方治中风之无甚寒热者也。若偏热者，宜《金匮》风引汤加减（干姜、桂枝宜减半）。若偏寒者，愚别有经验治法。曾治一媪，年五十许，于仲冬忽然中风昏倒，呼之不应，其胸中似有痰涎壅滞，大碍呼吸。诊其脉，微细欲无，且迟缓，知其素有寒饮，陡然风寒袭入，与寒饮凝结为恙也。急用胡椒三钱捣碎，煎两三沸，取浓汁多半茶杯灌之，呼吸顿觉顺利。继用干姜六钱，桂枝尖、当归各三钱，连服三剂，可作呻吟，肢体渐能运动，而左手足仍不能动。又将干姜减半，加生黄芪五钱，乳香、没药各三钱，连服十余剂，言语行动遂复其常。若其人元气不虚，而偶为邪风所中，可去人参，加蜈蚣一条、全蝎一钱。若其证甚实，而闭塞太甚者，或二便不通，或脉象郁涩，可加生大黄数钱，内通外散，仿防风通圣散之意可也。（《医学衷中参西录·治内外中风方·搜风汤》）

（三）中医诊疗技术

1. 掌握基本的中医诊断技巧，如望、闻、问、切四诊技能。熟悉专科常用中药的性味归经、主治及其他（煎煮方法、毒性等）。

2. 熟悉八纲辨证、六经辨证、脏腑辨证、气血津液辨证、三焦辨证等辨证方法在中医康复科疾病诊治上的应用。

3. 熟练书写完整的中医住院病历和康复科专科门诊病历，正确使用中医术语，恰当分析中医病因病机，同时能够恰当给予相应的辨证分析及组方用药，并对中医治疗方案予以合理的分析解释。

4. 熟练掌握康复科常用的腧穴名称、功效、取穴方法，以及相关经络走行和辨证治疗意义。

5. 熟悉灸法、火罐、针刺、电针、埋针、耳针、中药熏洗、穴位贴敷、康复等常用理疗方法及操作注意事项，可能出现的并发症及处理方法。

（四）西医诊疗技术

1. 体格检查：了解、熟悉并能够做到规范掌握全身体格检查；规范掌握康复专科查体要求。

2. 化验检查：根据诊断及鉴别诊断需要，恰当地选择检查项目，正确填写化验单；熟练掌握血常规、肝肾功、电解质、血脂、血糖、心肌酶谱、凝血功能、乙肝两对半、肿瘤标志物、甲状腺功能等；熟悉动态心电图、动态血压、葡萄糖耐量试验等检查。

3. 影像学检查：了解基本读片方法，熟悉胸片、胸部 CT、头颅 CT 及 MRI。

（五）危重病员的识别及紧急处理能力

熟练掌握心肺复苏操作，以及除颤仪、简易呼吸器的使用，熟练应对康复科常见治疗意外的识别和处置。

（六）常用方剂

掌握：十全大补汤、金匮肾气丸、补阳还五汤、血府逐瘀汤、黄芪桂枝五物汤、温胆汤、小柴胡汤、半夏白术天麻汤等常用方剂和天麻钩藤颗粒、人参再造丸、中风回春片、大活络丸、小活络丸、祖师麻片、独活寄生合剂、桂附风湿膏、颈复康颗粒、骨疏康颗粒等中成药的使用方法。

（七）规培第一年

1. 实践要求

【基本能力】

（1）能够与患者、医护人员进行有效的基本沟通及配合，能够简单规范地处理患者的基本诉求。例如：能够配合带教老师完成门诊及住院患者的基本接待工作、病历书写，配合带教老师完成临床基本实践操作，配合带教老师完整地完成值班工作。

（2）了解医疗十八项核心制度及岗位职责。

（3）具备良好的医疗心理素养及正确的职业价值观，例如：吃苦耐劳的精神，不收受红包，从患者的利益出发，关心关爱患者。

（4）有危机防控意识，了解危急事件的基本处理流程，能够配合带教老师完成危机防控及处理工作。

【专业能力】

中医诊疗能力：

（1）熟悉基本的中医诊断技巧，如望、闻、问、切四诊技能。了解专科常用中药的性味归经、主治及其他（煎煮方法、毒性等）。

（2）熟悉八纲辨证、六经辨证、脏腑辨证、气血津液辨证、三焦辨证等辨证方法。

（3）能够书写完整的中医住院病历和康复科专科门诊病历，正确使用中医术语，可以分析中医病因病机，对疾病进行辨证分析及组方用药。

（4）熟悉康复科常用的腧穴名称、功效、取穴方法，以及相关经络走行和辨证治疗意义。

（5）熟悉灸法、火罐、针刺、电针、埋针、耳针、中药熏洗、穴位贴敷、康复等常用理疗方法及操作注意事项，以及可能出现的并发症及处理方法。

西医诊疗能力：

（1）可以完成全身体格检查；了解康复专科查体。

（2）正确填写检验单；熟悉血常规、肝肾功、电解质、血脂、血糖、心肌酶谱、凝血功能、乙肝两对半、肿瘤标志物、甲状腺功能、动态心电图、动态血压、葡萄糖耐量试验等检查及临床意义。

（3）了解基本读片方法；熟悉胸片、胸部 CT、头颅 CT 及 MRI。

（4）熟悉心肺复苏操作流程。

2. 教学活动

（1）小讲课：每周一次，每次不低于 40 分钟；内容主要为专科病种的中医病因病

机、类证鉴别、辨证论治、发病机制、临床表现、理化检查、诊断与鉴别诊断、治疗方法等。

（2）教学查房：每两周一次；内容主要为专科特色病例。

（3）疑难病例讨论：每月一次；内容为临床专科遇到的疑难病例。

（4）门诊教学：每周一次，每次不低于 30 分钟；内容主要为专科病种的中医经典等。

（5）义诊：建议每季度一次，每次不低于 2 小时；内容主要为本专科常见病、多发病，尤其是优势病种等。

3. 跟师学习

培养侧重点：师生间的磨合、跟师抄方以及中医经典的学习。

首先，由于一年级的规培医师临床经验相对较少，且跟师学习时间短，对带教老师以及康复科的常见病、多发病的了解相对不足，需一定的时间进行师生间的磨合，即了解带教老师门诊的病种情况、中医思维以及日常门诊习惯等；同时，带教老师也对规培医师的中医理论进行评估。

其次是跟师抄方，通过抄方直接观察带教老师的临证思路与用药规律，掌握其临床经验与学术特点。

最后是关于康复科中医经典的学习（具体见参考书籍）。

跟师完成任务：

（1）每周一篇跟师笔记；

（2）每月一篇经典病案整理；

（3）每两周一次中医经典学习分享（一年级规培医师分享，带教老师指导）；

（4）参与每两周一次的病案讨论；

（5）出科前完成一篇个人小结及跟师心得。

4. 临床综合能力

临床综合能力主要体现在岗位胜任能力，包括：①临床思维能力（具体见规培一年级实践、教学、跟师等综合要求）；②医患沟通能力（具体见规培一年级实践、教学、跟师等综合要求）；③本专业政策法规运用能力（具体见规培一年级实践要求）；④科研教学能力（一年级规培生能够独立完成文献查阅）；⑤协助带教老师对本科室轮转实习生进行管理。

5. 出科考核

（1）理论考核：从科室题库中抽取考题，中医题目占比 50%，西医题目占比 50%。

（2）技能考核：临床基本技能操作（详见规培一年级中医、西医诊疗能力范畴）。

（八）规培第二年

1. 实践要求

【基本能力】

（1）能够与患者、医护人员进行完整有效的沟通，能够熟练处理患者的基本诉求，并进行基本病情分析及疾病健康教育。例如：能够独立完成门诊及住院患者的基本接待工作、病历书写，独立完成临床基本实践操作，主动配合带教老师完整地完成值班工作。

（2）熟悉医疗十八项核心制度及岗位职责。

（3）具备良好的医疗心理素养及正确的职业价值观，例如：吃苦耐劳的精神，不收受红包，主动关心关爱患者。

（4）有危机防控意识，学习辨别急危重症，熟悉危急情况的处理流程，能够主动配合带教老师完成危机防控及处理工作。

【专业能力】

中医诊疗能力：

（1）掌握基本的中医诊断技巧，如望、闻、问、切四诊技能。熟悉专科常用中药的性味归经、主治及其他（煎煮方法、毒性等）。

（2）熟悉八纲辨证、六经辨证、脏腑辨证、气血津液辨证、三焦辨证等辨证方法在中医康复科疾病诊治上的应用。

（3）熟练书写完整的中医住院病历和康复科专科门诊病历，熟练使用中医术语，恰当分析中医病因病机，对疾病进行辨证分析及组方用药，并对治疗方案予以合理的分析解释。

（4）掌握康复科常用的腧穴名称、功效、取穴方法，以及相关经络走行和辨证治疗意义。

（5）掌握灸法、火罐、针刺、电针、埋针、耳针、中药熏洗、穴位贴敷、康复等常用理疗方法的临床治疗意义及并发症处理方法。

西医诊疗能力：

（1）熟练完成全身体格检查，熟悉康复专科查体。

（2）根据患者病情熟练填写检验申请单；掌握血常规、肝肾功、电解质、血脂、血糖、心肌酶谱、凝血功能、乙肝两对半、肿瘤标志物、甲状腺功能、动态心电图、动态血压、葡萄糖耐量试验等检查结果判读及临床意义。

（3）掌握胸片、胸部 CT、头颅 CT 及 MRI 适应证及结果判读。

（4）掌握心肺复苏操作。

2. 教学活动

（1）小讲课：每周一次，每次不低于 50 分钟；内容主要为专科病种的中医病因病机、类证鉴别、辨证论治、发病机制、临床表现、理化检查、诊断与鉴别诊断、治疗方法、急危重症抢救等。

（2）教学查房：每两周一次；内容主要为专科特色病例。

（3）疑难病例讨论：每月一次；内容为临床专科遇到的疑难病例。

（4）门诊教学：每周一次，每次不低于 40 分钟；内容主要为专科病种的中医经典等。

（5）义诊：建议每季度一次，每次不低于 2 小时；内容主要为本专科常见病、多发病，尤其是优势病种等。

3. 跟师学习

培养侧重点：接诊能力以及中医辨证思维能力。

首先，由于二年级的规培医师已经有一定的临床实践经验及知识储备，可以重点培养其针对带教老师门诊的初诊患者进行诊疗。由规培医师首先对患者进行问诊、书写门诊病历并初步制定理法方药，然后交由带教老师指导。

其次是跟师抄方，通过抄方直接观察带教老师的临证思路与用药规律，掌握其临床经验与学术特点。

最后是关于康复科中医经典的学习（具体见参考书籍）。

跟师完成任务：

（1）每周一篇跟师笔记；

（2）每月一篇经典病案整理；

（3）主持每两周一次的中医经典学习；

（4）每两周一次病案讨论（二年级规培医师提出，带教老师指导）；

（5）出科前完成一篇个人小结及跟师心得。

4. 临床综合能力

临床综合能力主要体现在岗位胜任能力，包括：①临床思维能力（具体见规培二年级实践、教学、跟师等综合要求）；②医患沟通能力（具体见规培二年级实践、教学、跟师等综合要求）；③本专业政策法规运用能力（具体见规培二年级实践要求）；④科研教学能力（参与本科室课题申报和医学论文撰写工作）；⑤协助带教老师管理规培学员（一年级）和医学生临床带教工作。

5. 出科考核

（1）理论考核：从科室题库中抽取考题，中医题目占比80%，西医题目占比20%。

（2）技能考核：临床基本技能操作（详见规培二年级中医、西医诊疗能力范畴）。

（九）规培第三年

1. 实践要求

【基本能力】

（1）熟练地与患者、医护人员进行积极有效的沟通，独立完成专业性问题解答、病情分析及疾病健康教育。例如：独立完成门诊及住院患者的接待工作，独立准确完成病历书写及临床操作，独立值班。

（2）掌握医疗十八项核心制度及岗位职责。

（3）具备良好的医疗心理素养及正确的职业价值观，例如：吃苦耐劳的精神，不收受红包，真心关心关爱患者。

（4）独立辨别并处理危急事件，可以完成危机防控及处理工作。

【专业能力】

中医诊疗能力：

（1）形成独立的中医思维：根据患者病情，能够独立准确地对疾病进行辨证分析、诊断，并制订准确的治疗方案、组方用药，对治疗方案及病情予以合理且专业的分析解答及疾病宣教。

（2）独立完成中医住院病历和康复科专科门诊病历。

（3）根据疾病特点选择正确的腧穴及其他有效的中医理疗方案，独立完成操作并有效降低风险发生概率，能够积极主动地调整治疗方案，提高治疗有效率。

西医诊疗能力：

（1）独立完成全身及康复专科查体。

（2）根据患者病情制订检查方案，并根据临床结果对病情进行合理的解释，辅助临床诊断。

（3）独立完成心肺复苏操作。

2. 教学活动

（1）小讲课：每周一次，每次不低于60分钟；内容主要为专科病种及学员本专业的最新研究进展等。

（2）教学查房：每两周一次；内容主要为学员本专业方向结合临床专科病例。

（3）疑难病例讨论：每月一次；内容为学员本专业疑难病例。

（4）门诊教学：每周一次，每次不低于 50 分钟；内容主要为学员本专业中医经典。

（5）义诊：建议每季度一次，每次不低于 2 小时；内容主要为学员本专业常见病、多发病，尤其是优势病种等。

3. 跟师学习

培养侧重点：加强独立接诊能力，培养创新能力以及论文撰写能力。

首先，由于此阶段的规培医师为定科医师，需掌握本科室的常见病、多发病的独立诊治流程，提升独立中医诊疗思维能力。

其次，整理总结带教老师的学术经验等，同时结合自己临床经验，选取一个疾病方向进行中医药创新研究，并进行论文撰写。

最后，始终坚持康复科中医经典的学习（具体见参考书籍），并运用于实践及创新研究等。

跟师完成任务：

（1）每周一篇跟师笔记；

（2）每月一篇经典病案整理；

（3）主持每两周一次的中医经典学习；

（4）主持每两周一次的病案讨论；

（5）出科前完成一篇个人小结及跟师心得。

4. 临床综合能力

临床综合能力主要体现在岗位胜任能力，包括：①临床思维能力（具体见规培三年级实践、教学、跟师等综合要求）；②医患沟通能力（具体见规培三年级实践、教学、跟师等综合要求）；③本专业政策法规运用能力（具体见规培三年级实践要求）；④科研教学能力（参与本科室课题申报和医学论文撰写工作）；⑤协助带教老师管理规培学员和医学生临床带教工作。

5. 出科考核

（1）理论考核：从科室题库中抽取考题，中医题目占比 100%，其中中医经典至少占比 40%。

（2）技能考核：主要形式为临床模拟，内容以临床常见病患者的接诊、处置流程，以及突发情况的处理等综合能力考核为重点。

外 科

（一）科室病种

【常见病种】

中医病证

掌握：肠痈、胁痛、狐疝

熟悉：石淋、中风、瘿瘤、肠结、胸痹

拓展：疖（含暑疖、疖病）、疔疮（含颜面疔疮、手足疔疮、红丝疔）、痈（颈痈、腑痈、脐痈）、丹毒、发（含锁喉痈、臀痈、手足发背）、发颐、流注、附骨疽、环跳疽、走黄与内陷、瘰疬、流痰、乳痈、乳癖、乳疬、乳漏、脂瘤、子痈、子痰、囊痈、水疝、水火烫伤、冻疮、毒蛇咬伤、臁疮、褥疮、脱疽、肠痈、痔疮、肛瘘等

西医病种

掌握：阑尾炎、胆囊结石、胆囊炎、胆管炎、胆管结石、腹股沟疝

熟悉：各种原因创伤、烫伤，肾、输尿管、膀胱结石，泌尿系统感染，创伤性颅内出血，高血压脑出血，各种体表包块及甲状腺、乳腺结节、炎症，消化道穿孔、梗阻、腹内疝、切口疝、胰腺炎及胃肠肿瘤，（血）气胸、肺大疱、肺结节，食管、纵隔肿瘤

了解：毒蛇咬伤、血栓性静脉炎、血栓性脉管炎

拓展：直肠癌的早期诊断；丹毒、红丝疔砭镰疗法，箍围疗法，药线疗法，缠缚疗法；中医外用药制剂的配伍及配制；常见急性病证（呼吸困难、心悸、晕厥、昏迷、休克、出血、咯血、呕血、血尿、各种中毒、心搏骤停等）的应急处理方法；心电图、动态心电图、B超、超声心动图、X线、CT等报告的临床意义

【学习要求】

1. 专科学习要求

（1）熟悉外科常见中医病证的病因病机、临床特点、诊断与鉴别诊断以及治疗原则。

（2）熟悉外科常见西医病种的病因、发病机制、临床特点、理化检查、诊断与鉴别诊断、西医诊疗方案。

（3）掌握外科优势中医病证的病因病机、临床特点、诊断与鉴别诊断以及治疗原则。

（4）掌握外科优势西医病种的病因、发病机制、临床特点、理化检查、诊断与鉴别诊断、西医诊疗方案。

2. 学科源流学习要求

熟悉中医外科发展的学术渊源和流派、重要医家的学术观点，以及相关学科的国内外新进展和新技术，研究方法与途径。

（二）参考书籍

推荐中医传统四大经典《神农本草经》《黄帝内经》《难经》《伤寒杂病论》作为基础读物进行阅读。推荐阅读《医宗金鉴·外科心法要诀》《外证医案汇编》《外科正宗》《疡科心得集》《外科全生集》中的相关论述。

了解、熟悉、掌握以下经典条文，随着学习领悟的深入可以熟练运用到临床中。

【肠痈】

经典条文：

1. 肠痈为病，小腹重而强，按之则痛，便数似淋，时时汗出复恶寒，身皮甲错，腹皮急如肿状。其脉数者，小有脓也。

——《千金要方》

2. 肠痈大肠有热，积死血流注……小腹疼痛者，小便不利，脓壅滞也。

——《丹溪心法》

3. 肠痈者，由寒温不适，喜怒无度，使邪气与荣卫相干，在于肠内，遇热加之，血气蕴积，结聚成痈，热积不散，血肉腐坏，化而为脓。

——《刘涓子鬼遗方》

医案：

肠痈之症，此方最妙，但亦治初起之病也。久则内必出毒，更当另用奇方，以助其溃脓。方用生甘草三钱，金银花二两，地榆一两，当归二两，牛膝一两，乳香三钱，没药三钱。水先煎甘草五味，取一碗，调乳香、没药末三钱饮之；渣水再煎一碗，又调乳香、没药末三钱饮之。大约早服头煎晚服二煎，二剂必全好矣。（眉批：清肠消毒丹）。此天师传予而未传子也，意者留以待予耶，不然，何各以尽言，独此方尚未传完耶。岐天师曰：是留之以待华君传子也。（《古今医统大全·外科》）

【狐疝】

经典条文：

1. 虚则流体，啥则流体，是故疝瘕积聚而生。

——《黄帝内经·素问·五常政大论》

2. 男子色在于面王，为小腹痛，下为卵痛，其圜直为茎痛，高为本，下为首，狐疝，癀阴之属也。

——《灵枢·五色篇》

3. 阴狐疝气者，偏有大小，时时上下，蜘蛛散主之。

——《金匮要略·跌蹶手指臂肿转筋阴狐疝蛔虫病脉证第十九》

【胁痛】

经典条文：

1. 肝热病者，小便先黄，腹痛多卧身热，热争，则狂言及惊，胁满痛，手足躁，不得安卧。

——《黄帝内经·素问·刺热篇》

2. 肝着，其人常欲蹈其胸上，先未苦时，但欲饮热，旋覆花汤主之。

——《金匮要略·五脏风寒积聚病脉证并治》

3. 邪在肝，则两胁中痛。

——《灵枢·五邪》

医案：

许叔微云：沈存中良方，顷在建阳。医者王琪言：诸气惟膀胱胁下痛最难治，惟神祐丸能治之。熙宁中，予病项骨痛，诸医皆作风治之，数月不瘥，乃流入于背膂，又两臂牵痛甚苦。忆琪语有证，乃和服之，一服而瘥。再发，又一服立效。方用木香、胡椒各二钱五分，巴豆十枚去皮心膜研，干蝎七枚。上四味共为末，汤浸，蒸饼为丸如麻子大，用朱砂为衣。每服五丸，视诸经痛，用引送下。心膈痛，柿蒂灯心汤下；腹痛，柿蒂煨姜汤下；血痛，炒姜醋汤下；肾气胁下痛，茴香酒下；大便不通，蜜汤调槟榔末一钱下；气噎，木香汤下；宿食不消，茶酒任下。（《古今医统大全》）

（三）中医诊疗技术

1. 掌握基本的中医诊断技巧，如望、闻、问、切四诊技能。熟悉专科常用中药的性味归经、主治及其他（煎煮方法、毒性等）。

2. 熟悉八纲辨证、六经辨证、脏腑辨证、气血津液辨证、三焦辨证等辨证方法在中医外科疾病诊治上的应用。

3. 熟练书写完整的中医住院病历和外科专科门诊病历，正确使用中医术语，恰当分析中医病因病机，同时能够恰当给予相应的辨证分析及组方用药，并对中医治疗方案予以合理的分析解释。

4. 熟练掌握外科常用的腧穴名称、功效、取穴方法，以及相关经络走行和辨证治疗意义。

5. 熟悉灸法、火罐、针刺、电针、埋针、耳针、中药熏洗、穴位贴敷、康复等常用理疗方法及操作注意事项，以及可能出现的并发症及处理方法。

（四）西医诊疗技术

1. 体格检查：了解、熟悉并规范掌握全身体格检查。

2. 化验检查：根据诊断及鉴别诊断需要，恰当地选择检查项目，正确填写化验单；熟练掌握血常规、肝肾功、电解质、血脂、血糖、心肌酶谱、凝血功能、乙肝两对半、肿瘤标志物、甲状腺功能等；熟悉动态心电图、动态血压、葡萄糖耐量试验等检查。

3. 影像学检查：了解基本读片方法，熟悉胸片、胸部 CT、头颅 CT 及 MRI。

4. 独立进行清创缝合，胸腹腔穿刺、引流及简单门诊手术，手术配合度高。

（五）危重病员的识别及紧急处理能力

熟练掌握心肺复苏操作，以及除颤仪、简易呼吸器的使用，熟练掌握外科常见治疗意外的识别和处置。

（六）常用方剂

掌握一贯煎、二仙汤、二至丸、二陈汤、八珍汤、十全大补汤、四妙丸、五味消毒饮、黄连解毒汤、仙方活命饮、阳和汤、透脓散、托里消毒饮、八正散等常用方剂和九一丹、八二丹、金黄膏、青黛膏、红油膏等常用外治药物的辩证使用。熟悉凉血地黄汤、仙方活命饮、黄连解毒汤、萆薢渗湿汤、大承气汤、脾约麻仁丸、补中益气汤等常用方剂和消痔膏、金黄膏、白玉膏、红油膏、太宁栓、肛泰栓等常用外用制剂使用方法。

（七）规培第一年

1. 实践要求

【基本能力】

（1）能够与患者、医护人员进行有效的基本沟通及配合，能够简单规范地处理患者的基本诉求。例如：能够配合带教老师完成门诊及住院患者的基本接待工作、病历书写，配合带教老师完成临床基本实践操作，配合带教老师完整地完成值班工作。

（2）了解医疗十八项核心制度及岗位职责。

（3）具备良好的医疗心理素养及正确的职业价值观，例如：吃苦耐劳的精神，不收受红包，从患者的利益出发，关心关爱患者。

（4）有危机防控意识，了解危急事件的基本处理流程，能够配合带教老师完成危机防控及处理工作。

【专业能力】

中医诊疗能力：

（1）熟悉基本的中医诊断技巧，如望、闻、问、切四诊技能。了解专科常用中药的性味归经、主治及其他（煎煮方法、毒性等）。

（2）熟悉八纲辨证、六经辨证、脏腑辨证、气血津液辨证、三焦辨证等辨证方法。

（3）能够书写完整的中医住院病历和外科专科门诊病历，正确使用中医术语，可以分析中医病因病机，对疾病进行辨证分析及组方用药。

（4）熟悉外科常用的腧穴名称、功效、取穴方法，以及相关经络走行和辨证治疗意义。

（5）熟悉灸法、火罐、针刺、电针、埋针、中药熏洗、穴位贴敷、康复等常用理疗方法及操作注意事项，以及可能出现的并发症及处理方法。

西医诊疗能力：

（1）可以完成全身体格检查。

（2）正确填写检验单；熟悉血常规、肝肾功、电解质、血脂、血糖、心肌酶谱、凝血功能、乙肝两对半、肿瘤标志物、甲状腺功能、动态心电图、动态血压、葡萄糖耐量试验等检查及临床意义。

（3）了解基本读片方法；熟悉胸片、胸部 CT、头颅 CT 及 MRI。

（4）熟悉无菌原则，简单换药、拆线操作，了解并初步掌握手术相关技能知识。

（5）熟悉心肺复苏操作流程。

2. 教学活动

（1）小讲课：每周一次，每次不低于 40 分钟；内容主要为专科病种的中医病因病机、类证鉴别、辨证论治、发病机制、临床表现、理化检查、诊断与鉴别诊断、治疗方法等。

（2）教学查房：每两周一次；内容主要为专科特色病例。

（3）疑难病例讨论：每月一次；内容为临床专科遇到的疑难病例。

（4）门诊教学：每周一次，每次不低于 30 分钟；内容主要为专科病种的中医经典等。

（5）义诊：建议每季度一次，每次不低于 2 小时；内容主要为本专科常见病、多发病，尤其是优势病种等。

3. 跟师学习

培养侧重点：师生间的磨合、跟师抄方以及中医经典的学习。

首先，由于一年级的规培医师临床经验相对较少，且跟师学习时间短，对带教老师以及外科的常见病、多发病的了解相对不足，需一定的时间进行师生间的磨合，即了解带教老师门诊的病种情况、中医思维以及日常门诊习惯等；同时，带教老师也对规培医师的中医理论进行评估。

其次是跟师抄方，通过抄方直接观察带教老师的临证思路与用药规律，掌握其临床经验与学术特点。

最后是关于外科中医经典的学习（具体见参考书籍）。

跟师完成任务：

（1）每周一篇跟师笔记；

（2）每月一篇经典病案整理；

（3）每两周一次中医经典学习分享（一年级规培医师分享，带教老师指导）；

（4）参与每两周一次的病案讨论；

（5）出科前完成一篇个人小结及跟师心得。

4. 临床综合能力

临床综合能力主要体现在岗位胜任能力，包括：①临床思维能力（具体见规培一年级实践、教学、跟师等综合要求）；②医患沟通能力（具体见规培一年级实践、教学、跟师等综合要求）；③本专业政策法规运用能力（具体见规培一年级实践要求）；④科研教学能力（一年级规培生能够独立完成文献查阅）；⑤协助带教老师对本科室轮转实习生进行管理。

5. 出科考核

（1）理论考核：从科室题库中抽取考题，中医题目占比50%，西医题目占比50%。

（2）技能考核：临床基本技能操作（详见规培一年级中医、西医诊疗能力范畴）。

（八）规培第二年

1. 实践要求

【基本能力】

（1）能够与患者、医护人员进行完整有效的沟通，能够熟练处理患者的基本诉求，并进行基本病情分析及疾病健康教育。例如：能够独立完成门诊及住院患者的基本接待工作、病历书写，独立完成临床基本实践操作，主动配合带教老师完整地完成值班工作。

（2）熟悉医疗十八项核心制度及岗位职责。

（3）具备良好的医疗心理素养及正确的职业价值观，例如：吃苦耐劳的精神，不

收受红包，主动关心关爱患者。

（4）有危机防控意识，学习辨别急危重症，熟悉危急情况的处理流程，能够主动配合带教老师完成危机防控及处理工作。

【专业能力】

中医诊疗能力：

（1）掌握基本的中医诊断技巧，如望、闻、问、切四诊技能。熟悉专科常用中药的性味归经、主治及其他（煎煮方法、毒性等）。

（2）熟悉八纲辨证、六经辨证、脏腑辨证、气血津液辨证、三焦辨证等辨证方法在中医外科疾病诊治上的应用。

（3）熟练书写完整的中医住院病历和外科专科门诊病历，熟练使用中医术语，恰当分析中医病因病机，对疾病进行辨证分析及组方用药，并对治疗方案予以合理的分析解释。

（4）掌握外科常用的腧穴名称、功效、取穴方法，以及相关经络走行和辨证治疗意义。

（5）掌握灸法、火罐、针刺、电针、埋针、中药熏洗、穴位贴敷、康复等常用理疗方法的临床治疗意义及并发症处理方法。

西医诊疗能力：

（1）熟练完成全身体格检查。

（2）根据患者病情熟练填写检验申请单；掌握血常规、肝肾功、电解质、血脂、血糖、心肌酶谱、凝血功能、乙肝两对半、肿瘤标记志物、甲状腺功能、动态心电图、动态血压、葡萄糖耐量试验等检查结果判读及临床意义。

（3）掌握胸片、胸部 CT、头颅 CT 及 MRI 适应证及结果判读。

（4）掌握清创缝合，胸腹腔穿刺、引流及简单门诊手术，手术配合度高。

（5）掌握心肺复苏操作。

2. 教学活动

（1）小讲课：每周一次，每次不低于 50 分钟；内容主要为专科病种的中医病因病机、类证鉴别、辨证论治、发病机制、临床表现、理化检查、诊断与鉴别诊断、治疗方法、急危重抢救等。

（2）教学查房：每两周一次；内容主要为专科特色病例。

（3）疑难病例讨论：每月一次；内容为临床专科遇到的疑难病例。

（4）门诊教学：每周一次，每次不低于 40 分钟；内容主要为专科病种的中医经

典等。

（5）义诊：建议每季度一次，每次不低于 2 小时；内容主要为本专科常见病、多发病，尤其是优势病种等。

3. 跟师学习

培养侧重点：接诊能力以及中医辨证思维能力。

首先，由于二年级的规培医师已经有一定的临床实践经验及知识储备，可以重点培养其针对带教老师门诊的初诊患者进行诊疗。由规培医师首先对患者进行问诊、书写门诊病历并初步制定理法方药，然后交由带教老师指导。

其次是跟师抄方，通过抄方直接观察带教老师的临证思路与用药规律，掌握其临床经验与学术特点。

最后是关于外科中医经典的学习（具体见参考书籍）。

跟师完成任务：

（1）每周一篇跟师笔记；

（2）每月一篇经典病案整理；

（3）主持每两周一次的中医经典学习；

（4）每两周一次病案讨论（二年级规培医师提出，带教老师指导）；

（5）出科前完成一篇个人小结及跟师心得。

4. 临床综合能力

临床综合能力主要体现在岗位胜任能力，包括：①临床思维能力（具体见规培二年级实践、教学、跟师等综合要求）；②医患沟通能力（具体见规培二年级实践、教学、跟师等综合要求）；③本专业政策法规运用能力（具体见规培二年级实践要求）；④科研教学能力（参与本科室课题申报和医学论文撰写工作）；⑤协助带教老师管理规培学员（一年级）和医学生临床带教工作。

5. 出科考核

（1）理论考核：从科室题库中抽取考题，中医题目占比 80%，西医题目占比 20%。

（2）技能考核：临床基本技能操作（详见规培二年级中医、西医诊疗能力范畴）。

（九）规培第三年

1. 实践要求

【基本能力】

（1）熟练地与患者、医护人员进行积极有效的沟通，独立完成专业性问题解答、病情分析及疾病健康教育。例如：独立完成门诊及住院患者的接待工作，独立准确完成病历书写及临床操作，独立值班。

（2）掌握医疗十八项核心制度及岗位职责。

（3）具备良好的医疗心理素养及正确的职业价值观，例如：吃苦耐劳的精神，不收受红包，真心关心关爱患者。

（4）独立辨别并处理危急事件，可以完成危机防控及处理工作。

【专业能力】

中医诊疗能力：

（1）形成独立的中医思维：根据患者病情，能够独立准确地对疾病进行辨证分析、诊断，并制订准确的治疗方案、组方用药，对治疗方案及病情予以合理且专业的分析解答及疾病宣教。

（2）独立完成中医住院病历和外科专科门诊病历。

（3）根据疾病特点选择正确的腧穴及其他有效的中医理疗方案，独立完成操作并有效降低风险发生概率，能够积极主动地调整治疗方案，提高治疗有效率。

西医诊疗能力：

（1）独立完成全身专科查体。

（2）根据患者病情制订检查方案，并根据临床结果对病情进行合理的解释，辅助临床诊断。

（3）独立进行清创缝合，胸腹腔穿刺、引流及简单门诊手术，手术配合度高。

（4）独立完成心肺复苏操作。

2. 教学活动

（1）小讲课：每周一次，每次不低于60分钟；内容主要为专科病种及学员本专业的最新研究进展等。

（2）教学查房：每两周一次；内容主要为学员本专业方向结合临床专科病例。

（3）疑难病例讨论：每月一次；内容为学员本专业疑难病例。

（4）门诊教学：每周一次，每次不低于50分钟；内容主要为学员本专业中医经典。

（5）义诊：建议每季度一次，每次不低于2小时；内容主要为学员本专业常见病、多发病，尤其是优势病种等。

3. 跟师学习

培养侧重点：加强独立接诊能力，培养创新能力以及论文撰写能力。

首先，由于此阶段的规培医师为定科医师，需掌握本科室的常见病、多发病的独立诊治流程，提升独立中医诊疗思维能力。

其次，整理总结带教老师的学术经验等，同时结合自己临床经验，选取一个疾病方向进行中医药创新研究，并进行论文撰写。

最后，始终坚持外科中医经典学习（具体见参考书籍），并运用于实践及创新研究等。

跟师完成任务：

（1）每周一篇跟师笔记；

（2）每月一篇经典病案整理；

（3）主持每两周一次的中医经典学习；

（4）主持每两周一次的病案讨论；

（5）出科前完成一篇个人小结及跟师心得。

4. 临床综合能力

临床综合能力主要体现在岗位胜任能力，包括：①临床思维能力（具体见规培三年级实践、教学、跟师等综合要求）；②医患沟通能力（具体见规培三年级实践、教学、跟师等综合要求）；③本专业政策法规运用能力（具体见规培三年级实践要求）；④科研教学能力（参与本科室课题申报和医学论文撰写工作）；⑤协助带教老师管理规培学员和医学生临床带教工作。

5. 出科考核

（1）理论考核：从科室题库中抽取考题，中医题目占比100%，其中中医经典至少占比40%。

（2）技能考核：主要形式为临床模拟，内容以临床常见病患者的接诊、处置流程，以及突发情况的处理等综合能力考核为重点。

肛肠科

（一）科室病种

【常见病种】

中医病证

掌握：痔病、肛痈病、便秘病

熟悉：脱肛、肛漏

拓展：息肉痔、锁肛痔

西医病种

掌握：内痔、外痔与混合痔，便秘、肛裂

熟悉：直肠脱垂、结直肠息肉、肛周脓肿、肛瘘、肛管直肠癌

了解：会阴部坏死性筋膜炎

拓展：科室其他优势病种

【学习要求】

1. 专科学习要求

（1）熟悉肛肠科常见中医病证的病因病机、临床特点、诊断与鉴别诊断以及治疗原则。

（2）熟悉肛肠科常见西医病种的病因、发病机制、临床特点、理化检查、诊断与鉴别诊断、西医诊疗方案。

（3）掌握肛肠科优势中医病证的病因病机、临床特点、诊断与鉴别诊断以及治疗原则。

（4）掌握肛肠科优势西医病种的病因、发病机制、临床特点、理化检查、诊断与鉴别诊断、西医诊疗方案。

2. 学科源流学习要求

熟悉川派中医及其他不同流派中医对肛肠科常见病种的治疗方法；用中医临床思维分析患者症状并开具中医诊疗处方（中药、针灸、药膳等）。

（二）参考书籍

推荐中医传统四大经典《神农本草经》《黄帝内经》《难经》《伤寒杂病论》作为基础读物进行阅读。推荐阅读《外科正宗》《疡科心得集》《外科全生集》中的相关论述。

了解、熟悉、掌握以下经典条文，随着学习领悟的深入可以将其熟练运用到临床中。

【痔病】

经典条文：

1. 诸痔皆由伤风，房室不慎，醉饱合阴阳，致劳扰血气，而经脉流溢，渗溢肠间，冲发下部，有一方而治之者，名为诸痔，非为诸病共成一痔。

——《诸病候源论》

2. 大凡五痔，皆因虚惫，恣食五辛五味鸡鱼而成，热毒壅入大肠，津液不通，气血凝滞，久坐久忍不粪，水冷入河水洗，酒后行房，及暑月行路，坐诸热又移坐冷，

种种能成斯疾。

——《圣济总录》

3. 因而饱食，筋脉横解，肠澼为痔。

——《黄帝内经》

医案：

吴左外痔痛已止，脱肛未收。气虚不能收摄，阴虚湿热下注，大肠不清，传导变化乏力，苔薄腻，脉濡滑。姑拟补中益气，育阴清化。米炒南沙参（二钱）、蜜炙升麻（五分）、清炙黄（二钱）、炒扁豆衣（三钱）、朱茯神（三钱）、水炙桑叶（三钱）、净槐米（包，三钱）、生白术（二钱）、土炒当归（三钱）、杜赤豆（一两）、灶心黄土（一两，荷叶包，煎汤代水）。潘左外痔痛，脱肛便血，气阴两虚，大肠湿热留恋，今拟调益气阴，清化湿热。细生地（四钱）、粉丹皮（一钱五分）、京赤芍（二钱）、净槐米（包，三钱）、抱茯神（三钱）、地榆炭（三钱）、脏连丸（包，一钱）、橘白络（各一钱）、生苡仁（三钱）、全当归（二钱）、杜赤豆（一两）、干柿饼（三钱），外用黄连膏。（《丁甘仁医案·卷八外科案》）

【肛周脓肿】

经典条文：

1. 夫肠痈之为病，其身甲错，腹皮急，按之濡，如肿状，腹无积聚，身无热，脉数，此为肠内有痈脓，薏苡附子败酱散主之。

——《金匮要略·疮痈肠痈浸淫病脉证并治第十八》

2. 肛门肿痛，大便秘结，时出鲜血，肛门突出如菌，久则成漏，脉数而有力，此湿热下注肛门也。

——《外科正宗·痈毒门》

3. 肛边生痈，红肿疼痛，甚则破溃流脓，此湿热蕴结，气血瘀滞所致。

——《医宗金鉴·外科心法要诀》

医案：

周，左。肛门结块，痛时发坚，将成肛痈，能否消退。珠几参、料豆黄、芩草薢、炒槐米、娭、山栀米仁、黑地榆、泽泻会皮、茯苓、松子仁三十粒。（《陈莲舫先生医案·肛痈》）

（三）中医诊疗技术

1. 掌握基本的中医诊断技巧，如望、闻、问、切四诊技能。熟悉专科常用中药的性味归经、主治及其他（煎煮方法、毒性等）。

2. 熟悉八纲辨证、六经辨证、脏腑辨证、气血津液辨证、三焦辨证等辨证方法在中医肛肠科疾病诊治上的应用。

3. 熟练书写完整的中医住院病历和肛肠科专科门诊病历,正确使用中医术语,恰当分析中医病因病机,同时能够恰当给予相应的辨证分析及组方用药,并对中医治疗方案予以合理的分析解释。

4. 熟练掌握肛肠科常用的腧穴名称、功效、取穴方法,以及相关经络走行和辨证治疗意义。

5. 掌握灸法、针刺、电针等常用中医适宜技术,熟悉中医灌肠技术(包括中医结肠透析疗法)、穴位注射、耳针等。

(四)西医诊疗技术

1. 体格检查:熟悉肛肠科局部解剖知识,熟练掌握肛肠科疾病的常规体检方法,并做出准确描述。

2. 化验检查:根据诊断及鉴别诊断需要,恰当地选择检查项目,正确填写化验单;熟练掌握血常规、肝肾功、电解质、血脂、血糖、心肌酶谱、凝血功能、乙肝两对半、肿瘤标志物、甲状腺功能等;熟悉动态心电图、动态血压、葡萄糖耐量试验等检查。

3. 影像学检查:了解基本读片方法,掌握胸片、腰椎 CT、头颅 CT 及 MRI、颈椎 X 线五位片。熟悉肠镜及其病理检查分析。

(五)危重病员的识别及紧急处理能力

了解并能识别急危重症,掌握心肺复苏操作,掌握肛周疼痛、大出血的处理。

(六)常用方剂

熟悉:凉血地黄汤、仙方活命饮、黄连解毒汤、萆薢渗湿汤、大承气汤、脾约麻仁丸、补中益气汤等常用方剂,消痔膏、金黄膏、白玉膏、红油膏、太宁栓、肛泰栓等常用外用制剂使用方法。

(七)规培第一年

1. 实践要求

【基本能力】

(1)能够与患者、医护人员进行有效的基本沟通及配合,能够简单规范地处理患者的基本诉求。例如:能够配合带教老师完成门诊及住院患者的基本接待工作、病历书写,配合带教老师完成临床基本实践操作,配合带教老师完整地完成值班工作。

(2)了解医疗十八项核心制度及岗位职责。

(3)具备良好的医疗心理素养及正确的职业价值观,例如:吃苦耐劳的精神,不收受红包，从患者的利益出发，关心关爱患者。

（4）有危机防控意识，了解危急事件的基本处理流程，能够配合带教老师完成危机防控及处理工作。

【专业能力】

中医诊疗能力：

（1）熟悉基本的中医诊断技巧，如望、闻、问、切四诊技能。了解专科常用中药的性味归经、主治及其他（煎煮方法、毒性等）。

（2）熟悉八纲辨证、六经辨证、脏腑辨证、气血津液辨证、三焦辨证等辨证方法。

（3）能够书写完整的中医住院病历和肛肠科专科门诊病历，正确使用中医术语，可以分析中医病因病机，对疾病进行辨证分析及组方用药。

（4）熟悉肛肠科常用的腧穴名称、功效、取穴方法，以及相关经络走行和辨证治疗意义。

（5）熟悉灸法、针刺、电针等常用中医适宜技术，熟悉中医灌肠技术（包括中医结肠透析疗法）、穴位注射、耳针等。

西医诊疗能力：

（1）可以完成全身体格检查；熟悉肛肠科局部解剖知识，了解掌握肛肠科疾病的常规体检方法，并作出准确描述。

（2）正确填写检验单；熟悉血常规、肝肾功、电解质、血脂、血糖、心肌酶谱、凝血功能、乙肝两对半、肿瘤标志物、甲状腺功能、动态心电图、动态血压、葡萄糖耐量试验等检查及临床意义。

（3）了解基本读片方法；熟悉胸片、腰椎 CT、头颅 CT 及 MRI、颈椎 X 线五位片。了解肠镜及其病理检查分析。

（4）掌握肛门指检、无菌换药术的操作方法。

（5）熟悉心肺复苏操作流程。

2. 教学活动

（1）小讲课：每周一次，每次不低于 40 分钟；内容主要为专科病种的中医病因病机、类证鉴别、辨证论治、发病机制、临床表现、理化检查、诊断与鉴别诊断、治疗方法等。

（2）教学查房：每两周一次；内容主要为专科特色病例。

（3）疑难病例讨论：每月一次；内容为临床专科遇到的疑难病例。

（4）门诊教学：每周一次，每次不低于 30 分钟；内容主要为专科病种的中医经

典等。

（5）义诊：建议每季度一次，每次不低于 2 小时；内容主要为本专科常见病、多发病，尤其是优势病种等。

3. 跟师学习

培养侧重点：师生间的磨合、跟师抄方以及中医经典的学习。

首先，由于一年级的规培医师临床经验相对较少，且跟师学习时间短，对带教老师以及肛肠科的常见病、多发病的了解相对不足，需一定的时间进行师生间的磨合，即了解带教老师门诊的病种情况、中医思维以及日常门诊习惯等；同时，带教老师也对规培医师的中医理论进行评估。

其次是跟师抄方，通过抄方直接观察带教老师的临证思路与用药规律，掌握其临床经验与学术特点。

最后是关于肛肠科中医经典的学习（具体见参考书籍）。

跟师完成任务：

（1）每周一篇跟师笔记；

（2）每月一篇经典病案整理；

（3）每两周一次中医经典学习分享（一年级规培医师分享，带教老师指导）；

（4）参与每两周一次的病案讨论；

（5）出科前完成一篇个人小结及跟师心得。

4. 临床综合能力

临床综合能力主要体现在岗位胜任能力，包括：①临床思维能力（具体见规培一年级实践、教学、跟师等综合要求）；②医患沟通能力（具体见规培一年级实践、教学、跟师等综合要求）；③本专业政策法规运用能力（具体见规培一年级实践要求）；④科研教学能力（一年级规培生能够独立完成文献查阅）；⑤协助带教老师对本科室轮转实习生进行管理。

5. 出科考核

（1）理论考核：从科室题库中抽取考题，中医题目占比 50%，西医题目占比 50%。

（2）技能考核：临床基本技能操作（详见规培一年级中医、西医诊疗能力范畴）。

（八）规培第二年

1. 实践要求

【基本能力】

（1）能够与患者、医护人员进行完整有效的沟通，能够熟练处理患者的基本诉求，并进行基本病情分析及疾病健康教育。例如：能够独立完成门诊及住院患者的基本接待工作、病历书写，独立完成临床基本实践操作，主动配合带教老师完整地完成值班工作。

（2）熟悉医疗十八项核心制度及岗位职责。

（3）具备良好的医疗心理素质及正确的职业价值观，例如：吃苦耐劳的精神，不收受红包，主动关心关爱患者。

（4）有危机防控意识，学习辨别急危重症，熟悉危急情况的处理流程，能够主动配合带教老师完成危机防控及处理工作。

【专业能力】

中医诊疗能力：

（1）掌握基本的中医诊断技巧，如望、闻、问、切四诊技能。熟悉专科常用中药的性味归经、主治及其他（煎煮方法、毒性等）。

（2）熟悉八纲辨证、六经辨证、脏腑辨证、气血津液辨证、三焦辨证等辨证方法在中医肛肠科疾病诊治上的应用。

（3）熟练书写完整的中医住院病历和肛肠科专科门诊病历，熟练使用中医术语，恰当分析中医病因病机，对疾病进行辨证分析及组方用药，并对治疗方案予以合理的分析解释。

（4）掌握肛肠科常用的腧穴名称、功效、取穴方法，以及相关经络走行和辨证治疗意义。

（5）掌握灸法、针刺、电针等常用中医适宜技术，熟悉中医灌肠技术（包括中医结肠透析疗法）、穴位注射、耳针等。

西医诊疗能力：

（1）熟练完成全身体格检查，熟悉肛肠科局部解剖知识，熟练掌握肛肠科疾病的常规体检方法。

（2）根据患者病情熟练填写检验申请单；掌握血常规、肝肾功、电解质、血脂、血糖、心肌酶谱、凝血功能、乙肝两对半、肿瘤标志物、甲状腺功能、动态心电图、动态血压、葡萄糖耐量试验等检查结果判读及临床意义。

（3）掌握胸片、胸部 CT、头颅 CT 及 MRI 适应证及结果判读。熟悉肠镜及其病理检查分析。

（4）掌握无菌换药、局部清创、外科打结等操作方法。

（5）掌握心肺复苏操作。

2. 教学活动

（1）小讲课：每周一次，每次不低于 50 分钟；内容主要为专科病种的中医病因病机、类证鉴别、辨证论治、发病机制、临床表现、理化检查、诊断与鉴别诊断、治疗方法、急危重症抢救等。

（2）教学查房：每两周一次；内容主要为专科特色病例。

（3）疑难病例讨论：每月一次；内容为临床专科遇到的疑难病例。

（4）门诊教学：每周一次，每次不低于 40 分钟；内容主要为专科病种的中医经典等。

（5）义诊：建议每季度一次，每次不低于 2 小时；内容主要为本专科常见病、多发病，尤其是优势病种等。

3. 跟师学习

培养侧重点：接诊能力以及中医辨证思维能力。

首先，由于二年级的规培医师已经有一定的临床实践经验及知识储备，可以重点培养其针对带教老师门诊的初诊患者进行诊疗。由规培医师首先对患者进行问诊、书写门诊病历并初步制定理法方药，然后交由带教老师指导。

其次是跟师抄方，通过抄方直接观察带教老师的临证思路与用药规律，掌握其临床经验与学术特点。

最后是关于肛肠科中医经典的学习（具体见参考书籍）。

跟师完成任务：

（1）每周一篇跟师笔记；

（2）每月一篇经典病案整理；

（3）主持每两周一次的中医经典学习；

（4）每两周一次病案讨论（二年级规培医师提出，带教老师指导）；

（5）出科前完成一篇个人小结及跟师心得。

4. 临床综合能力

临床综合能力主要体现在岗位胜任能力，包括：①临床思维能力（具体见规培二年级实践、教学、跟师等综合要求）；②医患沟通能力（具体见规培二年级实践、教学、跟师等综合要求）；③本专业政策法规运用能力（具体见规培二年级实践要求）；④科研教学能力（参与本科室课题申报和医学论文撰写工作）；⑤协助带教老师管理规培学员（一年级）和医学生临床带教工作。

5. 出科考核

（1）理论考核：从科室题库中抽取考题，中医题目占比 80%，西医题目占比 20%。

（2）技能考核：临床基本技能操作（详见规培二年级中医、西医诊疗能力范畴）。

（九）规培第三年

1. 实践要求

【基本能力】

（1）熟练地与患者、医护人员进行积极有效的沟通，独立完成专业性问题解答、病情分析及疾病健康教育。例如：独立完成门诊及住院患者的接待工作，独立准确完成病历书写及临床操作，独立值班。

（2）掌握医疗十八项核心制度及岗位职责。

（3）具备良好的医疗心理素养及正确的职业价值观，例如：吃苦耐劳的精神，不收受红包，真心关心关爱患者。

（4）独立辨别并处理危急事件，可以完成危机防控及处理工作。

【专业能力】

中医诊疗能力：

（1）形成独立的中医思维：根据患者病情，能够独立准确地对疾病进行辨证分析、诊断，并制订准确的治疗方案、组方用药，对治疗方案及病情予以合理且专业的分析解答及疾病宣教。

（2）独立完成中医住院病历和肛肠科专科门诊病历。

（3）根据疾病特点选择正确的腧穴及其他有效的中医理疗方案，独立完成操作并有效降低风险发生概率，能够积极主动地调整治疗方案，提高治疗有效率。

西医诊疗能力：

（1）独立完成全身及肛肠专科查体。

（2）根据患者病情制订检查方案，并根据临床结果对病情进行合理解释，辅助临床诊断。

（3）熟练掌握无菌换药、清创、外科打结、简单的切口缝合等肛肠科常用外科操作。

（4）独立完成心肺复苏操作。

2. 教学活动

（1）小讲课：每周一次，每次不低于 60 分钟；内容主要为专科病种及学员本专业的最新研究进展等。

（2）教学查房：每两周一次；内容主要为学员本专业方向结合临床专科病例。

（3）疑难病例讨论：每月一次；内容为学员本专业疑难病例。

（4）门诊教学：每周一次，每次不低于 50 分钟；内容主要为学员本专业中医经典。

（5）义诊：建议每季度一次，每次不低于 2 小时；内容主要为学员本专业常见病、多发病，尤其是优势病种等。

3. 跟师学习

培养侧重点：加强独立接诊能力，培养创新能力以及论文撰写能力。

首先，由于此阶段的规培医师为定科医师，需掌握本科室的常见病、多发病的独立诊治流程，提升独立中医诊疗思维能力。

其次，整理总结带教老师的学术经验等，同时结合自己临床经验，选取一个疾病方向进行中医药创新研究，并进行论文撰写。

最后，始终坚持肛肠科中医经典学习（具体见参考书籍），并运用于实践及创新研究等。

跟师完成任务：

（1）每周一篇跟师笔记；

（2）每月一篇经典病案整理；

（3）主持每两周一次的中医经典学习；

（4）主持每两周一次的病案讨论；

（5）出科前完成一篇个人小结及跟师心得。

4. 临床综合能力

临床综合能力主要体现在岗位胜任能力，包括：①临床思维能力（具体见规培三年级实践、教学、跟师等综合要求）；②医患沟通能力（具体见规培三年级实践、教学、跟师等综合要求）；③本专业政策法规运用能力（具体见规培三年级实践要求）；④科研教学能力（参与本科室课题申报和医学论文撰写工作）；⑤协助带教老师管理规培学员和医学生临床带教工作。

5. 出科考核

（1）理论考核：从科室题库中抽取考题，中医题目占比100%，其中中医经典至少占比40%。

（2）技能考核：主要形式为临床模拟，内容以临床常见病患者的接诊、处置流程，以及突发情况的处理等综合能力考核为重点。

皮肤科

（一）科室病种

【常见病种】

中医病证

掌握：瘾疹、湿疮、粉刺、蛇串疮、白疕、葡萄疫、漆疮、酒渣鼻、鬼剃头

熟悉：药毒、热疮、摄领疮、鹅掌风、瘊子、风热疮、虫咬皮炎、白驳风、黧黑斑、白屑风、疖、痈、丹毒、日晒疮、瓜藤缠、猫眼疮、紫白癜风、红蝴蝶疮、肌痹、皮痹、火赤疮、杨梅疮、瘙瘊、疫病

拓展：油风、淋证、霉疮等

西医病种

掌握：荨麻疹、湿疹、痤疮、带状疱疹、银屑病、过敏性皮炎、接触性皮炎、过敏性紫癜、皮肤瘙痒症、玫瑰痤疮、脱发、斑秃

熟悉：癣、玫瑰糠疹、神经性皮炎、药疹、单纯疱疹、疣、丘疹性荨麻疹、白癜风、黄褐斑、脂溢性皮炎、蜂窝织炎、丹毒、日光性皮炎、鸡眼、结节性痒疹、多形红斑、结节性红斑、色素性紫癜性皮肤病、瘢痕疙瘩、粟丘疹、梅毒、尖锐湿疣、疥疮、扁平苔藓、红斑狼疮、皮肌炎、硬皮病、天疱疮、类天疱疮、恶性黑素瘤、皮肤淀粉样变、艾滋病

了解：梅毒、过敏性休克

【学习要求】

1. 专科学习要求

（1）熟悉皮肤科常见中医病证的病因病机、临床特点、诊断与鉴别诊断以及治疗原则。

（2）熟悉皮肤科常见西医病种的病因、发病机制、临床特点、理化检查、诊断与鉴别诊断、西医诊疗方案。

（3）掌握皮肤科优势中医病证的病因病机、临床特点、诊断与鉴别诊断以及治疗原则。

（4）掌握皮肤科优势西医病种的病因、发病机制、临床特点、理化检查、诊断与鉴别诊断、西医诊疗方案。

2. 学科源流学习要求

熟悉中医皮肤科发展的学术渊源和流派、重要医家的学术观点，以及相关学科的国内外新进展和新技术，研究方法与途径。

（二）参考书籍

推荐中医传统四大经典《神农本草经》《黄帝内经》《难经》《伤寒杂病论》作为基础读物进行阅读。

研读中医皮肤学经典著作《医宗金鉴》《外科正宗》中的相关章节。

了解、熟悉、掌握以下经典条文，随着学习领悟的深入可以将其熟练运用到临床中。

【瘾疹】

经典条文：

1. 邪气中经则身痒而瘾疹。

——《金匮要略·中风历节病篇》

2. 夫人阳气外虚则汗多，汗出当风，风气搏于肌肉，与热气并则生瘩痛，状如麻豆，甚则渐大，搔之成疮。

——《诸病源候论·风瘩痛候》

3. 此证俗名鬼饭疙瘩，由汗出受风，或露卧乘凉，风邪多中表虚之人。初起皮肤作痒，次发扁疙瘩，形如豆瓣，堆累成片。

——《医宗金鉴·外科心法要诀》

医案：

朱院君三十余，久患瘾疹，身痹而紫色，可与防风通圣散加牛蒡子，为极细末。每二钱，水盏半，入姜汁令辣，煎；食前热饮之。（《证治准绳·疡医》）

【湿疮】

经典条文：

1. 岁火太过……身热骨痛，而为浸淫。

——《素问·玉机真脏论》

2. ……此火气浮越于外，热伤皮络而为浸淫疮也。于子午、寅申、四戊年上临君相二火，其热尤甚。

——《内经运气病释》

3. 盖心主包络之脉起于胸中，循胸出胁，入肘下臂故也。身热，火气外浮也。骨痛火浮于外，不温于内也，而为浸淫，言身热久则留注皮络而成浸淫疮也。

——《黄帝素问直解》

医案：

徐左湿瘰发于遍体，浸淫作痒，延今已久。血虚生热生风，脾弱生湿，风湿热蕴蒸于脾肺两经也。姑拟清营祛风，而化湿热。净蝉衣（八分）、小生地（四钱）、粉丹皮（一钱五分）、肥玉竹（三钱）、茯苓皮（三钱）、通草（八分）、六一散（包，三钱）、苦参片（一钱五分）、绿豆衣（三钱），外用皮脂散，麻油调敷。（《丁甘仁医案》）

【蛇串疮】

经典条文：

1. 缠腰火丹，一名火带疮，俗名蛇串疮，初生于腰，紫赤如疹，或起水疱，痛如火燎。由心肾不交，肝内火炽，流入膀胱而缠带作也。

——《外科大成》

2. 火腰带毒，受在心肝二经，热毒伤心流于膀胱不行，壅在皮肤，此是风毒也。

——《疮疡经验全书》

3. 甄带疮者，缠腰生，此亦风湿搏于血气所生，状如甄带。

——《诸病源候论》

医案：

生腰下，长一二寸，或碎如饭，或红腰坚硬。以雄黄研末，醋调敷，极效。（《华佗神方》）

（三）中医诊疗技术

1. 掌握基本的中医诊断技巧，如望、闻、问、切四诊技能。熟悉专科常用中药的性味归经、主治及其他（煎煮方法、毒性等）。

2. 熟悉八纲辨证、六经辨证、脏腑辨证、气血津液辨证、三焦辨证等辨证方法在中医皮肤科疾病诊治上的应用。

3. 熟练书写完整的中医住院病历和皮肤科专科门诊病历，正确使用中医术语，恰当分析中医病因病机，同时能够恰当给予相应的辨证分析及组方用药，并对中医治疗方案予以合理的分析解释。

4. 熟练掌握火针、红蓝光的操作及注意事项；熟练掌握皮肤科常见病的针刺治疗方法及常用穴位；熟练掌握穴位注射的常用穴位、常用药物及操作；熟练掌握面部经络按摩、刮痧的经络穴位、手法及顺序。

5. 掌握皮肤科常见病的换药原则，湿敷、涂药的适应证及操作；掌握背部经络拔罐的操作；掌握电针的适应证及操作方法；掌握耳穴的常用穴位；掌握耳穴压豆、耳尖放血的操作；掌握灸法的操作。

（四）西医诊疗技术

1. 体格检查：熟练掌握体格检查方法及皮肤科专科查体方法，并能对皮损情况作出正确的描述。

2. 化验检查：根据诊断和鉴别诊断的需要，恰当地选择检验项目，能正确地采集标本，填写化验单。熟练掌握血常规、肝功能、肾功能、电解质、凝血功能、乙肝两对半、血沉、免疫指标等常用检验项目的正常值及其异常时的临床意义。

3. 影像学检查：了解基本读片方法，熟悉皮肤镜、真菌检查。

4. 掌握皮损取材、切口换药、激光治疗等操作。

5. 掌握扁平疣自体埋植术的操作；掌握腋臭的治疗方法；掌握面部放血疗法的操作流程及注意事项。

（五）危重病员的识别及紧急处理能力

了解并能识别急危重症，掌握心肺复苏操作流程，以及除颤仪、简易呼吸器的使用，掌握晕针的处理。

（六）常用方剂

熟悉四君子汤、参苓白术散、除湿胃苓汤、龙胆泻肝汤、犀角地黄汤、六味地黄汤、二妙丸、二至丸、消风散、逍遥散等常用方剂和中成药的使用方法。

（七）规培第一年

1. 实践要求

【基本能力】

（1）能够与患者、医护人员进行有效的基本沟通及配合，能够简单规范处理患者基本诉求。例如：能够配合带教老师完成门诊及住院患者的基本接待工作、病历书写，配合带教老师完成临床基本实践操作，配合带教老师完整地完成值班工作。

（2）了解医疗十八项核心制度及岗位职责。

（3）具备良好的医疗心理素养及正确的职业价值观，例如：吃苦耐劳的精神，不收受红包，从患者的利益出发，关心关爱患者。

（4）有危机防控意识，了解危急事件的基本处理流程，能够配合带教老师完成危机防控及处理工作。

【专业能力】

中医诊疗能力：

（1）熟悉基本的中医诊断技巧，如望、闻、问、切四诊技能。了解专科常用中药的性味归经、主治及其他（煎煮方法、毒性等）。

（2）熟悉八纲辨证、六经辨证、脏腑辨证、气血津液辨证、三焦辨证等辨证方法。

（3）能够书写完整的中医住院病历和皮肤科专科门诊病历，正确使用中医术语，可以分析中医病因病机，对疾病进行辨证分析及组方用药。

（4）熟悉火针、红蓝光仪的操作及注意事项；熟悉皮肤科常见病的针刺治疗方法及常用穴位；熟悉穴位注射的常用穴位、常用药物及操作；熟悉面部经络按摩、刮痧的经络穴位、手法及顺序。

（5）熟悉皮肤科常见病的换药原则，湿敷、涂药的适应证及操作；熟悉背部经络拔罐的操作；熟悉电针的适应证及操作方法；熟悉耳针的常用穴位；熟悉耳穴压豆、耳尖放血的操作；熟悉灸法的操作。

西医诊疗能力：

（1）熟悉体格检查方法及皮肤科专科查体方法，并能对皮损情况作出正确的描述。

（2）根据诊断和鉴别诊断的需要，恰当地选择检验项目，能正确地采集标本，填写化验单。熟练掌握血常规、肝功能、肾功能、电解质、凝血功能、乙肝两对半、血沉、免疫指标等常用检验项目的正常值及其异常时的临床意义。

（3）了解基本读片方法，了解皮肤镜、真菌检查。

（4）了解皮损取材、切口换药、激光治疗等操作。

（5）了解扁平疣自体埋植术的操作；了解腋臭的治疗方法；了解面部放血疗法的操作流程及注意事项。

（6）熟悉心肺复苏操作流程。

2. 教学活动

（1）小讲课：每周一次，每次不低于 40 分钟；内容主要为专科病种的中医病因病机、类证鉴别、辨证论治、发病机制、临床表现、理化检查、诊断与鉴别诊断、治疗方法等。

（2）教学查房：每两周一次；内容主要为专科特色病例。

（3）疑难病例讨论：每月一次；内容为临床专科遇到的疑难病例。

（4）门诊教学：每周一次，每次不低于 30 分钟；内容主要为专科病种的中医经典等。

（5）义诊：建议每季度一次，每次不低于 2 小时；内容主要为本专科常见病、多发病，尤其是优势病种等。

3. 跟师学习

培养侧重点：师生间的磨合、跟师抄方以及中医经典的学习。

首先，由于一年级的规培医师临床经验相对较少，且跟师学习时间短，对带教老师以及皮肤科的常见病、多发病的了解相对不足，需一定的时间进行师生间的磨合，即了解带教老师门诊的病种情况、中医思维以及日常门诊习惯等；同时，带教老师也对规培医师的中医理论进行评估。

其次是跟师抄方，通过抄方直接观察带教老师的临证思路与用药规律，掌握其临床经验与学术特点。

最后是关于皮肤科中医经典的学习（具体见参考书籍）。

跟师完成任务：

（1）每周一篇跟师笔记；

（2）每月一篇经典病案整理；

（3）每两周一次中医经典学习分享（一年级规培医师分享，带教老师指导）；

（4）参与每两周一次的病案讨论；

（5）出科前完成一篇个人小结及跟师心得。

4. 临床综合能力

临床综合能力主要体现在岗位胜任能力，包括：①临床思维能力（具体见规培一年级实践、教学、跟师等综合要求）；②医患沟通能力（具体见规培一年级实践、教学、跟师等综合要求）；③本专业政策法规运用能力（具体见规培一年级实践要求）；④科研教学能力（一年级规培生能够独立完成文献查阅）；⑤协助带教老师对本科室轮转实习生进行管理。

5. 出科考核

（1）理论考核：从科室题库中抽取考题，中医题目占比50%，西医题目占比50%。

（2）技能考核：临床基本技能操作（详见规培一年级中医、西医诊疗能力范畴）。

（八）规培第二年

1. 实践要求

【基本能力】

（1）能够与患者、医护人员进行完整有效的沟通，能够熟练处理患者的基本诉求，并进行基本病情分析及疾病健康教育。例如：能够独立完成门诊及住院患者的基本接待工作、病历书写，独立完成临床基本实践操作，主动配合带教老师完整地完成值班工作。

（2）熟悉医疗十八项核心制度及岗位职责。

（3）具备良好的医疗心理素养及正确的职业价值观，例如：吃苦耐劳的精神，不收受红包，主动关心关爱患者。

（4）有危机防控意识，学习辨别急危重症，熟悉危急情况的处理流程，能够主动配合带教老师完成危机防控及处理工作。

【专业能力】

中医诊疗能力：

（1）掌握基本的中医诊断技巧，如望、闻、问、切四诊技能。熟悉专科常用中药的性味归经、主治及其他（煎煮方法、毒性等）。

（2）熟悉八纲辨证、六经辨证、脏腑辨证、气血津液辨证、三焦辨证等辨证方法在中医皮肤科疾病诊治上的应用。

（3）熟练书写完整的中医住院病历和皮肤科专科门诊病历，熟练使用中医术语，恰当分析中医病因病机，对疾病进行辨证分析及组方用药，并对治疗方案予以合理的分析解释。

（4）掌握火针、红蓝光仪的操作及注意事项；掌握皮肤科常见病的针刺治疗方法、常用穴位；掌握穴位注射的常用穴位、常用药物及操作；掌握面部经络按摩、刮痧的经络穴位、手法及顺序。

（5）掌握皮肤科常见病的换药原则，湿敷、涂药的适应证及操作；掌握背部经络拔罐的操作；掌握电针的适应证及操作方法；掌握耳针的常用穴位；掌握耳穴压豆、耳尖放血的操作；掌握灸法的操作。

西医诊疗能力：

（1）熟练掌握体格检查方法及皮肤科专科查体方法，并能对皮损情况做出正确的描述。

（2）根据诊断和鉴别诊断的需要，恰当地选择检验项目，能正确地采集标本，填写化验单。熟练掌握血常规、肝功能、肾功能、电解质、凝血功能、乙肝两对半、血沉、免疫指标等常用检验项目的正常值及其异常时的临床意义。

（3）掌握基本读片方法，掌握皮肤镜、真菌检查。

（4）掌握皮损取材、切口换药、激光治疗等操作。

（5）掌握扁平疣自体埋植术的操作；掌握腋臭的治疗方法；掌握面部放血疗法的操作流程及注意事项。

（6）掌握心肺复苏操作。

2. 教学活动

（1）小讲课：每周一次，每次不低于 50 分钟；内容主要为专科病种的中医病因病机、类证鉴别、辨证论治、发病机制、临床表现、理化检查、诊断与鉴别诊断、治疗方法、急危重抢救等。

（2）教学查房：每两周一次；内容主要为专科特色病例。

（3）疑难病例讨论：每月一次；内容为临床专科遇到的疑难病例。

（4）门诊教学：每周一次，每次不低于 40 分钟；内容主要为专科病种的中医经典等。

（5）义诊：建议每季度一次，每次不低于 2 小时；内容主要为本专科常见病、多发病，尤其是优势病种等。

3. 跟师学习

培养侧重点：接诊能力以及中医辨证思维能力。

首先，由于二年级的规培医师已经有一定的临床实践经验及知识储备，可以重点培养其针对带教老师门诊的初诊患者进行诊疗。由规培医师首先对患者进行问诊、书写门诊病历并初步制定理法方药，然后交由带教老师指导。

其次是跟师抄方，通过抄方直接观察带教老师的临证思路与用药规律，掌握其临床经验与学术特点。

最后是关于皮肤科中医经典的学习（具体见参考书籍）。

跟师完成任务：

（1）每周一篇跟师笔记；

（2）每月一篇经典病案整理；

（3）主持每两周一次的中医经典学习；

（4）每两周一次病案讨论（二年级规培医师提出，带教老师指导）；

（5）出科前完成一篇个人小结及跟师心得。

4. 临床综合能力

临床综合能力主要体现在岗位胜任能力，包括：①临床思维能力（具体见规培二年级实践、教学、跟师等综合要求）；②医患沟通能力（具体见规培二年级实践、教学、跟师等综合要求）；③本专业政策法规运用能力（具体见规培二年级实践要求）；④科研教学能力（参与本科室课题申报和医学论文撰写工作）；⑤协助带教老师管理规培学员（一年级）和医学生临床带教工作。

5. 出科考核

（1）理论考核：从科室题库中抽取考题，中医题目占比 80%，西医题目占比 20%。

（2）技能考核：临床基本技能操作（详见规培二年级中医、西医诊疗能力范畴）。

（九）规培第三年

1. 实践要求

【基本能力】

（1）熟练地与患者、医护人员进行积极有效的沟通，独立完成专业性问题解答、病情分析及疾病健康教育。例如：独立完成门诊及住院患者的接待工作，独立准确完成病历书写及临床操作，独立值班。

（2）掌握医疗十八项核心制度及岗位职责。

（3）具备良好的医疗心理素养及正确的职业价值观，例如：吃苦耐劳的精神，不收受红包，真心关心关爱患者。

（4）独立辨别并处理危急事件，可以完成危机防控及处理工作。

【专业能力】

中医诊疗能力：

（1）形成独立的中医思维：根据患者病情，能够独立准确地对疾病进行辨证分析、诊断，并制订准确的治疗方案、组方用药，对治疗方案及病情予以合理且专业的分析解答及疾病宣教。

（2）独立完成中医住院病历和皮肤科专科门诊病历。

（3）根据疾病特点选择正确的腧穴及其他有效的中医理疗方案，独立完成操作并有效降低风险发生概率，能够积极主动地调整治疗方案，提高治疗有效率。

西医诊疗能力：

（1）独立完成全身及专科查体。

（2）根据患者病情制订检查方案，并根据临床结果对病情进行合理解释，辅助临床诊断。

（3）独立完成皮损取材、切口换药、激光治疗等操作。

（4）独立完成心肺复苏操作。

2. 教学活动

（1）小讲课：每周一次，每次不低于 60 分钟；内容主要为专科病种及学员本专业的最新研究进展等。

（2）教学查房：每两周一次；内容主要为学员本专业方向结合临床专科病例。

（3）疑难病例讨论：每月一次；内容为学员本专业疑难病例。

（4）门诊教学：每周一次，每次不低于 50 分钟；内容主要为学员本专业中医经典。

（5）义诊：建议每季度一次，每次不低于 2 小时；内容主要为学员本专业常见病、多发病，尤其是优势病种等。

3. 跟师学习

培养侧重点：加强独立接诊能力，培养创新能力以及论文撰写能力。

首先，由于此阶段的规培医师为定科医师，需掌握本科室的常见病、多发病的独立诊治流程，提升独立中医诊疗思维能力。

其次，整理总结带教老师的学术经验等，同时结合自己临床经验，选取一个疾病方向进行中医药创新研究，并进行论文撰写。

最后，始终坚持皮肤科中医经典的学习（具体见参考书籍），并运用于实践及创新研究等。

跟师完成任务：

（1）每周一篇跟师笔记；

（2）每月一篇经典病案整理；

（3）主持每两周一次的中医经典学习；

（4）主持每两周一次的病案讨论；

（5）出科前完成一篇个人小结及跟师心得。

4. 临床综合能力

临床综合能力主要体现在岗位胜任能力，包括：①临床思维能力（具体见规培三年级实践、教学、跟师等综合要求）；②医患沟通能力（具体见规培三年级实践、教学、跟师等综合要求）；③本专业政策法规运用能力（具体见规培三年级实践要求）；④科研教学能力（参与本科室课题申报和医学论文撰写工作）；⑤协助带教老师管理规培学员和医学生临床带教工作。

5. 出科考核

（1）理论考核：从科室题库中抽取考题，中医题目占比 100%，其中中医经典至少占比 40%。

（2）技能考核：主要形式为临床模拟，内容以临床常见病患者的接诊、处置流程，以及突发情况的处理等综合能力考核为重点。

骨伤科

（一）科室病种

【常见病种】

中医病证

掌握：骨折、脱位、伤筋、内伤、骨病

熟悉：痹证、痿证、头痛、腰痛

拓展：科室优势病种

西医病种

掌握：锁骨骨折、肱骨外科颈骨折、肱骨干骨折、肱骨髁上骨折、肱骨外髁骨折、肱骨内上髁骨折、桡骨小头骨折、前臂骨双骨折、腕舟状骨骨折、掌指骨骨折、股骨颈骨折、股骨粗隆间骨折、股骨干骨折、胫骨平台骨折、胫腓骨干双骨折、踝部骨折、跟骨骨折、趾骨骨折、肋骨骨折、胸腰椎骨折脱位、骨盆骨折、肩关节前脱位、肘关节后脱位、小儿桡骨小头半脱位、落枕、腰椎椎管狭窄症、肩周炎、肱二头肌肌腱炎、肩袖损伤、肱骨外上髁炎、腕三角软骨损伤、桡骨茎突腱鞘炎、屈指肌腱腱鞘炎、捶状指、髋关节滑膜炎、膝关节创伤性滑膜炎、膝半月板损伤、膝侧副韧带损伤、膝交叉韧带损伤、踝部扭伤、跟痛症、退行性骨关节病、骨关节感染、良性骨肿瘤等

熟悉：颈椎病、急性腰扭伤、腰椎间盘突出症、粘连性肩关节炎及肩袖损伤、桡骨远端骨折、股骨头缺血性坏死、骨关节炎、骨质疏松症等

了解：腱鞘炎、股骨颈骨折、股骨粗隆间骨折、脊柱骨折（含伴有截瘫）、肩关节脱位、多发性骨折、颈椎骨折脱位、创伤性休克、骨结核、恶性骨肿瘤等

拓展：颞颌关节脱位、髋关节脱位、掌指关节脱位、趾关节脱位、地方性骨病等

【学习要求】

1. 专科学习要求

（1）熟悉骨伤科常见中医病证的病因病机、临床特点、诊断与鉴别诊断以及治疗原则。

（2）熟悉骨伤科常见西医病种的病因、发病机制、临床特点、理化检查、诊断与鉴别诊断、西医诊疗方案。

（3）掌握骨伤科优势中医病证的病因病机、临床特点、诊断与鉴别诊断以及治疗原则。

（4）掌握骨伤科优势西医病种的病因、发病机制、临床特点、理化检查、诊断与鉴别诊断、西医诊疗方案。

2. 学科源流学习要求

熟悉中医骨伤科发展的学术渊源和流派、重要医家的学术观点，以及相关学科的国内外新进展和新技术，研究方法与途径。

（二）参考书籍

推荐中医传统四大经典《神农本草经》《黄帝内经》《难经》《伤寒杂病论》作为基础读物进行阅读。

推荐研读中医骨伤学经典著作《医宗金鉴》和《厘正按摩要术》中关于正骨的相关章节。

了解、熟悉、掌握以下经典条文，随着学习领悟的深入可以将其熟练运用到临床中。

【落枕】

经典条文：

1. 失枕在肩上横骨间，折，使揄臂，齐肘正，灸脊中。

——《素问悬解·孔穴·骨空论三十一》

2. 此病俗呼落枕，乃颈项夜间误落枕下，或偶被闪挫，血滞而强作酸疼。

——《本草纲目拾遗·器用部·油木梳》

3. 失枕，头项有风，在于筋之间，因卧而气血虚者，值风发动，故失枕。

——《诸病源候论·唇口病诸候·失枕候》

【腰痛】

经典条文：

1. 劳损于肾，动伤经络，又为风冷所侵，血气击搏，故腰痛也。

——《诸病源候论·腰病诸侯》

2. 腰痛主湿热、肾虚、瘀血、挫闪，有痰积。

——《丹溪心法·腰痛》

3. 腰痛之虚证十居八九，但察其既无表邪，又无湿热，而或以年衰，或以劳苦，或以酒色斲丧，或七情忧郁所致者，则悉属真阴虚证。

——《景岳全书·杂证谟·腰痛》

医案：

雷公曰：更有一方，治腰痛如神。方用白术三两，芡实二两，薏仁三两，水煎服。

一剂即愈。此方妙在用白术，以去腰间之湿气；而芡实、薏仁，又是去湿之物，湿去而腰脐自利。汝老年恐有腰痛之疾，可服吾方，自无痛楚。亦只消一剂，多则阳旺，反非学道人所宜，妙极之方也。此方治梦遗亦神效，亦只消一剂。天师之言也。（《古今医统大全》）

（三）中医诊疗技术

1. 掌握基本的中医诊断技巧，如望、闻、问、切四诊技能。熟悉专科常用中药的性味归经、主治及其他（煎煮方法、毒性等）。

2. 熟悉八纲辨证、六经辨证、脏腑辨证、气血津液辨证、三焦辨证等辨证方法在中医骨伤科疾病诊治上的应用。

3. 熟练书写完整的中医住院病历和骨伤科专科门诊病历，正确使用中医术语，恰当分析中医病因病机，同时能够恰当给予相应的辨证分析及组方用药，并对中医治疗方案予以合理的分析解释。

4. 熟练掌握骨伤科常用的腧穴名称、功效、取穴方法，以及相关经络走行和辨证治疗意义。

5. 熟悉灸法、火罐、针刺、电针、埋针、耳针、中药熏洗、穴位贴敷、康复等常用理疗方法及操作注意事项，以及可能出现的并发症及处理方法。

（四）西医诊疗技术

1. 体格检查：熟练掌握骨科疾病的常规体格检查，以及运动系统、神经系统专科体检方法，并作出准确描述。

2. 化验检查：根据诊断及鉴别诊断需要，恰当地选择检查项目，正确填写化验单；熟练掌握血常规、肝肾功、电解质、血脂、血糖、心肌酶谱、凝血功能、乙肝两对半、肿瘤标志物、甲状腺功能等；熟悉动态心电图、动态血压、葡萄糖耐量试验等检查；了解脑电图、神经肌电图、脑血管超声检查结果判读及临床意义。

3. 影像学检查：了解基本读片方法，熟悉颈椎、胸椎、腰椎、骨盆及胸部 DR 片解读，以及骨科典型疾病影像表现。

（五）危重病员的识别及紧急处理能力

了解并能识别急危重症，掌握心肺复苏操作流程。

（六）常用方剂

熟悉：血府逐瘀汤、补阳还五汤、羌活胜湿汤、复元活血汤、独活寄生汤、葛根汤、海桐皮汤、桃红四物汤、桂枝知母芍药汤、七厘散，以及仙灵骨葆胶囊、抗骨质增生丸、云南白药、伤科接骨片、活血止痛胶囊、骨通贴膏、复方南星止痛膏、狗皮膏、青鹏膏剂、雪山金罗汉止痛涂膜剂等常用方剂和中成药的使用方法。

（七）规培第一年

1. 实践要求

【基本能力】

（1）能够与患者、医护人员进行有效的基本沟通及配合，能够简单规范地处理患者的基本诉求。例如：能够配合带教老师完成门诊及住院患者的基本接待工作、病历书写，配合带教老师完成临床基本实践操作，配合带教老师完整地完成值班工作。

（2）了解医疗十八项核心制度及岗位职责。

（3）具备良好的医疗心理素养及正确的职业价值观，例如：吃苦耐劳的精神，不收受红包，从患者的利益出发，关心关爱患者。

（4）有危机防控意识，了解危急事件的基本处理流程，能够配合带教老师完成危机防控及处理工作。

【专业能力】

中医诊疗能力：

（1）熟悉基本的中医诊断技巧，如望、闻、问、切四诊技能。了解专科常用中药的性味归经、主治及其他（煎煮方法、毒性等）。

（2）熟悉八纲辨证、六经辨证、脏腑辨证、气血津液辨证、三焦辨证等辨证方法。

（3）能够书写完整的中医住院病历和骨伤科专科门诊病历，正确使用中医术语，可以分析中医病因病机，对疾病进行辨证分析及组方用药。

（4）熟悉骨伤科常用的腧穴名称、功效、取穴方法，以及相关经络走行和辨证治疗意义。熟悉包括一指禅推法、滚法、揉法、摩法、擦法、推法、搓法、抹法、抖法、振法、按法、点法、捏法、拿法、捻法、踩跷法、拍法、击法、摇法、扳法、拔伸法等骨伤手法基本技术，了解掌握其适应证、禁忌证。

（5）熟悉灸法、火罐、针刺、电针、埋针、耳针、中药熏洗、穴位贴敷、康复等常用理疗方法及操作注意事项，以及可能出现的并发症及处理方法。

西医诊疗能力：

（1）可以完成全身体格检查；了解骨科疾病的常规体格检查，以及运动系统、神经系统专科体检方法，并做出准确描述。

（2）正确填写检验单；熟悉血常规、肝肾功、电解质、血脂、血糖、心肌酶谱、凝血功能、乙肝两对半、肿瘤标志物、甲状腺功能、动态心电图、动态血压、葡萄糖耐量试验等检查及临床意义。

（3）了解基本读片方法；熟悉颈椎、胸椎、腰椎、骨盆及胸部 DR 片解读，以及骨科典型疾病影像表现。

（4）熟悉心肺复苏操作流程。

2. 教学活动

（1）小讲课：每周一次，每次不低于 40 分钟；内容主要为专科病种的中医病因病机、类证鉴别、辨证论治、发病机制、临床表现、理化检查、诊断与鉴别诊断、治疗方法等。

（2）教学查房：每两周一次；内容主要为专科特色病例。

（3）疑难病例讨论：每月一次；内容为临床专科遇到的疑难病例。

（4）门诊教学：每周一次，每次不低于 30 分钟；内容主要为专科病种的中医经典等。

（5）义诊：建议每季度一次，每次不低于 2 小时；内容主要为本专科常见病、多发病，尤其是优势病种等。

3. 跟师学习

培养侧重点：师生间的磨合、跟师抄方以及中医经典的学习。

首先，由于一年级的规培医师临床经验相对较少，且跟师学习时间短，对带教老师以及骨伤科的常见病、多发病的了解相对不足，需一定的时间进行师生间的磨合，即了解带教老师门诊的病种情况、中医思维以及日常门诊习惯等；同时，带教老师也对规培医师的中医理论进行评估。

其次是跟师抄方，通过抄方直接观察带教老师的临证思路与用药规律，掌握其临床经验与学术特点。

最后是关于骨伤科中医经典的学习（具体见参考书籍）。

跟师完成任务：

（1）每周一篇跟师笔记；

（2）每月一篇经典病案整理；

（3）每两周一次中医经典学习分享（一年级规培医师分享，带教老师指导）；

（4）参与每两周一次的病案讨论；

（5）出科前完成一篇个人小结及跟师心得。

4. 临床综合能力

临床综合能力主要体现在岗位胜任能力，包括：①临床思维能力（具体见规培一年级实践、教学、跟师等综合要求）；②医患沟通能力（具体见规培一年级实践、教学、跟师等综合要求）；③本专业政策法规运用能力（具体见规培一年级实践要求）；④科研教学能力（一年级规培生能够独立完成文献查阅）；⑤协助带教老师对本科室轮转实习生进行管理。

5. 出科考核

（1）理论考核：从科室题库中抽取考题，中医题目占比50%，西医题目占比50%。

（2）技能考核：临床基本技能操作（详见规培一年级中医、西医诊疗能力范畴）。

（八）规培第二年

1. 实践要求

【基本能力】

（1）能够与患者、医护人员进行完整有效的沟通，能够熟练处理患者的基本诉求，并进行基本病情分析及疾病健康教育。例如：能够独立完成门诊及住院患者的基本接待工作、病历书写，独立完成临床基本实践操作，主动配合带教老师完整地完成值班工作。

（2）熟悉医疗十八项核心制度及岗位职责。

（3）具备良好的医疗心理素质及正确的职业价值观，例如：吃苦耐劳的精神，不收受红包，主动关心关爱患者。

（4）有危机防控意识，学习辨别急危重症，熟悉危急情况的处理流程，能够主动配合带教老师完成危机防控及处理工作。

【专业能力】

中医诊疗能力：

（1）掌握基本的中医诊断技巧，如望、闻、问、切四诊技能。熟悉专科常用中药的性味归经、主治及其他（煎煮方法、毒性等）。

（2）熟悉八纲辨证、六经辨证、脏腑辨证、气血津液辨证、三焦辨证等辨证方法在中医骨伤科疾病诊治上的应用。

（3）熟练书写完整的中医住院病历和骨伤科专科门诊病历，熟练使用中医术语，恰当分析中医病因病机，对疾病进行辨证分析及组方用药，并对治疗方案予以合理的分析解释。

（4）掌握骨伤科推拿手法操作，包括一指禅推法、滚法、揉法、摩法、擦法、推法、搓法、抹法、抖法、振法、按法、点法、捏法、拿法、捻法、踩跷法、拍法、击法、摇法、扳法、拔伸法等骨伤基本技术，熟悉其适应证、禁忌证。熟练掌握点法、压法、平推法、拿法、扫散法、运法、摇法、拔伸法在临床上的运用。熟悉本科室特色骨伤技术和技能及其适应证、禁忌证。

（5）掌握灸法、火罐、针刺、电针、埋针、耳针、中药熏洗、穴位贴敷、康复等常用理疗方法的临床治疗意义及并发症处理方法。

西医诊疗能力：

（1）熟练完成全身体格检查，熟悉掌握骨伤科疾病的常规体格检查，以及运动系统、神经系统专科体检方法，并做出准确描述。

（2）根据患者病情熟练填写检验申请单；掌握血常规、肝肾功、电解质、血脂、血糖、心肌酶谱、凝血功能、乙肝两对半、肿瘤标志物、甲状腺功能、动态心电图、动态血压、葡萄糖耐量试验等检查结果判读及临床意义。

（3）掌握颈椎、胸椎、腰椎、骨盆及胸部 DR 片解读，以及骨科典型疾病影像表现。

（4）熟悉腰椎穿刺术的规范操作流程、适应证；在带教老师陪同下完成相关操作。

（5）掌握心肺复苏操作。

2. 教学活动

（1）小讲课：每周一次，每次不低于 50 分钟；内容主要为专科病种的中医病因病机、类证鉴别、辨证论治、发病机制、临床表现、理化检查、诊断与鉴别诊断、治疗方法、急危重抢救等。

（2）教学查房：每两周一次；内容主要为专科特色病例。

（3）疑难病例讨论：每月一次；内容为临床专科遇到的疑难病例。

（4）门诊教学：每周一次，每次不低于 40 分钟；内容主要为专科病种的中医经典等。

（5）义诊：建议每季度一次，每次不低于 2 小时；内容主要为本专科常见病、多发病，尤其是优势病种等。

3. 跟师学习

培养侧重点：接诊能力以及中医辨证思维能力。

首先，由于二年级的规培医师已经有一定的临床实践经验及知识储备，可以重点培养其针对带教老师门诊的初诊患者进行诊疗。由规培医师首先对患者进行问诊、书写门诊病历并初步制定理法方药，然后交由带教老师指导。

其次是跟师抄方，通过抄方直接观察带教老师的临证思路与用药规律，掌握其临床经验与学术特点。

最后是关于骨伤科中医经典的学习（具体见参考书籍）。

跟师完成任务：

（1）每周一篇跟师笔记；

（2）每月一篇经典病案整理；

（3）主持每两周一次的中医经典学习；

（4）每两周一次病案讨论（二年级规培医师提出，带教老师指导）；

（5）出科前完成一篇个人小结及跟师心得。

4. 临床综合能力

临床综合能力主要体现在岗位胜任能力，包括：①临床思维能力（具体见规培二年级实践、教学、跟师等综合要求）；②医患沟通能力（具体见规培二年级实践、教学、跟师等综合要求）；③本专业政策法规运用能力（具体见规培二年级实践要求）；④科研教学能力（参与本科室课题申报和医学论文撰写工作）；⑤协助带教老师管理规培学员（一年级）和医学生临床带教工作。

5. 出科考核

（1）理论考核：从科室题库中抽取考题，中医题目占比80%，西医题目占比20%。

（2）技能考核：临床基本技能操作（详见规培二年级中医、西医诊疗能力范畴）。

（九）规培第三年

1. 实践要求

【基本能力】

（1）熟练地与患者、医护人员进行积极有效的沟通，独立完成专业性问题解答、病情分析及疾病健康教育。例如：独立完成门诊及住院患者的接待工作，独立准确地完成病历书写及临床操作，独立值班。

（2）掌握医疗十八项核心制度及岗位职责。

（3）具备良好的医疗心理素养及正确的职业价值观，例如：吃苦耐劳的精神，不收受红包，真心关心关爱患者。

（4）独立辨别并处理危急事件，可以完成危机防控及处理工作。

【专业能力】

中医诊疗能力：

（1）形成独立的中医思维：根据患者病情，能够独立准确地对疾病进行辨证分析、诊断，并制订准确的治疗方案、组方用药，对治疗方案及病情予以合理且专业的分析解答及疾病宣教。

（2）独立完成中医住院病历和骨伤科专科门诊病历。

（3）根据疾病特点选择正确的腧穴及其他有效的中医理疗方案，独立完成操作并有效降低风险发生概率，能够积极主动地调整治疗方案，提高治疗有效率。

（4）熟练运用推拿手法操作，包括一指禅推法、滚法、揉法、摩法、擦法、推法、搓法、抹法、抖法、振法、按法、点法、捏法、拿法、捻法、踩跷法、拍法、击法、摇法、扳法、拔伸法等骨伤基本技术，熟练掌握其适应证、禁忌证。熟练运用运动关节类手法在临床上的运用：如颈椎斜扳法、胸椎对抗复位扳法、腰椎斜扳法等。熟练运用本科室特色骨伤技术和技能，掌握其适应证、禁忌证。

西医诊疗能力：

（1）独立完成全身及骨科疾病的常规体格检查，以及运动系统、神经系统专科体检。

（2）根据患者病情制订检查方案，并根据临床结果对病情进行合理解释，辅助临床诊断。

（3）独立完成心肺复苏操作。

2. 教学活动

（1）小讲课：每周一次，每次不低于 60 分钟；内容主要为专科病种及学员本专业的最新研究进展等。

（2）教学查房：每两周一次；内容主要为学员本专业方向结合临床专科病例。

（3）疑难病例讨论：每月一次；内容为学员本专业疑难病例。

（4）门诊教学：每周一次，每次不低于 50 分钟；内容主要为学员本专业中医经典。

（5）义诊：建议每季度一次，每次不低于 2 小时；内容主要为学员本专业常见病、多发病，尤其是优势病种等。

3. 跟师学习

培养侧重点：加强独立接诊能力，培养创新能力以及论文撰写能力。

首先，由于此阶段的规培医师为定科医师，需掌握本科室的常见病、多发病的独立诊治流程，提升独立中医诊疗思维能力。

其次，整理总结带教老师的学术经验等，同时结合自己临床经验，选取一个疾病方向进行中医药创新研究，并进行论文撰写。

最后，始终坚持骨伤科中医经典的学习（具体见参考书籍），并运用于实践及创新研究等。

跟师完成任务：

（1）每周一篇跟师笔记；

（2）每月一篇经典病案整理；

（3）主持每两周一次的中医经典学习；

（4）主持每两周一次的病案讨论；

（5）出科前完成一篇个人小结及跟师心得。

4. 临床综合能力

临床综合能力主要体现在岗位胜任能力，包括：①临床思维能力（具体见规培三年级实践、教学、跟师等综合要求）；②医患沟通能力（具体见规培三年级实践、教学、跟师等综合要求）；③本专业政策法规运用能力（具体见规培三年级实践要求）；④科研教学能力（参与本科室课题申报和医学论文撰写工作）；⑤协助带教老师管理规培学员和医学生临床带教工作。

5. 出科考核

（1）理论考核：从科室题库中抽取考题，中医题目占比 100%，其中中医经典至少占比 40%。

（2）技能考核：主要形式为临床模拟，内容以临床常见病患者的接诊、处置流程，以及突发情况的处理等综合能力考核为重点。

眼科

（一）科室病种

【常见病种】

中医病证

掌握：白涩症、聚星障、睑腺炎、圆翳内障

熟悉：瞳神紧小、胞生痰核、暴风客热、花翳白陷

拓展：视歧、时复症、视瞻昏渺、云雾移睛、绿风内障、青风内障

西医病种

掌握：眼干燥症、角膜炎、睑腺炎、白内障

熟悉：葡萄膜炎、霰粒肿、结膜炎、角膜溃疡

了解：眼肌麻痹、过敏性结膜炎、糖尿病视网膜病变、干湿性老年黄斑变性、玻璃体混浊、急性闭角型青光眼、开角型青光眼

拓展：视网膜色素变性、新生血管性青光眼、中心性浆液性脉络视网膜病变、眼

底出血、玻璃体积血

【学习要求】

1. 专科学习要求

（1）熟悉眼科常见中医病证的病因病机、临床特点、诊断与鉴别诊断以及治疗原则。

（2）熟悉眼科常见西医病种的病因、发病机制、临床特点、理化检查、诊断与鉴别诊断、西医诊疗方案。

（3）掌握眼科优势中医病证的病因病机、临床特点、诊断与鉴别诊断以及治疗原则。

（4）掌握眼科优势西医病种的病因、发病机制、临床特点、理化检查、诊断与鉴别诊断、西医诊疗方案。

2. 学科源流学习要求

熟悉中医眼科发展的学术渊源和流派、重要医家的学术观点，以及相关学科的国内外新进展和新技术，研究方法与途径。

（二）参考书籍（各科室不同）

推荐明清著名医家如陈修园、徐大椿、喻昌等人对《黄帝内经》《伤寒杂病论》等经典的评析著述，以及《中医眼科学》《秘传眼科龙木论》《审视瑶函》《银海精微》，可作为本阶段基础理论及方剂读物。

推荐明清代著名医家如邹澍所著《本经疏证》、汪昂所著《本草备要》等对《神农本草经》的整理、注解，可作为本阶段基础中药学读物。

推荐中医传统四大经典《神农本草经》《黄帝内经》《难经》《伤寒杂病论》作为进阶理论及方剂读物进行阅读。

推荐清代叶天士《温热论》、吴鞠通《温病条辨》配合《伤寒杂病论》进行阅读。

推荐《明清十八家名医医案》《原机启微》《医学衷中参西录》作为实践学习读物。

推荐《中医眼科六经法要》《医学衷中参西录》作为流派特色读物。

（三）中医诊疗技术

1. 掌握基本的中医诊断技巧，如望、闻、问、切四诊技能。熟悉专科常用中药的性味归经、主治及其他（煎煮方法、毒性等）。

2. 熟悉八纲辨证、六经辨证、脏腑辨证、气血津液辨证、三焦辨证等辨证方法在中医眼科疾病诊治上的应用。

3. 熟练书写完整的中医住院病历和眼科专科门诊病历，正确使用中医术语，恰当分析中医病因病机，同时能够恰当给予相应的辨证分析及组方用药，并对中医治疗方案予以合理的分析解释。

4. 熟练掌握眼科常用的腧穴名称、功效、取穴方法，以及相关经络走行和辨证治疗意义。

5. 熟悉灸法、火罐、针刺、电针、埋针、耳针、中药熏洗、穴位贴敷、穴位注射、穴位注射等常用理疗方法及操作注意事项，以及可能出现的并发症及处理方法。

（四）西医诊疗技术

1. 体格检查：了解、熟悉并规范掌握全身体格检查；规范掌握眼科查体要求。

2. 化验检查：根据诊断及鉴别诊断需要，恰当地选择检查项目，正确填写化验单；熟练掌握血常规、肝肾功、电解质、血脂、血糖、心肌酶谱、凝血功能、乙肝两对半、肿瘤标志物、甲状腺功能等；熟悉动态心电图、动态血压、葡萄糖耐量试验等检查。

3. 影像学检查：了解基本读片方法，熟悉胸片、胸部 CT，头颅、眼眶 CT 及 MRI，眼底照相，眼部 B 超。

4. 规范操作裂隙灯、检眼镜；眼压计、电脑验光仪、视觉电生理检查结果判读及临床意义。

5. 荧光素眼底血管造影（FFA）及光学相干断层扫描（OCT）阅片能力。

（五）危重病员的识别及紧急处理能力

了解并能识别急危重症，掌握心肺复苏操作流程，掌握"中风120"绿色通道流程。

（六）常用方剂

熟悉：石决明散、驻景丸、新制柴连汤、明目地黄丸、六味地黄丸、龙胆泻肝汤、羚羊角汤、小续命汤、半夏白术天麻汤、血府逐瘀汤、通窍活血汤、身痛逐瘀汤、补阳还五汤、天麻钩藤饮、镇肝熄风汤、补中益气汤、半夏厚朴汤、温胆汤、柴胡疏肝散、黄连解毒汤、芎芷石膏汤、丹栀逍遥散、参苓白术散、地黄饮子、归脾汤、天王补心丹、七福饮、还少丹、人参养营汤、加味四物汤、定痫丸、大补元煎、大定风珠、菖蒲郁金汤、四妙丸、华佗再造丸、薯蓣丸、苏合香丸、左归丸、桃仁承气汤、涤痰汤、安宫牛黄丸、至宝丹、紫雪丹、三七制剂、银杏叶制剂等常用方剂和中成药的辨证使用。

（七）规培第一年

1. 实践要求

【基本能力】

（1）能够与患者、医护人员进行有效的基本沟通及配合，能够简单规范地处理患者基本诉求。例如：能够配合带教老师完成门诊及住院患者的基本接待工作、病历书写，配合带教老师完成临床基本实践操作，配合带教老师完整地完成值班工作。

（2）了解医疗十八项核心制度及岗位职责。

（3）具备良好的医疗心理素养及正确的职业价值观，例如：吃苦耐劳的精神，不收受红包，从患者的利益出发，关心关爱患者。

（4）有危机防控意识，了解危急事件的基本处理流程，能够配合带教老师完成危机防控及处理工作。

【专业能力】

中医诊疗能力：

（1）熟悉基本的中医诊断技巧，如望、闻、问、切四诊技能。了解专科常用中药的性味归经、主治及其他（煎煮方法、毒性等）。

（2）熟悉八纲辨证、六经辨证、脏腑辨证、气血津液辨证、三焦辨证等辨证方法。

（3）能够书写完整的中医住院病历和眼科专科门诊病历，正确使用中医术语，可以分析中医病因病机，对疾病进行辨证分析及组方用药。

（4）熟悉眼科常用的腧穴名称、功效、取穴方法，以及相关经络走行和辨证治疗意义。

（5）熟悉灸法、火罐、针刺、电针、埋针、耳针、中药熏洗、穴位贴敷、穴位注射、康复等常用理疗方法及操作注意事项，以及可能出现的并发症及处理方法。

西医诊疗能力：

（1）可以完成全身体格检查；了解眼科查体。

（2）正确填写检验单；熟悉血常规、肝肾功、电解质、血脂、血糖、心肌酶谱、凝血功能、乙肝两对半、肿瘤标志物、甲状腺功能、动态心电图、动态血压、葡萄糖耐量试验等检查及临床意义。

（3）了解基本读片方法；熟悉胸片、胸部 CT，头颅、眼眶 CT 及 MRI，眼底照相，眼部 B 超。

（4）了解裂隙灯、检眼镜规范操作流程；了解眼压计、电脑验光仪、视觉电生理检查的结果判读及临床意义。

（5）了解荧光素眼底血管造影（FFA）及光学相干断层扫描（OCT）影像结果及临床意义。

（6）熟悉心肺复苏操作流程。

2. 教学活动

（1）小讲课：每周一次，每次不低于 40 分钟；内容主要为专科病种的中医病因病机、类证鉴别、辨证论治、发病机制、临床表现、理化检查、诊断与鉴别诊断、治疗方法等。

（2）教学查房：每两周一次；内容主要为专科特色病例。

（3）疑难病例讨论：每月一次；内容为临床专科遇到的疑难病例。

（4）门诊教学：每周一次，每次不低于 30 分钟；内容主要为专科病种的中医经典等。

（5）义诊：建议每季度一次，每次不低于 2 小时；内容主要为本专科常见病、多发病，尤其是优势病种（如白涩症、聚星障、睑腺炎、圆翳内障）等。

3. 跟师学习

培养侧重点：师生间的磨合、跟师抄方以及中医经典的学习。

首先，由于一年级的规培医师临床经验相对较少，且跟师学习时间短，对带教老师以及眼科的常见病、多发病的了解相对不足，需一定的时间进行师生间的磨合，即了解带教老师门诊的病种情况、中医思维以及日常门诊习惯等；同时，带教老师也对规培医师的中医理论进行评估。

其次是跟师抄方，通过抄方直接观察带教老师的临证思路与用药规律，掌握其临床经验与学术特点。

最后是关于眼科中医经典的学习（具体见参考书籍）。

跟师完成任务：

（1）每周一篇跟师笔记；

（2）每月一篇经典病案整理；

（3）每两周一次中医经典学习分享（一年级规培医师分享，带教老师指导）；

（4）参与每两周一次的病案讨论；

（5）出科前完成一篇个人小结及跟师心得。

4. 临床综合能力

临床综合能力主要体现在岗位胜任能力，包括：①临床思维能力（具体见规培一年级实践、教学、跟师等综合要求）；②医患沟通能力（具体见规培一年级实践、教学、跟师等综合要求）；③本专业政策法规运用能力（具体见规培一年级实践要求）；④科研教学能力（一年级规培生能够独立完成文献查阅）；⑤协助带教老师对本科室轮转实习生进行管理。

5. 出科考核

（1）理论考核：从科室题库中抽取考题，中医题目占比 50%，西医题目占比 50%。

（2）技能考核：临床基本技能操作（详见规培一年级中医、西医诊疗能力范畴）。

（八）规培第二年

1. 实践要求

【基本能力】

（1）能够与患者、医护人员进行完整有效的沟通，能够熟练处理患者的基本诉求，并进行基本病情分析及疾病健康教育。例如：能够独立完成门诊及住院患者的基本接待工作、病历书写，独立完成临床基本实践操作，主动配合带教老师完整地完成值班工作。

（2）熟悉医疗十八项核心制度及岗位职责。

（3）具备良好的医疗心理素养及正确的职业价值观，例如：吃苦耐劳的精神，不收受红包，主动关心关爱患者。

（4）有危机防控意识，学习辨别急危重症，熟悉危急情况的处理流程，能够主动配合带教老师完成危机防控及处理工作。

【专业能力】

中医诊疗能力：

（1）掌握基本的中医诊断技巧，如望、闻、问、切四诊技能。熟悉专科常用中药的性味归经、主治及其他（煎煮方法、毒性等）。

（2）熟悉八纲辨证、六经辨证、脏腑辨证、气血津液辨证、三焦辨证等辨证方法在中医眼科疾病诊治上的应用。

（3）熟练书写完整的中医住院病历和眼科专科门诊病历，熟练使用中医术语，恰当分析中医病因病机，对疾病进行辨证分析及组方用药，并对治疗方案予以合理的分析解释。

（4）掌握眼科常用的腧穴名称、功效、取穴方法，以及相关经络走行和辨证治疗意义。

（5）掌握灸法、火罐、针刺、电针、埋针、耳针、中药熏洗、穴位贴敷、穴位注射、康复等常用理疗方法的临床治疗意义及并发症处理方法。

西医诊疗能力：

（1）熟练完成全身体格检查，熟悉眼科查体。

（2）根据患者病情熟练填写检验申请单；掌握血常规、肝肾功、电解质、血脂、血糖、心肌酶谱、凝血功能、乙肝两对半、肿瘤标志物、甲状腺功能、动态心电图、动态血压、葡萄糖耐量试验等检查结果判读及临床意义。

（3）掌握胸片、胸部 CT，头颅、眼眶 CT 及 MRI，眼底照相，眼部 B 超适应证及结果判读。

（4）熟悉裂隙灯、检眼镜、眼压计、电脑验光仪、视觉电生理检查的规范操作流程、适应证；在带教老师陪同下完成相关操作。

（5）熟悉常见眼科疾病荧光素眼底血管造影（FFA）及光学相干断层扫描（OCT）影像结果及临床意义。

（6）掌握心肺复苏操作。

2. 教学活动

（1）小讲课：每周一次，每次不低于 50 分钟；内容主要为专科病种的中医病因病机、类证鉴别、辨证论治、发病机制、临床表现、理化检查、诊断与鉴别诊断、治疗方法、急危重抢救等。

（2）教学查房：每两周一次；内容主要为专科特色病例。

（3）疑难病例讨论：每月一次；内容为临床专科遇到的疑难病例。

（4）门诊教学：每周一次，每次不低于 40 分钟；内容主要为专科病种的中医经典等。

（5）义诊：建议每季度一次，每次不低于 2 小时；内容主要为本专科常见病、多发病，尤其是优势病种等。

3. 跟师学习

培养侧重点：接诊能力以及中医辨证思维能力。

首先，由于二年级的规培医师已经有一定的临床实践经验及知识储备，可以重点培养其针对带教老师门诊的初诊患者进行诊疗。由规培医师首先对患者进行问诊、书写门诊病历并初步制定理法方药，然后交由带教老师指导。

其次是跟师抄方，通过抄方直接观察带教老师的临证思路与用药规律，掌握其临床经验与学术特点。

最后是关于眼科中医经典的学习（具体见参考书籍）。

跟师完成任务：

（1）每周一篇跟师笔记；

（2）每月一篇经典病案整理；

（3）主持每两周一次的中医经典学习；

（4）每两周一次病案讨论（二年级规培医师提出，带教老师指导）；

（5）出科前完成一篇个人小结及跟师心得。

4. 临床综合能力

临床综合能力主要体现在岗位胜任能力，包括：①临床思维能力（具体见规培二年级实践、教学、跟师等综合要求）；②医患沟通能力（具体见规培二年级实践、教学、跟师等综合要求）；③本专业政策法规运用能力（具体见规培二年级实践要求）；④科研教学能力（参与本科室课题申报和医学论文撰写工作）；⑤协助带教老师管理规培学员（一年级）和医学生临床带教工作。

5. 出科考核

（1）理论考核：从科室题库中抽取考题，中医题目占比80%，西医题目占比20%。

（2）技能考核：临床基本技能操作（详见规培二年级中医、西医诊疗能力范畴）。

（九）规培第三年

1. 实践要求

【基本能力】

（1）熟练地与患者、医护人员进行积极有效的沟通，独立完成专业性问题解答、病情分析及疾病健康教育。例如：独立完成门诊及住院患者的接待工作，独立准确完成病历书写及临床操作，独立值班。

（2）掌握医疗十八项核心制度及岗位职责。

（3）具备良好的医疗心理素养及正确的职业价值观，例如：吃苦耐劳的精神，不收受红包，真心关心关爱患者。

（4）独立辨别并处理危急事件，可以完成危机防控及处理工作。

【专业能力】

中医诊疗能力：

（1）形成独立的中医思维：根据患者病情，能够独立准确地对疾病进行辨证分析、诊断，并制订准确的治疗方案、组方用药，对治疗方案及病情予以合理且专业的分析解答及疾病宣教。

（2）独立完成中医住院病历和眼科专科门诊病历。

（3）根据疾病特点选择正确的腧穴及其他有效的中医理疗方案，独立完成操作并有效降低风险发生概率，能够积极主动地调整治疗方案，提高治疗有效率。

西医诊疗能力：

（1）独立完成全身及眼科查体。

（2）根据患者病情制订检查方案，并根据临床结果对病情进行合理解释，辅助临床诊断。

（3）独立完成裂隙灯、检眼镜、眼压计、电脑验光仪、视觉电生理检查的规范操作流程，掌握适应证。

（4）根据病情完成眼科疾病荧光素眼底血管造影（FFA）及光学相干断层扫描（OCT）影像结果的解读，并指导临床诊断及治疗。

（5）独立完成心肺复苏操作。

2. 教学活动

（1）小讲课：每周一次，每次不低于60分钟；内容主要为专科病种及学员本专业的最新研究进展等。

（2）教学查房：每两周一次；内容主要为学员本专业方向结合临床专科病例。

（3）疑难病例讨论：每月一次；内容为学员本专业疑难病例。

（4）门诊教学：每周一次，每次不低于50分钟；内容主要为学员本专业中医经典。

（5）义诊：建议每季度一次，每次不低于2小时；内容主要为学员本专业常见病、多发病，尤其是优势病种等。

3. 跟师学习

培养侧重点：加强独立接诊能力，培养创新能力以及论文撰写能力。

首先，由于此阶段的规培医师为定科医师，需掌握本科室的常见病、多发病的独立诊治流程，提升独立中医诊疗思维能力。

其次，整理总结带教老师的学术经验等，同时结合自己临床经验，选取一个疾病方向进行中医药创新研究，并进行论文撰写。

最后，始终坚持眼科中医经典学习（具体见参考书籍），并运用于实践及创新研究等。

跟师完成任务：

（1）每周一篇跟师笔记；

（2）每月一篇经典病案整理；

（3）主持每两周一次的中医经典学习；

（4）主持每两周一次的病案讨论；

（5）出科前完成一篇个人小结及跟师心得。

4. 临床综合能力

临床综合能力主要体现在岗位胜任能力，包括：①临床思维能力（具体见规培三年级实践、教学、跟师等综合要求）；②医患沟通能力（具体见规培三年级实践、教学、跟师等综合要求）；③本专业政策法规运用能力（具体见规培三年级实践要求）；④科研教学能力（参与本科室课题申报和医学论文撰写工作）；⑤协助带教老师管理规培学员和医学生临床带教工作。

5. 出科考核

（1）理论考核：从科室题库中抽取考题，中医题目占比100%，其中中医经典至少占比40%。

（2）技能考核：主要形式为临床模拟，内容以临床常见病患者的接诊、处置流程，以及突发情况的处理等综合能力考核为重点。

附件：

附件1　裂隙灯的操作步骤及常用检查方法

（一）操作前准备

1. 环境准备：相对较暗的室内。

2. 仪器准备：基础归零，包括光刀长度调为"8"或"9"，宽度为"0"，目镜焦度调为"0"，松开锁轮，放大倍率调至低倍。

3. 检查者准备：穿白大褂或工作服，清洗双手。

4. 被检者准备：了解病史，可先进行一般眼科检查。

（二）操作步骤

1. 根据被检者体形，调整座椅高低及位置，使检查者和被检者处于舒适位置。被检者摘除框架眼镜，检查者指导被检者将额头和下颌分别放在额靠和下颌托上面，并调整好高度，使被检者外眦高度位于眼位线水平。

2. 检查前向被检者做适当解释，检查时嘱被检查注视指示灯或直视显微镜。

3. 嘱被检者闭眼，开启照明系统，调整各部件，使裂隙灯与显微镜成30°~50°，灯光从颞侧射入。利用被检者的睫毛或鼻梁作为对焦目标，调整好焦距，然后调整双目显微镜，使其间距与检查者瞳距相一致。

4. 根据被检者情况选用不同的照明方法进行检查。对于规范操作而言，需从前到后依次检查被检者的眼部情况。首先将光刀宽度调为最宽，观察睫毛情况，让被检者睁开眼睛，直视正前方，检查角膜、结膜的大致情况；然后调节光刀宽度细微观察角膜、虹膜、前房、晶状体及前1/3玻璃体等的情况。

（三）操作后

整理及清洁用物，及时关闭电源，物归原处。检查者需用消毒液或洗手液洗手；

如发现检查仪器有问题应及时调整维修，以确保裂隙灯显微镜检查结果的准确性。

（四）注意事项

1. 检查前不可用眼膏涂眼。

2. 检查时禁忌强光眩眼。

3. 1 次观察时间不宜太长。

4. 如被检者眼部刺激症状明显，可滴少量眼部表面麻醉药。

5. 询问被检者检查时有无不适，如有不适及时处理。耐心解答被检者的疑惑。

（五）常用检查方法

1. 弥散照明法：此法是裂隙灯常用的检查方法，照明光源斜向投射，投射观察角 45°（30°~50°），光源加覆磨砂滤光片，并充分开大裂隙，使眼表处于一种弥散照明状态，用高亮度、低倍显微镜进行观察。

弥散照明法常用于眼前段的快速初步检查，包括眼睑、结膜、泪膜、角膜、巩膜、前房、虹膜、瞳孔、晶状体等，是检查角膜大体水肿的最好方法。将宽光束对在角膜周边，使角膜水肿面在角膜中央呈现灰色，如发现病变再改用其他方法检查。同时也可用于软性角膜接触镜、硬性角膜接触镜的配适评估。这一方法主要是检查眼部的颜色和形态的变化，以判断病变。

2. 直接照射法：此法为裂隙灯显微镜检查法之基础。其基本特点是裂隙灯和显微镜的焦点重合。光源从左侧或右侧成 40°~65°投射到角膜组织上，将裂隙调到很细的宽度形成"光刀"，将显微镜的焦点投射到被检查组织上从而对组织进行细微地观察。用中至高倍亮度、中至高倍显微镜进行观察。

光线的焦点与眼睛接触后，其光学效果取决于被光线通过的组织的透明度。如光线焦点落于不透明的组织上，如巩膜和虹膜时，则因大部分光线被反射，一部分被分散和吸收，而得到光亮而整齐的照射区。但如果焦点光线通过一透明而分散光线的间质如角膜和晶状体时，则形成乳白色的光学平行六面体。其所以如此，是由于角膜或晶状体在弥散光线下虽然是透明的，但它们由复杂的细胞组成，仍属于不均匀的介质。当光线透过时，由于组织内部的结构，可使光线发生反射、屈折和分散，终至在角膜或晶状体上形成乳白色的光学平行六面体。

宽光照射：如将裂隙放宽至 1 mm（即为宽度之半），称为宽光照射，以便检查以前用弥散光线照射法用低倍镜所见的病变，或发现以前所未见到的病变。宽光照射可以全面观察角膜的弯曲度、厚度、有无角膜浸润、角膜溃疡、角膜异物、角膜后沉着物、瞳孔、虹膜等各层次、形态及病变。

窄光照射：如将裂隙缩小，则光学平行六面体之前后两面同时变窄，但前后的厚度不变，即为窄光照射，当缩小至 0.5 mm 以下时，即可成光学切面。窄光照射便于确定病变位置，分辨角膜伤口是否为穿通性，以及观察其他细致的病变。因为光线较弱，为达成较好的检查，检查者之眼需在良好的暗适应状态。

圆锥光线：此法采用极小的圆孔代替平常所用的裂隙，由此小圆孔发出圆锥形光线。当圆锥形光线照射到前房中时，最轻度的房水浑浊也可以被检查出来，在房水中可见有浮游的微粒。采用此法检查时，应使暗室极度黑暗，检查者处于很好的暗适应状态，否则不宜看出此细致变化。操作时，将裂隙灯长度调至最小，宽度最宽，高亮度，中至高倍放大率进行观察。在观察时，将焦点对准虹膜，观察房水的情况。

3. 后部反光照明法：借后部反射回来的光线检查透明的、半透明的、正常的和病变的组织，检查时将裂隙灯的焦点照射于目标后方的不透明组织上或反光面上，而显微镜的焦点调整到被检查的组织上，利用投射在虹膜、晶状体或视网膜上而产生的反射光相对应的前部组织进行观察。如观察晶状体前部时，须将光线焦点照射于晶状体后囊上，或利用从眼底反出的光线。直接后部反光照明法，即被检查的组织恰好位于反射光线的路线上。临床上常用来观察角膜后壁的沉淀物、角膜上皮或角膜内皮水肿、角膜深层异物、角膜新生血管、角膜上的纤维瘢痕等。如将裂隙灯的光线焦点照射在晶状体后囊上，利用其反光还可观察晶状体的细小空泡以及虹膜萎缩、白内障等。间接后部反光照射法，即被检查的组织位于反射光线的路线的一侧，以无光线的区域为背景进行观察。可检查角膜浸润、角膜皱褶等，也可用于检测角膜接触镜镜片沉淀物，如蛋白质沉淀物等。

在用后部反光照射法时，病变随背景反光颜色的不同而显出不同的色泽。如晶状体小泡，当以晶状体后囊为反光屏时则呈蓝灰色，而以眼底为背景时则呈黄红色。

4. 镜面反光照射法：利用照射光线在角膜或晶状体表面形成的表面反光区，与直接焦点照射法的光学平行六面体相重合，借该区光度的增强，而检查该处的组织。此时被照射的反光带光辉夺目，恰似反光的镜面，故名为镜面反光照射法。利用此法，可以查见角膜表面泪膜上的脱落细胞、角膜内皮细胞的镶嵌形态以及晶状体前囊和后囊及成人核上的花纹等。需要注意的是，此法需用单眼观察。

5. 角膜缘分光照射法：又叫角膜缘散射照明法。此法是利用角膜的透明性能，先将裂隙灯光源直接投射在角膜缘上，光线在角膜组织内形成全反射，在角巩膜缘上形成一环形光晕，再将显微镜焦点聚焦在角膜上，可以清晰地显示角膜组织的透明度情况，以对侧的角膜缘处最清楚。在正常时，除角巩膜缘呈现光晕及一环形阴影（由巩膜突所造成）外，角膜本身将无所见。但如角膜某处混浊，该处可见明显的灰白色遮光体。角膜缘分光照明法适用于检查角膜的细微变化，常用于检查角膜沉淀物、角膜浸润、角膜水疱、角膜血管、角膜水肿和角膜瘢痕等病变，也可用于检测角膜接触镜镜片沉淀物。

6. 间接照射法：本法是把光线照射到组织的一部分上，借光线在组织内的分散、屈折和反射，对在被照射处附近的遮光物加以分辨。此时显微镜的焦点与照射镜发出光线的焦点不在一起，光线的焦点在遮光物上。本法也可以说是角巩膜缘分光照明法与后方反光照射法的联合应用。入射光线与观察线的角度要大，并且慢慢移动光线将会有助于观察。此法可用于检查虹膜内出血、虹膜血管、角膜中的水泡以及血管等，还可通过照射靠近瞳孔的虹膜观察瞳孔括约肌。

附件2 检眼镜检查流程

（一）准备工作

1. 环境准备：检查应在暗室环境中进行。

2. 被检者准备：

（1）向被检者解释操作步骤，并告知此检查并无风险，但明亮的光线照进眼睛可引起不适的感觉；

（2）嘱被检者坐下，双腿不交叉。移除被检者框架眼镜，透明接触镜不影响检查，可不摘除；

（3）对瞳孔较小、年纪较大或需要详细检查眼底的被检者，条件允许时检查前最好散瞳（排除散瞳禁忌证）。

（二）检查步骤

1. 侧照法检查屈光介质有无浑浊：

（1）检查右眼时，检查者站在被检者右侧，右手持检眼镜。将检眼镜置于被检者眼前10~15 cm偏颞侧，指引被检者去除眼镜并注视远处视标，与被检者视线成15°夹角，用点状光配合+8~+10屈光度的镜片，聚焦于被检者眼虹膜。

（2）正常时观测到瞳孔区呈现橘红色反光，若红色反光中有黑影出现，嘱被检者转动眼球，若黑影移动方向与眼球运动方向一致，表明混浊部位在晶状体前方，如白内障晶体混浊、房水混浊或角膜混浊；若移动方向相反，则表明混浊在晶状体后方，如玻璃体混浊。

2．眼底检查：

（1）开始检查时，一般先将轮盘调节至"0"刻度，根据被检者屈光度调节检眼镜上的轮盘，一般近视或白内障被检者向红色方向旋转。

（2）嘱被检者平视正前方，遵循"三点一线"原理，将眼睛、检眼镜检查孔与被检者的瞳孔放在同一条直线上，使检眼镜的光线从眼睛正前方偏颞侧方向投射至被检者瞳孔处。此时需保证"架"起检眼镜的稳定性，然后将眼睛移动到检眼镜处观察。

（3）检查顺序一般为：视盘、血管、视网膜和黄斑。

①首先入眼的多数是血管，此时沿着血管，向管径增粗的方向移动视线，直至看到视盘。

②接下来从视盘开始沿着4根主要的血管，按照颞上、颞下、鼻上及鼻下象限查看周边视网膜，必要时可嘱被检者向上下内外各方向转动眼球。

③然后查看黄斑，将光线向视盘的颞侧（即外侧）略偏下方向移动，若看不到黄斑，可将光线调整至垂直于眼睛方向，嘱被检者看灯光，光线照射处便是黄斑。

站在被检查左侧，左手持镜，头向左肩倾斜，同上述方法用左眼观察被检者左眼。

3．观察内容要素：

（1）视盘：包括视盘边界、颜色、视杯的大小及深度，有无隆起、水肿、出血或渗出，杯盘比大小（C/D）等。

（2）血管及视网膜：主要观察视网膜血管情况，血管颜色、管径粗细、走行、分布及动静脉交叉位置是否有压迹、动静脉比值等；了解视网膜有无出血、渗出、色素改变、变性区、裂孔、脱离和增殖等。

（3）黄斑部：主要检查中心凹反光是否锐利，黄斑部颜色是否均匀，有无出血、渗出、裂孔、前膜等。

耳鼻喉科

（一）科室病种

【常见病种】

中医病证

掌握：耳鸣、鼻渊、喉痹、喉喑、梅核气

熟悉：眩晕、鼻鼽、暴聋、脓耳、耳胀耳闭、乳蛾

拓展：鼻窒、鼻衄、喉痈

西医病种

掌握：耳鸣、鼻窦炎、急（慢）性咽喉炎、声带小结

熟悉：良性阵发性位置性眩晕、梅尼埃病、突发性耳聋、分泌性中耳炎、化脓性中耳炎、急（慢）性扁桃体炎

了解：过敏性鼻炎、过敏性咽炎、急性会厌炎

拓展：鼻息肉、鼻出血、声带息肉、扁桃体周围脓肿、鱼刺卡喉

【学习要求】

1. 专科学习要求

（1）熟悉耳鼻喉科常见中医病证的病因病机、临床特点、诊断与鉴别诊断以及治疗原则。

（2）熟悉耳鼻喉科常见西医病种的病因、发病机制、临床特点、理化检查、诊断与鉴别诊断、西医诊疗方案。

（3）掌握耳鼻喉科优势中医病证的病因病机、临床特点、诊断与鉴别诊断以及治疗原则。

（4）掌握耳鼻喉科优势西医病种的病因、发病机制、临床特点、理化检查、诊断与鉴别诊断、西医诊疗方案。

2. 学科源流学习要求

熟悉中医耳鼻喉科发展的学术渊源和流派、重要医家的学术观点，以及相关学科的国内外新进展和新技术，研究方法与途径。

（二）参考书籍

推荐明清著名医家如陈修园、徐大椿、喻昌等人对《黄帝内经》《伤寒杂病论》等经典的评析著述，以及《中医耳鼻喉科学》教材，可作为本阶段基础理论及方剂读物。

推荐明清著名医家如邹澍所著《本经疏证》、汪昂所著《本草备要》等对《神农本草经》的整理、注解，可作为本阶段基础中药学读物。

推荐中医传统四大经典《神农本草经》《黄帝内经》《难经》《伤寒杂病论》作为进阶理论及方剂读物进行阅读。

推荐清代叶天士《温热论》、吴鞠通《温病条辨》配合《伤寒杂病论》进行阅读。

推荐《重楼玉钥》《口齿类要》《喉科秘诀》《明清十八家名医医案》《医学衷中参西录》作为实践学习读物。

推荐《国医大师干祖望耳鼻喉科临证精粹（第 2 版）》《医学衷中参西录》作为

流派特色读物。

（三）中医诊疗技术

1. 掌握基本的中医诊断技巧，如望、闻、问、切四诊技能。熟悉专科常用中药的性味归经、主治及其他（煎煮方法、毒性等）。

2. 熟悉八纲辨证、六经辨证、脏腑辨证、气血津液辨证、三焦辨证等辨证方法在中医耳鼻喉科疾病诊治上的应用。

3. 熟练书写完整的中医住院病历和耳鼻喉科专科门诊病历，正确使用中医术语，恰当分析中医病因病机，同时能够恰当给予相应的辨证分析及组方用药，并对中医治疗方案予以合理的分析解释。

4. 熟练掌握耳鼻喉科常用的腧穴名称、功效、取穴方法，以及相关经络走行和辨证治疗意义。

5. 熟悉灸法、火罐、针刺、电针、埋针、耳针、中药外敷、穴位贴敷、穴位注射等常用理疗方法及操作注意事项，以及可能出现的并发症及处理方法。

（四）西医诊疗技术

1. 体格检查：了解、熟悉并规范掌握全身体格检查；规范掌握耳鼻喉科专科查体。

2. 化验检查：根据诊断及鉴别诊断需要，恰当地选择检查项目，正确填写化验单；熟练掌握血常规、肝肾功、电解质、血脂、血糖、心肌酶谱、凝血功能、乙肝两对半、肿瘤标记物、甲状腺功能等；熟悉动态心电图、动态血压、葡萄糖耐量试验等检查。

3. 影像学检查：了解基本读片方法，熟悉胸片、胸部 CT，鼻骨、鼻副窦、乳突、内听道、喉咽部、头颅 CT 及 MRI。

4. 规范操作纤维内镜、纯音听阈、声导抗，检查结果判读及临床意义。

5. 异物卡喉、鼻出血的临床处理及操作规范。

（五）危重病员的识别及紧急处理能力

了解并能识别急危重症，掌握心肺复苏操作流程，掌握"中风 120"绿色通道流程。

（六）常用方剂

熟悉：半夏白术天麻汤、天麻钩藤饮、镇肝熄风汤、羚羊角汤、补中益气汤、参苓白术散、龙胆泻肝汤、半夏厚朴汤、温胆汤、柴胡疏肝散、六味地黄丸、金匮肾气丸、黄连温胆汤、血府逐瘀汤、通窍活血汤、身痛逐瘀汤、补阳还五汤、小续命汤、黄连解毒汤、芎芷石膏汤、丹栀逍遥散、地黄饮子、归脾汤、天王补心丹、七福饮、还少丹、人参养营汤、加味四物汤、定痫丸、大补元煎、大定风珠、菖蒲郁金汤、四妙丸、华佗再造丸、薯蓣丸、苏合香丸、左归丸、桃仁承气汤、涤痰汤、安宫牛黄丸、至宝丹、紫雪丹、三七制剂、银杏叶制剂等常用方剂和中成药的辨证使用。

（七）规培第一年

1. 实践要求

【基本能力】

（1）能够与患者、医护人员进行有效的基本沟通及配合，能够简单规范地处理的患者基本诉求。例如：能够配合带教老师完成门诊及住院患者的基本接待工作、病历书写，配合带教老师完成临床基本实践操作，配合带教老师完整地完成值班工作。

（2）了解医疗十八项核心制度及岗位职责。

（3）具备良好的医疗心理素质及正确的职业价值观，例如：吃苦耐劳的精神，不收受红包，从患者的利益出发，关心关爱患者。

（4）有危机防控意识，了解危急事件的基本处理流程，能够配合带教老师完成危机防控及处理工作。

【专业能力】

中医诊疗能力：

（1）熟悉基本的中医诊断技巧，如望、闻、问、切四诊技能。了解专科常用中药的性味归经、主治及其他（煎煮方法、毒性等）。

（2）熟悉八纲辨证、六经辨证、脏腑辨证、气血津液辨证、三焦辨证等辨证方法。

（3）能够书写完整的中医住院病历和耳鼻喉科专科门诊病历，正确使用中医术语，可以分析中医病因病机，对疾病进行辨证分析及组方用药。

（4）熟悉耳鼻喉科常用的腧穴名称、功效、取穴方法，以及相关经络走行和辨证治疗意义。

（5）熟悉灸法、火罐、针刺、电针、埋针、耳针、中药外敷、穴位贴敷、穴位注射等常用理疗方法及操作注意事项，以及可能出现的并发症及处理方法。

西医诊疗能力：

（1）可以完成全身体格检查；了解耳鼻喉科查体。

（2）正确填写检验单；熟悉血常规、肝肾功、电解质、血脂、血糖、心肌酶谱、凝血功能、乙肝两对半、肿瘤标志物、甲状腺功能、动态心电图、动态血压、葡萄糖耐量试验等检查及临床意义；熟悉动态心电图、动态血压、葡萄糖耐量试验等检查。

（3）了解影像学检查：了解基本读片方法，熟悉胸片、胸部 CT，鼻骨、鼻副窦、乳突、内听道、喉咽部、头颅 CT 及 MRI 等结果判读。

（4）了解纤维内镜、纯音听阈、声导抗的规范操作，以及检查结果判读及临床意义。

（5）了解异物卡喉、鼻出血的临床处理及操作规范。

（6）熟悉心肺复苏操作流程。

2. 教学活动

（1）小讲课：每周一次，每次不低于 40 分钟；内容主要为专科病种的中医病因病机、类证鉴别、辨证论治、发病机制、临床表现、理化检查、诊断与鉴别诊断、治疗方法等。

（2）教学查房：每两周一次；内容主要为专科特色病例。

（3）疑难病例讨论：每月一次；内容为临床专科遇到的疑难病例。

（4）门诊教学：每周一次，每次不低于 30 分钟；内容主要为专科病种的中医经典等。

（5）义诊：建议每季度一次，每次不低于 2 小时；内容主要为本专科常见病、多发病，尤其是优势病种（耳鸣、鼻渊、喉痹、喉喑、梅核气）等。

3. 跟师学习

培养侧重点：师生间的磨合、跟师抄方以及中医经典的学习。

首先，由于一年级的规培医师临床经验相对较少，且跟师学习时间短，对带教老师以及耳鼻喉科的常见病、多发病的了解相对不足，需一定的时间进行师生间的磨合，即了解带教老师门诊的病种情况、中医思维以及日常门诊习惯等；同时，带教老师也对规培医师的中医理论进行评估。

其次是跟师抄方，通过抄方直接观察带教老师的临证思路与用药规律，掌握其临床经验与学术特点。

最后是关于耳鼻喉科中医经典的学习（具体见参考书籍）。

跟师完成任务：

（1）每周一篇跟师笔记；

（2）每月一篇经典病案整理；

（3）每两周一次中医经典学习分享（一年级规培医师分享，带教老师指导）；

（4）参与每两周一次的病案讨论；

（5）出科前完成一篇个人小结及跟师心得。

4. 临床综合能力

临床综合能力主要体现在岗位胜任能力，包括：①临床思维能力（具体见规培一年级实践、教学、跟师等综合要求）；②医患沟通能力（具体见规培一年级实践、教学、跟师等综合要求）；③本专业政策法规运用能力（具体见规培一年级实践要求）；④科研教学能力（一年级规培生能够独立完成文献查阅）；⑤协助带教老师对本科室轮转实习生进行管理。

5. 出科考核

（1）理论考核：从科室题库中抽取考题，中医题目占比 50%，西医题目占比 50%。

（2）技能考核：临床基本技能操作（详见规培一年级中医、西医诊疗能力范畴）。

（八）规培第二年

1. 实践要求

【基本能力】

（1）能够与患者、医护人员进行完整有效的沟通，能够熟练处理患者的基本诉求，并进行基本病情分析及疾病健康教育。例如：能够独立完成门诊及住院患者的基本接待工作、病历书写，独立完成临床基本实践操作，主动配合带教老师完整地完成值班工作。

（2）熟悉医疗十八项核心制度及岗位职责。

（3）具备良好的医疗心理素养及正确的职业价值观，例如：吃苦耐劳的精神，不收受红包，主动关心关爱患者。

（4）有危机防控意识，学习辨别急危重症，熟悉危急情况的处理流程，能够主动配合带教老师完成危机防控及处理工作。

【专业能力】

中医诊疗能力：

（1）掌握基本的中医诊断技巧，如望、闻、问、切四诊技能。熟悉专科常用中药的性味归经、主治及其他（煎煮方法、毒性等）。

（2）熟悉八纲辨证、六经辨证、脏腑辨证、气血津液辨证、三焦辨证等辨证方法在中医耳鼻喉科疾病诊治上的应用。

（3）熟练书写完整的中医住院病历和耳鼻喉科专科门诊病历，熟练使用中医术语，恰当分析中医病因病机，对疾病进行辨证分析及组方用药，并对治疗方案予以合理的分析解释。

（4）掌握耳鼻喉科常用的腧穴名称、功效、取穴方法，以及相关经络走行和辨证治疗意义。

（5）掌握灸法、火罐、针刺、电针、埋针、耳针、中药外敷、穴位贴敷、穴位注射等常用理疗方法的临床治疗意义及并发症处理方法。

西医诊疗能力：

（1）熟练完成全身体格检查，熟悉耳鼻喉科查体。

（2）根据患者病情熟练填写检验申请单；掌握血常规、肝肾功、电解质、血脂、血糖、心肌酶谱、凝血功能、乙肝两对半、肿瘤标志物、甲状腺功能、动态心电图、动态血压、葡萄糖耐量试验等检查结果判读及临床意义。

（3）掌握胸片、胸部 CT，鼻骨、鼻副窦、乳突、内听道、喉咽部、头颅 CT 及 MRI 适应证及结果判读。

（4）熟悉纤维内镜、纯音听阈、声导抗的规范操作流程、适应证；在带教老师陪同下完成操作相关。

（5）熟悉异物卡喉、鼻出血的临床处理及操作规范。

（6）掌握心肺复苏操作。

2. 教学活动

（1）小讲课：每周一次，每次不低于 50 分钟；内容主要为专科病种的中医病因病机、类证鉴别、辨证论治、发病机制、临床表现、理化检查、诊断与鉴别诊断、治疗方法、急危重症抢救等。

（2）教学查房：每两周一次；内容主要为专科特色病例。

（3）疑难病例讨论：每月一次；内容为临床专科遇到的疑难病例。

（4）门诊教学：每周一次，每次不低于 40 分钟；内容主要为专科病种的中医经典等。

（5）义诊：建议每季度一次，每次不低于 2 小时；内容主要为本专科常见病、多发病，尤其是优势病种等。

3. 跟师学习

培养侧重点：接诊能力以及中医辨证思维能力。

首先，由于二年级的规培医师已经有一定的临床实践经验及知识储备，可以重点培养其针对带教老师门诊的初诊患者进行诊疗。由规培医师首先对患者进行问诊、书写门诊病历并初步制订理法方药，然后交由带教老师指导。

其次是跟师抄方，通过抄方直接观察带教老师的临证思路与用药规律，掌握其临床经验与学术特点。

最后是关于耳鼻喉科中医经典的学习（具体见参考书籍）。

跟师完成任务：

（1）每周一篇跟师笔记；

（2）每月一篇经典病案整理；

（3）主持每两周一次的中医经典学习；

（4）每两周一次病案讨论（二年级规培医师提出，带教老师指导）；

（5）出科前完成一篇个人小结及跟师心得。

4. 临床综合能力

临床综合能力主要体现在岗位胜任能力，包括：①临床思维能力（具体见规培二年级实践、教学、跟师等综合要求）；②医患沟通能力（具体见规培二年级实践、教学、跟师等综合要求）；③本专业政策法规运用能力（具体见规培二年级实践要求）；④科研教学能力（参与本科室课题申报和医学论文撰写工作）；⑤协助带教老师管理规培学员（一年级）和医学生临床带教工作。

5. 出科考核

（1）理论考核：从科室题库中抽取考题，中医题目占比 80%，西医题目占比 20%。

（2）技能考核：临床基本技能操作（详见规培二年级中医、西医诊疗能力范畴）。

（九）规培第三年

1. 实践要求

【基本能力】

（1）熟练地与患者、医护人员进行积极有效的沟通，独立完成专业性问题解答、病情分析及疾病健康教育。例如：独立完成门诊及住院患者的接待工作，独立准确完成病历书写及临床操作，独立值班。

（2）掌握医疗十八项核心制度及岗位职责。

（3）具备良好的医疗心理素养及正确的职业价值观，例如：吃苦耐劳的精神，不收受红包，真心关心关爱患者。

（4）独立辨别并处理危急事件，可以完成危机防控及处理工作。

【专业能力】

中医诊疗能力：

（1）形成独立的中医思维：根据患者病情，能够独立准确地对疾病进行辨证分析、诊断，并制订准确的治疗方案、组方用药，对治疗方案及病情予以合理且专业的分析解答及疾病宣教。

（2）独立完成中医住院病历和耳鼻喉科专科门诊病历。

（3）根据疾病特点选择正确的腧穴及其他有效的中医理疗方案，独立完成操作并有效降低风险发生概率；能够积极主动地调整治疗方案，提高治疗有效率。

西医诊疗能力：

（1）独立完成全身及耳鼻喉科查体。

（2）根据患者病情制订检查方案，并根据临床结果对病情进行合理解释，辅助临床诊断。

（3）独立完成纤维内镜、纯音听阈、声导抗的操作，掌握适应证。

（4）根据病情完成异物卡喉、鼻出血的临床处理，在带教老师陪同下完成相关操作。

（5）独立完成心肺复苏操作。

2. 教学活动

（1）小讲课：每周一次，每次不低于 60 分钟；内容主要为专科病种及学员本专业的最新研究进展等。

（2）教学查房：每两周一次；内容主要为学员本专业方向结合临床专科病例。

（3）疑难病例讨论：每月一次；内容为学员本专业疑难病例。

（4）门诊教学：每周一次，每次不低于 50 分钟；内容主要为学员本专业中医经典。

（5）义诊：建议每季度一次，每次不低于 2 小时；内容主要为学员本专业常见病、多发病，尤其是优势病种等。

3. 跟师学习

培养侧重点：加强独立接诊能力，培养创新能力以及论文撰写能力。

首先，由于此阶段的规培医师为定科医师，需掌握本科室的常见病、多发病的独立诊治流程，提升独立中医诊疗思维能力。

其次，整理总结带教老师的学术经验等，同时结合自己临床经验，选取一个疾病方向进行中医药创新研究，并进行论文撰写。

最后，始终坚持耳鼻喉科中医经典的学习（具体见参考书籍），并运用于实践及创新研究等。

跟师完成任务：

（1）每周一篇跟师笔记；

（2）每月一篇经典病案整理；

（3）主持每两周一次的中医经典学习；

（4）主持每两周一次的病案讨论；

（5）出科前完成一篇个人小结及跟师心得。

4. 临床综合能力

临床综合能力主要体现在岗位胜任能力，包括：①临床思维能力（具体见规培三年级实践、教学、跟师等综合要求）；②医患沟通能力（具体见规培三年级实践、教学、跟师等综合要求）；③本专业政策法规运用能力（具体见规培三年级实践要求）；④科研教学能力（参与本科室课题申报和医学论文撰写工作）；⑤协助带教老师管理规培学员和医学生临床带教工作。

5. 出科考核

（1）理论考核：从科室题库中抽取考题，中医题目占比100%，其中中医经典至少占比40%。

（2）技能考核：主要形式为临床模拟，内容以临床常见病患者的接诊、处置流程，以及突发情况的处理等综合能力考核为重点。

妇 科

（一）科室病种

【常见病种】

中医病证

掌握：痛经、月经过多、月经过少、经期延长、带下病、妊娠恶阻、胎动不安、盆腔炎性疾病

熟悉：月经先期、月经后期、月经先后无定期、经间期出血、闭经、崩漏、异位妊娠、滑胎、胎死不下、产后恶露不绝、缺乳、产后发热、癥瘕

拓展：阴挺、阴疮、阴痒、不孕症、经断复来

西医病种

掌握：外阴炎、各型阴道炎症、盆腔炎性疾病、先兆流产、妊娠剧吐

熟悉：难免流产、不全流产、稽留流产、产褥热、异常子宫出血（子宫内膜息肉、排卵障碍型异常子宫出血）、闭经、异位妊娠（包括剖宫产瘢痕部位妊娠）、子宫内膜异位症、子宫腺肌病、前置胎盘、常见妇科急腹症（异位妊娠破裂、黄体破裂、卵巢肿瘤蒂扭转等）

了解：妊娠糖尿病、妊娠期高血压、不孕症、子宫脱垂、宫颈癌

拓展：计划生育相关知识、生殖器结核、常见的女性生殖器发育异常、生殖道瘘

【学习要求】

1. 专科学习要求

（1）熟悉妇科常见中医病证的病因病机、临床特点、诊断与鉴别诊断以及治疗原则。

（2）熟悉妇科常见西医病种的病因、发病机制、临床特点、理化检查、诊断与鉴别诊断、西医诊疗方案。

（3）掌握妇科优势中医病证的病因病机、临床特点、诊断与鉴别诊断以及治疗原则。

（4）掌握妇科优势西医病种的病因、发病机制、临床特点、理化检查、诊断与鉴别诊断、西医诊疗方案。

2. 学科源流学习要求

熟悉中医妇科发展中的学术流派代表性思想和学术观点，了解川派"衷中参西"妇科流派代表性思想和特色推拿技术，熟悉本学科的国内外新进展和新技术。

（二）参考书籍

推荐研读中医经典著作《金匮要略》《傅青主女科》《妇人良方大全》《女科要旨》《女科经纶》，归纳总结前辈的妇科临证经验。

熟悉川派中医及其他不同中医流派对妇科病的治疗方法，用中医临床思维分析患者症状并开具中医诊疗处方（中药、针灸、药膳等）。

推荐中医传统四大经典《神农本草经》《黄帝内经》《难经》《伤寒杂病论》作为基础读物进行阅读。

了解、熟悉、掌握以下经典条文，随着学习领悟的深入可以将其熟练运用到临床中。

【盆腔炎】

经典条文：

1. 妇人腹中诸疾痛，当归芍药散主之。

——《金匮要略》

2. 妇人腹中痛，小建中汤主之。

——《金匮要略》

3. 妇人小腹痛者，由胞络虚，风邪乘之。

——《诸病源候论·妇人杂病诸候》

医案：

一妇人久患腹痛，去瘀血方止，而复大痛，诸药不纳。予以为脾胃之气虚寒，用参、术、炮姜，丸如黍，每用数粒，津咽下，后以二味浓煎，渐呷而愈一。（《校注妇人良方·腹痛案》）

【先兆流产】

经典条文：

1. 凡妊娠胎气不安者，证本非一，治亦不同。盖胎气不安，必有所因，或虚或实或寒或热，皆能为胎气之病，去其所病，便是安胎之法。

——《景岳全书·妇人规·胎孕类》

2. 女子肾脏系于胞，是母之真气子所赖也……儿从母气……不可不慎也。

——《女科经纶·嗣育门》

3. 妊娠胎动不安者，多因冲任气虚，不能制约其经血，以养胞胎，而胎内不安，故动而不宁也。

——《妇人良方大全》

【月经不调】

经典条文：

1. 经不调有三，一脾虚，二冲任损伤，三痰脂凝塞。

——《妇科玉尺·月经》

2. 经来或前或后，逾期者曰愆期，经行或痛或痒，紫黑者曰不调。

——《医宗金鉴·妇科心法要诀》

3. 经者常也，其乍多乍少，为病，为崩，为漏，皆统于经。

——《血证论》

医案：

张（二九）经先期色变。肤腠刺痛无定所。晨泄不爽利。从来不生育。由情怀少欢悦。多愁闷。郁则周行之气血不通。而脉络间亦致间断蒙痹。例以通剂。（愁郁气血滞）川芎、当归、肉桂、生艾、小茴、茯苓、生香附、南山楂、益母膏丸。（《临症指南医案·调经》）

（三）中医诊疗技术

1. 掌握基本的中医诊断技巧，如望、闻、问、切四诊技能。熟悉专科常用中药的性味归经、主治及其他（煎煮方法、毒性等）。

2. 熟悉八纲辨证、六经辨证、脏腑辨证、气血津液辨证、三焦辨证等辨证方法在中医妇科疾病诊治上的应用。

3. 熟练书写完整的中医住院病历和妇科专科门诊病历，正确使用中医术语，恰当分析中医病因病机，同时能够恰当给予相应的辨证分析及组方用药，并对中医治疗方案予以合理的分析解释。

4. 熟练掌握妇科常用的腧穴名称、功效、取穴方法，以及相关经络走行和辨证治疗意义。

5. 熟悉灸法、火罐、针刺、电针、埋针、耳针、中药熏洗、穴位贴敷、康复等常用理疗方法及操作注意事项，以及可能出现的并发症及处理方法。

（四）西医诊疗技术

1. 体格检查：熟练掌握妇科疾病的常规体检，掌握妇科检查（双合诊、三合诊）、后穹窿穿刺的操作方法、临床意义等，并作出准确描述。

2. 化验检查：熟练掌握化验检查的开具及解读；根据诊断及鉴别诊断需要，恰当地选择检查项目，正确填写化验单，熟练掌握性激素六项、血 HCG、抗米勒管激素（AMH）、甲状腺功能、肿瘤标志物、优生优育十项、血常规、肝肾功、电解质、血脂、血糖、凝血功能、白带常规、支原体、衣原体、液基薄层细胞学检查（TCT）、人乳头瘤病毒（HPV）等临床意义及处理方法。

3. 影像学检查：了解基本读片方法，掌握妇科 B 超、腹部平片、盆腔 CT、核磁共振等，熟悉胸片、全腹 CT 等结果判读。

（五）危重病员的识别及紧急处理能力

了解并能识别危急重症，熟练掌握心肺复苏操作，对人流综合征、宫外孕破裂、黄体破裂、卵巢囊肿破裂、卵巢肿瘤蒂扭转、不全流产、外阴裂伤、盆腔脓肿、失血性休克、电解质紊乱等急危重症有一定的处置能力。

（六）常用方剂

熟悉：一贯煎、四物汤、八珍汤、人参养荣汤、大补元煎、失笑散、六味地黄丸、金铃子散、大黄牡丹汤、开郁种玉汤、五味消毒饮、止带方、少腹逐瘀汤、膈下逐瘀汤、血府逐瘀汤、丹栀逍遥散、艾附暖宫丸、玉女煎、甘麦大枣汤、左归饮、龙胆泻肝汤、归脾汤、仙方活命饮、生化汤、当归芍药散、当归建中汤、安冲汤、寿胎丸、两地汤、完带汤及妇科十味片、益母草膏（颗粒、胶囊、片）、妇科千金片（胶囊）、艾附暖宫丸、八珍益母丸（胶囊）、定坤丹、妇科再造胶囊、乌鸡白凤丸（胶囊、片）、更年安片、乳癖消片（胶囊、颗粒）等妇科常见方剂和中成药的使用方法。

（七）规培第一年

1. 实践要求

【基本能力】

（1）能够与患者、医护人员进行有效的基本沟通及配合，能够简单规范处理患者基本诉求。例如：能够配合带教老师完成门诊及住院患者的基本接待工作、病历书写，配合带教老师完成临床基本实践操作，配合带教老师完整地完成值班工作。

（2）了解医疗十八项核心制度及岗位职责。

（3）具备良好的医疗心理素养及正确的职业价值观，例如：吃苦耐劳的精神，不收受红包，从患者的利益出发关心关爱患者。

（4）有危机防控意识，了解危急事件的基本处理流程，能够配合带教老师完成危机防控及处理工作。

【专业能力】

中医诊疗能力：

（1）熟悉基本的中医诊断技巧，如望、闻、问、切四诊技能。了解专科常用中药的性味归经、主治及其他（煎煮方法、毒性等）。

（2）熟悉八纲辨证、六经辨证、脏腑辨证、气血津液辨证、三焦辨证等辨证方法。

（3）能够书写完整的中医住院病历和妇科专科门诊病历，正确使用中医术语，可以分析中医病因病机，对疾病进行辨证分析及组方用药。

（4）熟悉妇科常用的腧穴名称、功效、取穴方法，以及相关经络走行和辨证治疗意义。

（5）熟悉灸法、火罐、针刺、电针、埋针、耳针、中药熏洗、穴位贴敷、康复等常用理疗方法及操作注意事项，以及可能出现的并发症及处理方法。

西医诊疗能力：

（1）可以完成全身体格检查；了解妇科疾病的常规体检；了解妇科检查（双合诊、三合诊）、后穹窿穿刺的操作方法、临床意义等。

（2）熟悉化验检查的开具及解读；根据诊断及鉴别诊断需要，恰当地选择检查项目，正确填写化验单，熟悉性激素六项、血 HCG、AMH、甲状腺功能、肿瘤标志物、优生优育十项、血常规、肝肾功、电解质、血脂、血糖、凝血功能、白带常规、支原体、衣原体、TCT、HPV 等临床意义及处理方法。

（3）了解基本读片方法；了解妇科 B 超、腹部平片、盆腔 CT、核磁共振等，熟悉胸片、全腹 CT 等结果判读。

（4）了解妇科检查（双合诊、三合诊）；了解基础体温监测、宫颈细胞学、HPV、白带常规、盆腔 B 超、CT 检查的意义和指征；熟悉妇科常见标本采集（白带、支原体、衣原体、淋病、宫颈 TCT、HPV 等）；熟悉计划生育手术（安环术、取环术、人流术、清宫术、药流术）操作步骤、方法及注意事项；了解阴道镜检查、输卵管造影术基本操作流程。

（5）心肺复苏操作流程。

2. 教学活动

（1）小讲课：每周一次，每次不低于 40 分钟；内容主要为专科病种的中医病因病机、类证鉴别、辨证论治、发病机制、临床表现、理化检查、诊断与鉴别诊断、治疗方法等。

（2）教学查房：每两周一次；内容主要为专科特色病例。

（3）疑难病例讨论：每月一次；内容为临床专科遇到的疑难病例。

（4）门诊教学：每周一次，每次不低于 30 分钟；内容主要为专科病种的中医经典等。

（5）义诊：建议每季度一次，每次不低于 2 小时；内容主要为本专科常见病、多发病，尤其是优势病种等。

3. 跟师学习

培养侧重点：师生间的磨合、跟师抄方以及中医经典的学习。

首先，由于一年级的规培医师临床经验相对较少，且跟师学习时间短，对带教老师以及妇科的常见病、多发病的了解相对不足，需一定的时间进行师生间的磨合，即了解带教老师门诊的病种情况、中医思维以及日常门诊习惯等；同时，带教老师也对规培医师的中医理论进行评估。

其次是跟师抄方，通过抄方直接观察带教老师的临证思路与用药规律，掌握其临床经验与学术特点。

最后是关于妇科中医经典的学习（具体见参考书籍）。

跟师完成任务：

（1）每周一篇跟师笔记；

（2）每月一篇经典病案整理；

（3）每两周一次中医经典学习分享（一年级规培医师分享，带教老师指导）；

（4）参与每两周一次的病案讨论；

（5）出科前完成一篇个人小结及跟师心得。

4. 临床综合能力

临床综合能力主要体现在岗位胜任能力，包括：①临床思维能力（具体见规培一年级实践、教学、跟师等综合要求）；②医患沟通能力（具体见规培一年级实践、教学、跟师等综合要求）；③本专业政策法规运用能力（具体见规培一年级实践要求）；④科研教学能力（一年级规培生能够独立完成文献查阅）；⑤协助带教老师对本科室轮转实习生进行管理。

5. 出科考核

（1）理论考核：从科室题库中抽取考题，中医题目占比50%，西医题目占比50%。

（2）技能考核：临床基本技能操作（详见规培一年级中医、西医诊疗能力范畴）。

（八）规培第二年

1. 实践要求

【基本能力】

（1）能够与患者、医护人员进行完整有效的沟通，能够熟练处理患者的基本诉求，并进行基本病情分析及疾病健康教育。例如：能够独立完成门诊及住院患者的基本接待工作、病历书写，独立完成临床基本实践操作，主动配合带教老师完整地完成值班工作。

（2）熟悉医疗十八项核心制度及岗位职责。

（3）具备良好的医疗心理素养及正确的职业价值观，例如：吃苦耐劳的精神，不收受红包，主动关心关爱患者。

（4）有危机防控意识，学习辨别急危重症，熟悉危急情况的处理流程，能够主动配合带教老师完成危机防控及处理工作。

【专业能力】

中医诊疗能力：

（1）掌握基本的中医诊断技巧，如望、闻、问、切四诊技能。熟悉专科常用中药的性味归经、主治及其他（煎煮方法、毒性等）。

（2）熟悉八纲辨证、六经辨证、脏腑辨证、气血津液辨证、三焦辨证等辨证方法在中医妇科疾病诊治上的应用。

（3）熟练书写完整的中医住院病历和妇科专科门诊病历，熟练使用中医术语，恰当分析中医病因病机，对疾病进行辨证分析及组方用药，并对治疗方案予以合理的分析解释。

（4）掌握妇科常用的腧穴名称、功效、取穴方法，以及相关经络走行和辨证治疗意义。

（5）掌握灸法、火罐、针刺、电针、埋针、耳针、中药熏洗、穴位贴敷、康复等常用理疗方法的临床治疗意义及并发症处理方法。

西医诊疗能力：

（1）熟练完成全身体格检查，熟悉熟练掌握妇科疾病的常规体检，掌握妇科检查（双合诊、三合诊）、后穹窿穿刺的操作方法、临床意义等，并作出准确描述。

（2）熟悉掌握化验检查的开具及解读：根据诊断及鉴别诊断需要，恰当地选择检查项目，正确填写化验单；熟练掌握性激素六项、血 HCG、AMH、甲状腺功能、肿瘤标志物、优生优育十项、血常规、肝肾功、电解质、血脂、血糖、凝血功能、白带常规、支原体、衣原体、TCT、HPV 等临床意义及处理方法。

（3）影像学检查：熟悉基本读片方法，掌握妇科 B 超、腹部平片、盆腔 CT、核磁共振等，熟悉胸片、全腹 CT 等结果判读。

（4）熟悉妇科检查（双合诊、三合诊），熟悉基础体温、宫颈涂片、盆腔 B 超、CT 检查的意义和指征，熟悉妇科常见标本采集（白带、支原体、衣原体、淋病、TCT、HPV 等），熟悉计划生育手术（安环术、取环术、人流术、清宫术、药流术）操作方法，熟悉阴道镜检查、输卵管造影术基本操作流程，熟悉外阴阴道小手术（外阴赘生物切除、阴道壁囊肿剥除）、宫颈小手术（宫颈微波、宫颈 LEEP 刀）、针灸埋线、电针等操作方法。

（5）掌握心肺复苏操作。

2. 教学活动

（1）小讲课：每周一次，每次不低于 50 分钟；内容主要为专科病种的中医病因病机、类证鉴别、辨证论治、发病机制、临床表现、理化检查、诊断与鉴别诊断、治疗方法、急危重抢救等。

（2）教学查房：每两周一次；内容主要为专科特色病例。

（3）疑难病例讨论：每月一次；内容为临床专科遇到的疑难病例。

（4）门诊教学：每周一次，每次不低于 40 分钟；内容主要为专科病种的中医经典等。

（5）义诊：建议每季度一次，每次不低于 2 小时；内容主要为本专科常见病、多发病，尤其是优势病种等。

3. 跟师学习

培养侧重点：接诊能力以及中医辨证思维能力。

首先，由于二年级的规培医师已经有一定的临床实践经验及知识储备，可以重点培养其针对带教老师门诊的初诊患者进行诊疗。由规培医师首先对患者进行问诊、书写门诊病历并初步制订理法方药，然后交由带教老师指导。

其次是跟师抄方，通过抄方直接观察带教老师的临证思路与用药规律，掌握其临床经验与学术特点。

最后是关于妇科中医经典的学习（具体见参考书籍）。

跟师完成任务：

（1）每周一篇跟师笔记；

（2）每月一篇经典病案整理；

（3）主持每两周一次的中医经典学习；

（4）每两周一次病案讨论（二年级规培医师提出，带教老师指导）；

（5）出科前完成一篇个人小结及跟师心得。

4. 临床综合能力

临床综合能力主要体现在岗位胜任能力，包括：①临床思维能力（具体见规培二年级实践、教学、跟师等综合要求）；②医患沟通能力（具体见规培二年级实践、教学、跟师等综合要求）；③本专业政策法规运用能力（具体见规培二年级实践要求）；④科研教学能力（参与本科室课题申报和医学论文撰写工作）；⑤协助带教老师管理规培学员（一年级）和医学生临床带教工作。

5. 出科考核

（1）理论考核：从科室题库中抽取考题，中医题目占比80%，西医题目占比20%。

（2）技能考核：临床基本技能操作（详见规培二年级中医、西医诊疗能力范畴）。

（九）规培第三年

1. 实践要求

【基本能力】

（1）熟练地与患者、医护人员进行积极有效的沟通，独立完成专业性问题解答、病情分析及疾病健康教育。例如：独立完成门诊及住院患者的接待工作，独立准确完成病历书写及临床操作，独立值班。

（2）掌握医疗十八项核心制度及岗位职责。

（3）具备良好的医疗心理素养及正确的职业价值观，例如：吃苦耐劳的精神，不收受红包，真心关心关爱患者。

（4）独立辨别并处理危急事件，可以完成危机防控及处理工作。

【专业能力】

中医诊疗能力：

（1）形成独立的中医思维：根据患者病情，能够独立准确地对疾病进行辨证分析、诊断，并制订准确的治疗方案、组方用药，对治疗方案及病情予以合理且专业的分析解答及疾病宣教。

（2）独立完成中医住院病历和妇科专科门诊病历。

（3）根据疾病特点选择正确的腧穴及其他有效的中医理疗方案，独立完成操作并有效降低风险发生概率，能够积极主动地调整治疗方案，提高治疗有效率。

西医诊疗能力：

（1）独立完成全身及专科查体。

（2）根据患者病情制订检查方案，并根据临床结果对病情进行合理的解释，辅助临床诊断。

（3）掌握妇科检查（双合诊、三合诊）、后穹窿穿刺等检查操作，熟悉基础体温、宫颈涂片、盆腔 B 超、CT 检查的意义和指征，掌握妇科常见标本采集（白带、支原体、衣原体、淋病、TCT、HPV 等），掌握计划生育手术（安环术、取环术、人流术、清宫术、药流术）操作方法、流程及注意事项，熟悉阴道镜检查、输卵管造影术基本操作流程，掌握外阴阴道小手术（外阴赘生物切除、阴道壁囊肿剥除）、宫颈小手术（宫颈微波、宫颈 LEEP 刀）、针灸、穴位埋线、电针等操作方法，掌握宫腔镜、腹腔镜及经腹妇科相关手术操作方法。对病情不理想的患者能够及时调整治疗方案。

（4）独立完成心肺复苏操作。

2. 教学活动

（1）小讲课：每周一次，每次不低于 60 分钟；内容主要为专科病种及学员本专业的最新研究进展等。

（2）教学查房：每两周一次；内容主要为学员本专业方向结合临床专科病例。

（3）疑难病例讨论：每月一次；内容为学员本专业疑难病例。

（4）门诊教学：每周一次，每次不低于 50 分钟；内容主要为学员本专业中医经典。

（5）义诊：建议每季度一次，每次不低于 2 小时；内容主要为学员本专业常见病、多发病，尤其是优势病种等。

3. 跟师学习

培养侧重点：加强独立接诊能力，培养创新能力以及论文撰写能力。

首先，由于此阶段的规培医师为定科医师，需掌握本科室的常见病、多发病的独立诊治流程，提升独立中医诊疗思维能力。

其次，整理总结带教老师的学术经验等，同时结合自己临床经验，选取一个疾病方向进行中医药创新研究，并进行论文撰写。

最后，始终坚持妇科中医经典的学习（具体见参考书籍），并运用于实践及创新研究等。

跟师完成任务：

（1）每周一篇跟师笔记；

（2）每月一篇经典病案整理；

（3）主持每两周一次的中医经典学习；

（4）主持每两周一次的病案讨论；

（5）出科前完成一篇个人小结及跟师心得。

4. 临床综合能力

临床综合能力主要体现在岗位胜任能力，包括：①临床思维能力（具体见规培三年级实践、教学、跟师等综合要求）；②医患沟通能力（具体见规培三年级实践、教学、跟师等综合要求）；③本专业政策法规运用能力（具体见规培三年级实践要求）；④科研教学能力（参与本科室课题申报和医学论文撰写工作）；⑤协助带教老师管理规培学员和医学生临床带教工作。

5. 出科考核

（1）理论考核：从科室题库中抽取考题，中医题目占比 100%，其中中医经典至少占比 40%。

（2）技能考核：主要形式为临床模拟，内容以临床常见病患者的接诊、处置流程，以及突发情况的处理等综合能力考核为重点。

儿　科

（一）科室病种

【常见病种】

中医病证

掌握：胎黄、感冒、咳嗽、肺炎喘嗽、哮喘、泄泻

熟悉：多动症、紫癜、水肿、惊风、癫痫、疳证、厌食、便秘

拓展：乳蛾、麻疹、疰腮、佝偻病、五迟、五软

西医病种

掌握：新生儿病理性黄疸、上呼吸道感染、肺炎、支气管哮喘、腹泻

熟悉：注意力缺陷多动症、过敏性紫癜、免疫性血小板减少症、急性肾炎、肾病综合征、皮肤黏膜淋巴结综合征、癫痫、急性心力衰竭、惊厥、脱水

了解：麻疹、风疹、维生素 D 缺乏性佝偻病、脑性瘫痪、孤独症、智力低下

拓展：性早熟、孤独症谱系障碍、矮小症

【学习要求】

1. 专科学习要求

（1）熟悉儿科常见中医病证的病因病机、临床特点、诊断与鉴别诊断以及治疗原则。

（2）熟悉儿科常见西医病种的病因、发病机制、临床特点、理化检查、诊断与鉴别诊断、西医诊疗方案。

（3）掌握儿科优势中医病证的病因病机、临床特点、诊断与鉴别诊断以及治疗原则。

（4）掌握儿科优势西医病种的病因、发病机制、临床特点、理化检查、诊断与鉴别诊断、西医诊疗方案。

2. 学科源流学习要求

熟悉中医儿科发展中的学术流派代表性思想和学术观点，了解川派中医儿科流派代表性思想和特色外治技术，熟悉本学科的国内外新进展和新技术。

（二）参考书籍

推荐中医传统四大经典《神农本草经》《黄帝内经》《难经》《伤寒杂病论》作为基础读物进行阅读。推荐阅读《小儿药证直诀》《医宗金鉴·幼科心法要诀》《幼科发挥》《麻科活人全书》《温病条辨·解儿难》等儿科疾病相关的章节内容。

推荐学习小儿"稚阴稚阳"理论、"纯阳学说"、"三有余，四不足"理论。

（三）中医诊疗技术

1. 掌握基本的中医诊断技巧，如望、闻、问、切四诊技能。熟悉专科常用中药的性味归经、主治、其他（煎煮方法、毒性等）。掌握小儿指纹的观察及其表达的意义，要求能够熟练背诵"十问歌"。

2. 熟悉八纲辨证、六经辨证、脏腑辨证、气血津液辨证、三焦辨证等辨证方法在中医儿科疾病诊治上的应用。

3. 熟练书写完整的中医住院病历和儿科专科门诊病历，正确使用中医术语，恰当分析中医病因病机，同时能够恰当给予相应的辨证分析及组方用药，并对中医治疗方案予以合理的分析解释。

4. 熟练掌握儿科常用的腧穴名称、功效、取穴方法，以及相关经络走行和辨证治疗意义。

5. 熟悉灸法、火罐、针刺、电针、埋针、耳针、中药熏洗、穴位贴敷、康复等常用理疗方法及操作注意事项，以及可能出现的并发症及处理方法。

（四）西医诊疗技术

1. 体格检查：熟练掌握儿科疾病的常规体格检查，并作出准确描述。

2. 化验检查：根据诊断及鉴别诊断需要，恰当地选择检查项目，正确填写化验单；熟悉血常规、超敏C反应、肝肾功、心肌酶谱、凝血功能、过敏原检测、食物不耐受检测、乙肝两对半、肿瘤标志物等。

3. 影像学检查：了解基本读片方法，熟悉儿科DR片、CT片解读以及儿科典型疾病影像表现。

（五）危重病员的识别及紧急处理能力

了解并能识别急危重症，掌握心肺复苏操作流程。掌握小儿热性惊厥、药物过敏反应的处理。

（六）常用方剂

熟悉：荆防败毒散、银翘散、二陈汤、新加香薷饮、普济消毒饮、沙参麦冬汤、参苓白术散、人参五味子汤、参附龙牡救逆汤、小青龙汤、大青龙汤、定喘汤、射干麻黄汤、六味地黄丸及其变方、犀角地黄汤、白虎汤、藿香正气散、五苓散、葛根芩连汤、保和丸、五苓散、归脾汤、理中丸、小柴胡汤、麻杏石甘汤、麻黄连翘赤小豆汤、清瘟败毒饮、羚角钩藤汤、黄连解毒汤、清营汤、龙胆泻肝汤、温胆汤、补中益气汤、大承气汤、血府逐瘀汤、安宫牛黄丸、至宝丹、紫雪散等儿科常见方剂和中成药的使用方法。

（七）规培第一年

1. 实践要求

【基本能力】

（1）能够与患者、医护人员进行有效的基本沟通及配合，能够简单规范处理患者基本诉求。例如：能够配合带教老师完成门诊及住院患者的基本接待工作、病历书写，配合带教老师完成临床基本实践操作，配合带教老师完整地完成值班工作。

（2）了解医疗十八项核心制度及岗位职责。

（3）具备良好的医疗心理素养及正确的职业价值观，例如：吃苦耐劳的精神，不收受红包，从患者的利益出发关心关爱患者。

（4）有危机防控意识，了解危急事件的基本处理流程，能够配合带教老师完成危机防控及处理工作。

【专业能力】

中医诊疗能力：

（1）熟悉基本的中医诊断技巧，如望、闻、问、切四诊技能。了解专科常用中药的性味归经、主治及其他（煎煮方法、毒性等）。熟悉小儿指纹的观察及其表达的意义，熟悉"十问歌"。

（2）熟悉八纲辨证、六经辨证、脏腑辨证、气血津液辨证、三焦辨证等辨证方法。

（3）能够书写完整的中医住院病历和儿科专科门诊病历，正确使用中医术语，可以分析中医病因病机，对疾病进行辨证分析及组方用药。

（4）熟悉儿科常用的腧穴名称、功效、取穴方法，以及相关经络走行和辨证治疗意义。

（5）熟悉灸法、火罐、针刺、电针、埋针、耳针、中药熏洗、穴位贴敷、康复等常用理疗方法及操作注意事项，以及可能出现的并发症及处理方法。

西医诊疗能力：

（1）可以完成全身体格检查；了解儿科疾病的常规体格检查。

（2）正确填写检验单；熟悉血常规、超敏 C 反应、肝肾功、心肌酶谱、凝血功能、过敏原检测、食物不耐受检测、乙肝两对半、肿瘤标志物等检查及临床意义。

（3）了解基本读片方法；熟悉儿科 DR 片、CT 片解读以及儿科典型疾病影像表现。

（4）熟悉心肺复苏操作流程。

2. 教学活动

（1）小讲课：每周一次，每次不低于 40 分钟；内容主要为专科病种的中医病因病机、类证鉴别、辨证论治、发病机制、临床表现、理化检查、诊断与鉴别诊断、治疗方法等。

（2）教学查房：每两周一次；内容主要为专科特色病例。

（3）疑难病例讨论：每月一次；内容为临床专科遇到的疑难病例。

（4）门诊教学：每周一次，每次不低于 30 分钟；内容主要为专科病种的中医经典等。

（5）义诊：建议每季度一次，每次不低于 2 小时；内容主要为本专科常见病、多发病，尤其是优势病种等。

3．跟师学习

培养侧重点：师生间的磨合、跟师抄方以及中医经典的学习。

首先，由于一年级的规培医师临床经验相对较少，且跟师学习时间短，对带教老师以及儿科的常见病、多发病的了解相对不足，需一定的时间进行师生间的磨合，即了解带教老师门诊的病种情况、中医思维以及日常门诊习惯等；同时，带教老师也对规培医师的中医理论进行评估。

其次是跟师抄方，通过抄方直接观察带教老师的临证思路与用药规律，掌握其临床经验与学术特点。

最后是关于儿科中医经典的学习（具体见参考书籍）。

跟师完成任务：

（1）每周一篇跟师笔记；

（2）每月一篇经典病案整理；

（3）每两周一次中医经典学习分享（一年级规培医师分享，带教老师指导）；

（4）参与每两周一次的病案讨论；

（5）出科前完成一篇个人小结及跟师心得。

4．临床综合能力

临床综合能力主要体现在岗位胜任能力，包括：①临床思维能力（具体见规培一年级实践、教学、跟师等综合要求）；②医患沟通能力（具体见规培一年级实践、教学、跟师等综合要求）；③本专业政策法规运用能力（具体见规培一年级实践要求）；④科研教学能力（一年级规培生能够独立完成文献查阅）；⑤协助带教老师对本科室轮转实习生进行管理。

5．出科考核

（1）理论考核：从科室题库中抽取考题，中医题目占比 50%，西医题目占比 50%。

（2）技能考核：临床基本技能操作（详见规培一年级中医、西医诊疗能力范畴）。

（八）规培第二年

1．实践要求

【基本能力】

（1）能够与患者、医护人员进行完整有效的沟通，能够熟练处理患者基本诉求，并进行基本病情分析及疾病健康教育。例如：能够独立完成门诊及住院患者的基本接待工作、病历书写，独立完成临床基本实践操作，主动配合带教老师完整地完成值班工作。

（2）熟悉医疗十八项核心制度及岗位职责。

（3）具备良好的医疗心理素养及正确的职业价值观，例如：吃苦耐劳的精神，不收受红包，主动关心关爱患者。

（4）有危机防控意识，学习辨别急危重症，熟悉危急情况的处理流程，能够主动配合带教老师完成危机防控及处理工作。

【专业能力】

中医诊疗能力：

（1）掌握基本的中医诊断技巧，如望、闻、问、切四诊技能。熟悉专科常用中药的性味归经、主治及其他（煎煮方法、毒性等）。掌握小儿指纹的观察及其表达的意义，要求能够熟练背诵"十问歌"。

（2）熟悉八纲辨证、六经辨证、脏腑辨证、气血津液辨证、三焦辨证等辨证方法在中医儿科疾病诊治上的应用。

（3）熟练书写完整的中医住院病历和儿科专科门诊病历，熟练使用中医术语，恰当分析中医病因病机，对疾病进行辨证分析及组方用药，并对治疗方案予以合理的分析解释。

（4）掌握儿科常用的腧穴名称、功效、取穴方法，以及相关经络走行和辨证治疗意义。

（5）掌握灸法、火罐、针刺、电针、埋针、耳针、中药熏洗、穴位贴敷、康复等常用理疗方法的临床治疗意义及并发症处理方法。

西医诊疗能力：

（1）熟练完成全身体格检查，熟练掌握儿科疾病的常规体格检查，并作出准确描述。

（2）根据患者病情熟练填写检验申请单；掌握血常规、超敏 C 反应、肝肾功、心肌酶谱、凝血功能、过敏原检测、食物不耐受检测、乙肝两对半、肿瘤标志物等检查结果判读及临床意义。

（3）掌握熟悉儿科 DR 片、CT 片解读以及儿科典型疾病影像表现。

（4）掌握心肺复苏操作。

2. 教学活动

（1）小讲课：每周一次，每次不低于 50 分钟；内容主要为专科病种的中医病因病

机、类证鉴别、辨证论治、发病机制、临床表现、理化检查、诊断与鉴别诊断、治疗方法、急危重症抢救等。

（2）教学查房：每两周一次；内容主要为专科特色病例。

（3）疑难病例讨论：每月一次；内容为临床专科遇到的疑难病例。

（4）门诊教学：每周一次，每次不低于 40 分钟；内容主要为专科病种的中医经典等。

（5）义诊：建议每季度一次，每次不低于 2 小时；内容主要为本专科常见病、多发病，尤其是优势病种等。

3. 跟师学习

培养侧重点：接诊能力以及中医辨证思维能力。

首先，由于二年级的规培医师已经有一定的临床实践经验及知识储备，可以重点培养其针对带教老师门诊的初诊患者进行诊疗。由规培医师首先对患者进行问诊、书写门诊病历并初步制订理法方药，然后交由带教老师指导。

其次是跟师抄方，通过抄方直接观察带教老师的临证思路与用药规律，掌握其临床经验与学术特点。

最后是关于儿科中医经典的学习（具体见参考书籍）。

跟师完成任务：

（1）每周一篇跟师笔记；

（2）每月一篇经典病案整理；

（3）主持每两周一次的中医经典学习；

（4）每两周一次病案讨论（二年级规培医师提出，带教老师指导）；

（5）出科前完成一篇个人小结及跟师心得。

4. 临床综合能力

临床综合能力主要体现在岗位胜任能力，包括：①临床思维能力（具体见规培二年级实践、教学、跟师等综合要求）；②医患沟通能力（具体见规培二年级实践、教学、跟师等综合要求）；③本专业政策法规运用能力（具体见规培二年级实践要求）；④科研教学能力（参与本科室课题申报和医学论文撰写工作）；⑤协助带教老师管理规培学员（一年级）和医学生临床带教工作。

5. 出科考核

（1）理论考核：从科室题库中抽取考题，中医题目占比 80%，西医题目占比 20%。

（2）技能考核：临床基本技能操作（详见规培二年级中医、西医诊疗能力范畴）。

（九）规培第三年

1. 实践要求

【基本能力】

（1）熟练地与患者、医护人员进行积极有效的沟通，独立完成专业性问题解答、病情分析及疾病健康教育。例如：独立完成门诊及住院患者的接待工作，独立准确地完成病历书写及临床操作，独立值班。

（2）掌握医疗十八项核心制度及岗位职责。

（3）具备良好的医疗心理素质及正确的职业价值观，例如：吃苦耐劳的精神，不收受红包，真心关心关爱患者。

（4）独立辨别并处理危急事件，可以完成危机防控及处理工作。

【专业能力】

中医诊疗能力：

（1）形成独立的中医思维：根据患者病情，能够独立准确地对疾病进行辨证分析、诊断，并制订准确的治疗方案、组方用药，对治疗方案及病情予以合理且专业的分析解答及疾病宣教。

（2）独立书写中医住院病历和儿科专科门诊病历。

（3）根据疾病特点选择正确的腧穴及其他有效的中医理疗方案，独立完成操作并有效降低风险发生概率，能够积极主动地调整治疗方案，提高治疗有效率。

西医诊疗能力：

（1）独立完成全身及儿科专科查体。

（2）根据患者病情制订检查方案，并根据临床结果对病情进行合理的解释，辅助临床诊断。

（3）独立完成心肺复苏操作。

2. 教学活动

（1）小讲课：每周一次，每次不低于 60 分钟；内容主要为专科病种及学员本专业的最新研究进展等。

（2）教学查房：每两周一次；内容主要围绕学员本专业方向结合临床专科病例。

（3）疑难病例讨论：每月一次；内容为学员本专业疑难病例。

（4）门诊教学：每周一次，每次不低于 50 分钟；内容主要为学员本专业中医经典。

（5）义诊：建议每季度一次，每次不低于 2 小时；内容主要为学员本专业常见病、多发病，尤其是优势病种等。

3. 跟师学习

培养侧重点：加强独立接诊能力，培养创新能力以及论文撰写能力。

首先，由于此阶段的规培医师为定科医师，需掌握本科室的常见病、多发病的独立诊治流程，提升独立中医诊疗思维能力。

其次，整理总结带教老师的学术经验等，同时结合自己临床经验，选取一个疾病方向进行中医药创新研究，并进行论文撰写。

最后，始终坚持儿科中医经典的学习（具体见参考书籍），并运用于实践及创新研究等。

跟师完成任务：

（1）每周一篇跟师笔记；

（2）每月一篇经典病案整理；

（3）主持每两周一次的中医经典学习；

（4）主持每两周一次的病案讨论；

（5）出科前完成一篇个人小结及跟师心得。

4. 临床综合能力

临床综合能力主要体现在岗位胜任能力，包括：①临床思维能力（具体见规培三年级实践、教学、跟师等综合要求）；②医患沟通能力（具体见规培三年级实践、教学、跟师等综合要求）；③本专业政策法规运用能力（具体见规培三年级实践要求）；④科研教学能力（参与本科室课题申报和医学论文撰写工作）；⑤协助带教老师管理规培学员和医学生临床带教工作。

5. 出科考核

（1）理论考核：从科室题库中抽取考题，中医题目占比100%，其中中医经典至少占比40%。

（2）技能考核：主要形式为临床模拟，内容以临床常见病患者的接诊、处置流程，以及突发情况的处理等综合能力考核为重点。

急诊科

（一）科室病种

【常见病种】

中医病证

掌握：发热、风温肺热病、卒心痛、心悸、眩晕、急性头痛、急性腹痛、血证

熟悉：暴喘、心衰、厥脱、关格、痫病

拓展：科室优势病种

西医病种

掌握：急性上呼吸道感染、肺炎、支气管扩张伴咯血、哮喘急性发作、慢性阻塞性肺疾病及慢性肺心病急性加重、急性冠脉综合征、高血压急症、心律失常、急性心力衰竭、急性脑血管病、上消化道出血、低血糖症、糖尿病酮症酸中毒、内分泌危象、严重电解质紊乱、急性中毒

熟悉：休克、脓毒症、急性呼吸窘迫综合征、急性肾损伤、肝性脑病、癫痫发作、中暑、心肺脑复苏、脓毒症、肝性脑病

了解：各种急救的最新技术与治疗方法

拓展：科室优势病种

【学习要求】

1. 专科学习要求

（1）熟悉急诊科常见中医病证的病因病机、临床特点、诊断与鉴别诊断以及治疗原则。

（2）熟悉急诊科常见西医病种的病因、发病机制、临床特点、理化检查、诊断与鉴别诊断、西医诊疗方案。

（3）掌握急诊科优势中医病证的病因病机、临床特点、诊断与鉴别诊断以及治疗原则。

（4）掌握急诊科优势西医病种的病因、发病机制、临床特点、理化检查、诊断与鉴别诊断、西医诊疗方案。

2. 学科源流学习要求

熟悉急诊科发展的学术渊源和流派，了解川派中医火神派等不同中医流派对急诊科疾病的治疗方法，以及相关学科的国内外新进展和新技术，研究方法与途径。

（二）参考书籍

推荐中医传统四大经典《神农本草经》《黄帝内经》《难经》《伤寒杂病论》作为基础读物进行阅读。

了解、熟悉、掌握以下经典条文，随着学习领悟的深入可以将其熟练运用到临床中。

【胸痹】

经典条文：

1. 真心痛，手足青至节，心痛甚，旦发夕死，夕发旦死。

——《灵枢·厥病第二十四》

2. 心病者，胸中痛，胁支满，胁下痛，膺背肩胛间痛，两臂内痛。

——《素问·藏气法时论第二十二》

3. 师曰：夫脉当取太过不及，阳微阴弦，即胸痹而痛，所以然者，责其极虚也。今阳虚，知在上焦，所以胸痹、心痛者，以其阴弦故也……胸痹之病，喘息咳唾，胸背痛，短气，寸口脉沉而迟，关上小紧数，栝蒌薤白白酒汤主之……心痛彻背，背痛彻心，乌头赤石脂汤主之。

——《金匮要略·胸痹心痛短气病脉证治第九》

【心悸】

经典条文：

1. 心痹者，脉不通，烦则心下鼓，暴上气而喘，嗌干善噫，厥气上则恐。

——《素问·痹论篇第四十三》

2. 心澹澹大动，胸胁胃脘不安，面赤目黄，善噫嗌干，甚则色炲，渴而欲饮，病本于心。

——《素问·至真要大论篇》

3. 伤寒脉结代，心动悸，炙甘草汤主之。

——《伤寒论·辨太阳病脉证并治》

4. "来去数，时一止复来。如蹶之趣，徐疾不常"。结脉"往来缓，时一止复来"。代脉"动而中止，不能自还，因而复动。脉至还入迟，良久方来"。

——《濒湖脉学·促脉》

【胃痛】

经典条文：

1. 木郁之发……民病胃脘当心而痛。

——《素问·六元正纪大论篇》

2. 痛有虚实……辨之法，但当察其可按者为虚，拒按者为实；久痛者多虚，暴痛者多实；得食稍可者为虚，胀满畏食者为实；痛徐而缓，莫得其处者多虚，痛剧而坚，一定不移者为实；痛在肠脏中，有物有滞者，多实，痛在胸胁经络，不于中脏而牵连腰背，无胀无滞者，多虚。脉与证参，虚实自辨，微实者宜调不宜攻，大实者或上或下，非攻不可，纯虚者或气或血，非大补不可。

——《景岳全书·心腹痛》

3. 胃脘痛证，多有因食、因寒、因气不顺者，然因食因寒，亦无不皆关于气，盖食停则气滞，寒留则气凝。所以治痛之要，但察其果属实邪，当以理气为先。

——《景岳全书·心腹痛》

4. 所云初病在经，久痛入络，以经主气，络主血，则知其治气、治血之当然。凡气既久阻，血亦应病，循行之脉络自痹，而辛香理气，辛柔和血之法，实为对待必然之理。

——《临证指南医案·胃脘痛》

【泄泻】

经典条文：

1. 清气在下，则生飧泄……湿胜则濡泄……春伤于风，夏生飧泄。

——《素问·阴阳应象大论篇》

2. 寒气客于小肠，小肠不得成聚，故后泄腹痛矣。

——《素问·举痛论篇》

3. 诸呕吐酸、暴注下迫，皆属于热。

——《素问·至真要大论篇》

4. 食饮不节，起居不时者，阴受之……阴受之则入五脏……入五脏则填满闭塞，下为飧泄。

——《素问·太阴阳明论篇》

5. 下利气者，当利其小便。下利清谷，不可攻其表，汗出必胀满。下利腹胀，身体疼痛者，先温其里，乃攻其表。温里宜四逆汤，攻表宜桂枝汤……气利，诃梨勒散主之……下利脉反滑者，当有所去，下乃愈，宜大承气汤……下利后更烦，按之心下濡者，为虚烦也，栀子豉汤主之。

——《金匮要略·呕吐哕下利病脉证治》

6. 泻黄腹痛者，湿也；泻白腹痛者，寒也；痛一阵泻一阵，泻后涩滞者，火也；痛一阵泻一阵，泻后痛减者，食也；腹中胀痛，泻后不减者，肝气也……腹中绞痛，下无休时者，气食交并也；腹中隐痛，下如稠饮者，痰也。

——《证治要诀》

7. （泄泻）治法有九：一曰淡渗，使湿从小便而出……一曰升提……升、柴、羌、葛之类，鼓舞胃气……又如地上淖泽，风之即干……风亦胜湿。所谓下者举之是也。一曰清凉……所谓热者清之是也。一曰疏利，痰凝、气滞、食积、水停……经云：实者泻之，又云：通因通用是也。一曰甘缓……所谓急者缓之是也。一曰酸收……经云：散者收之是也。一曰燥脾……经云：虚者补之是也。一曰温肾……经云：寒者温之是也。一曰固涩……所谓滑者涩之是也。夫此九者，治泻之大法……须临证之顷，圆机灵变，可以胥天下于寿域矣。

—— 《医宗必读·泄泻》

（三）中医诊疗技术

1. 掌握基本的中医诊断技巧，如望、闻、问、切四诊技能。熟悉专科常用中药的性味归经、主治及其他（煎煮方法、毒性等）。

2. 熟悉八纲辨证、六经辨证、脏腑辨证、气血津液辨证、三焦辨证等辨证方法在中医急诊科疾病诊治上的应用。

3. 熟练书写完整的中医急诊科专科门诊病历，正确使用中医术语，恰当分析中医病因病机，同时能够恰当给予相应的辨证分析及组方用药，并对中医治疗方案予以合理的分析解释。

4. 熟练掌握急诊科常用的腧穴名称、功效、取穴方法，以及相关经络走行和辨证治疗意义。

5. 熟悉灸法、火罐、针刺、电针、埋针、耳针、中药熏洗、穴位贴敷、康复等常用理疗方法及操作注意事项，以及可能出现的并发症及处理方法。

（四）西医诊疗技术

1. 体格检查：了解、熟悉并规范掌握全身体格检查；熟练掌握急诊科疾病的常规体格检查，并作出准确描述。

2. 化验检查：根据诊断及鉴别诊断需要，恰当地选择检查项目，正确填写化验单；熟练掌握血常规、肝肾功、电解质、血脂、血糖、心肌酶谱、凝血功能、乙肝两对半、肿瘤标志物、甲状腺功能等。

3. 影像学检查：熟悉基本读片方法，熟悉头、胸、腹、脊柱、四肢影像学解读以及急诊典型疾病影像表现。

（五）危重病员的识别及紧急处理能力

了解并能识别急危重症，掌握心肺复苏操作流程。

（六）常用方剂

掌握常用方剂：麻黄汤、桂枝汤、小青龙汤、大承气汤、大黄牡丹汤、小柴胡汤、四逆散、黄连解毒汤、凉膈散、白虎汤、清营汤、香薷饮、清暑益气汤、苇茎汤、清胃散、玉女煎、白头翁汤、龙胆泻肝汤、左金丸、导赤散、理中丸、真武汤、补中益气汤、炙甘草汤、越鞠丸、苏子降气汤、定喘汤、桃核承气汤、血府逐瘀汤、川芎茶调散、天麻钩藤饮、镇肝熄风汤、羚角钩藤汤、平胃散、藿香正气散、八正散、五苓散、防己黄芪汤、温胆汤、清气化痰丸、止嗽散等的理法方药。

（七）规培第一年

1. 实践要求

【基本能力】

（1）能够与患者、医护人员进行有效的基本沟通及配合，能够简单规范地处理患者的基本诉求。例如：能够配合带教老师完成门诊及住院患者的基本接待工作、病历书写，配合带教老师完成临床基本实践操作，配合带教老师完整地完成值班工作。

（2）了解医疗十八项核心制度及岗位职责。

（3）具备良好的医疗心理素养及正确的职业价值观，例如：吃苦耐劳的精神，不收受红包，从患者的利益出发关心关爱患者。

（4）有危机防控意识，了解危急事件的基本处理流程，能够配合带教老师完成危机防控及处理工作。

【专业能力】

中医诊疗能力：

（1）熟悉基本的中医诊断技巧，如望、闻、问、切四诊技能。了解专科常用中药的性味归经、主治及其他（煎煮方法、毒性等）。

（2）熟悉八纲辨证、六经辨证、脏腑辨证、气血津液辨证、三焦辨证等辨证方法。

（3）能够书写完整的中医急诊科专科门诊病历，正确使用中医术语，可以分析中医病因病机，对疾病进行辨证分析及组方用药。

（4）熟悉急诊科常用的腧穴名称、功效、取穴方法，以及相关经络走行和辨证治疗意义。

（5）熟悉灸法、火罐、针刺、电针、埋针、耳针、中药熏洗、穴位贴敷、康复等常用理疗方法及操作注意事项，以及可能出现的并发症及处理方法。

西医诊疗能力：

（1）可以完成全身体格检查；了解急诊科疾病的常规体格检查，并作出准确描述。

（2）根据诊断及鉴别诊断需要，恰当地选择检查项目，正确填写化验单：了解血常规、肝肾功、电解质、血脂、血糖、心肌酶谱、凝血功能、乙肝两对半、肿瘤标志物、甲状腺功能等检查。

（3）了解基本读片方法；熟悉头、胸、腹、脊柱、四肢影像学解读以及急诊典型疾病影像表现。

（4）熟悉心肺复苏操作流程。

2. 教学活动

（1）小讲课：每周一次，每次不低于 40 分钟；内容主要为专科病种的中医病因病机、类证鉴别、辨证论治、发病机制、临床表现、理化检查、诊断与鉴别诊断、治疗方法等。

（2）教学查房：每两周一次；内容主要为专科特色病例。

（3）疑难病例讨论：每月一次；内容为临床专科遇到的疑难病例。

（4）门诊教学：每周一次，每次不低于 30 分钟；内容主要为专科病种的中医经典等。

（5）义诊：建议每季度一次，每次不低于 2 小时；内容主要为本专科常见病、多发病，尤其是优势病种等。

3. 跟师学习

培养侧重点：师生间的磨合、跟师抄方以及中医经典的学习。

首先，由于一年级的规培医师临床经验相对较少，且跟师学习时间短，对带教老师以及急诊科的常见病、多发病的了解相对不足，需一定的时间进行师生间的磨合，即了解带教老师门诊的病种情况、中医思维以及日常门诊习惯等；同时，带教老师也对规培医师的中医理论进行评估。

其次是跟师抄方，通过抄方直接观察带教老师的临证思路与用药规律，掌握其临床经验与学术特点。

最后是关于急诊科中医经典的学习（具体见参考书籍）。

跟师完成任务：

（1）每周一篇跟师笔记；

（2）每月一篇经典病案整理；

（3）每两周一次中医经典学习分享（一年级规培医师分享，带教老师指导）；

（4）参与每两周一次的病案讨论；

（5）出科前完成一篇个人小结及跟师心得。

4. 临床综合能力

临床综合能力主要体现在岗位胜任能力，包括：①临床思维能力（具体见规培一年级实践、教学、跟师等综合要求）；②医患沟通能力（具体见规培一年级实践、教学、跟师等综合要求）；③本专业政策法规运用能力（具体见规培一年级实践要求）；④科研教学能力（一年级规培生能够独立完成文献查阅）；⑤协助带教老师对本科室轮转实习生进行管理。

5. 出科考核

（1）理论考核：从科室题库中抽取考题，中医题目占比 50%，西医题目占比 50%。

（2）技能考核：临床基本技能操作（详见规培一年级中医、西医诊疗能力范畴）。

（八）规培第二年

1. 实践要求

【基本能力】

（1）能够与患者、医护人员进行完整有效的沟通，能够熟练处理患者的基本诉求，并进行基本病情分析及疾病健康教育。例如：能够独立完成门诊及住院患者的基本接待工作、病历书写，独立完成临床基本实践操作，主动配合带教老师完整地完成值班工作。

（2）熟悉医疗十八项核心制度及岗位职责。

（3）具备良好的医疗心理素养及正确的职业价值观，例如：吃苦耐劳的精神，不收受红包，主动关心关爱患者。

（4）有危机防控意识，学习辨别急危重症，熟悉危急情况的处理流程，能够主动配合带教老师完成危机防控及处理工作。

【专业能力】

中医诊疗能力：

（1）掌握基本的中医诊断技巧，如望、闻、问、切四诊技能。熟悉专科常用中药的性味归经、主治及其他（煎煮方法、毒性等）。

（2）熟悉八纲辨证、六经辨证、脏腑辨证、气血津液辨证、三焦辨证等辨证方法在中医急诊科疾病诊治上的应用。

（3）熟练书写完整的中医急诊科专科门诊病历，熟练使用中医术语，恰当分析中医病因病机，对疾病进行辨证分析及组方用药，并对治疗方案予以合理的分析解释。

（4）掌握急诊科常用的腧穴名称、功效、取穴方法，以及相关经络走行和辨证治疗意义。

（5）掌握灸法、火罐、针刺、电针、埋针、耳针、中药熏洗、穴位贴敷、康复等常用理疗方法的临床治疗意义及并发症处理方法。

西医诊疗能力：

（1）熟练完成全身体格检查，熟练掌握急诊科疾病的常规体格检查，并作出准确描述。

（2）根据诊断及鉴别诊断需要，恰当地选择检查项目，正确填写化验单；熟练掌握血常规、肝肾功、电解质、血脂、血糖、心肌酶谱、凝血功能、乙肝两对半、肿瘤标志物、甲状腺功能等。

（3）掌握头、胸、腹、脊柱、四肢影像学解读以及急诊典型疾病影像表现。

（4）掌握心肺复苏操作。

2. 教学活动

（1）小讲课：每周一次，每次不低于 50 分钟；内容主要为专科病种的中医病因病机、类证鉴别、辨证论治、发病机制、临床表现、理化检查、诊断与鉴别诊断、治疗方法、急危重症抢救等。

（2）教学查房：每两周一次；内容主要为专科特色病例。

（3）疑难病例讨论：每月一次；内容为临床专科遇到的疑难病例。

（4）门诊教学：每周一次，每次不低于 40 分钟；内容主要为专科病种的中医经典等。

（5）义诊：建议每季度一次，每次不低于 2 小时；内容主要为本专科常见病、多发病，尤其是优势病种等。

3. 跟师学习

培养侧重点：接诊能力以及中医辨证思维能力。

首先，由于二年级的规培医师已经有一定的临床实践经验及知识储备，可以重点培养其针对带教老师门诊的初诊患者进行诊疗。由规培医师首先对患者进行问诊、书写门诊病历并初步制订理法方药，然后交由带教老师指导。

其次是跟师抄方，通过抄方直接观察带教老师的临证思路与用药规律，掌握其临床经验与学术特点。

最后是关于急诊科中医经典的学习（具体见参考书籍）。

跟师完成任务：

（1）每周一篇跟师笔记；

（2）每月一篇经典病案整理；

（3）主持每两周一次的中医经典学习；

（4）每两周一次病案讨论（二年级规培医师提出，带教老师指导）；

（5）出科前完成一篇个人小结及跟师心得。

4. 临床综合能力

临床综合能力主要体现在岗位胜任能力，包括：①临床思维能力（具体见规培二年级实践、教学、跟师等综合要求）；②医患沟通能力（具体见规培二年级实践、教学、跟师等综合要求）；③本专业政策法规运用能力（具体见规培二年级实践要求）；④科研教学能力（参与本科室课题申报和医学论文撰写工作）；⑤协助带教老师管理规培学员（一年级）和医学生临床带教工作。

5. 出科考核

（1）理论考核：从科室题库中抽取考题，中医题目占比80%，西医题目占比20%。

（2）技能考核：临床基本技能操作（详见规培二年级中医、西医诊疗能力范畴）。

（九）规培第三年

1. 实践要求

【基本能力】

（1）熟练地与患者、医护人员进行积极有效的沟通，独立完成专业性问题解答、病情分析及疾病健康教育。例如：独立完成门诊及住院患者的接待工作，独立准确地完成病历书写及临床操作，独立值班。

（2）掌握医疗十八项核心制度及岗位职责。

（3）具备良好的医疗心理素养及正确的职业价值观，例如：吃苦耐劳的精神，不收受红包，真心关心关爱患者。

（4）独立辨别并处理危急事件，可以完成危机防控及处理工作。

【专业能力】

中医诊疗能力：

（1）形成独立的中医思维：根据患者病情，能够独立准确地对疾病进行辨证分析、诊断，并制订准确的治疗方案、组方用药，对治疗方案及病情予以合理且专业的分析解答及疾病宣教。

（2）独立完成中医急诊科专科门诊病历。

（3）根据疾病特点选择正确的腧穴及其他有效的中医理疗方案，独立完成操作并有效降低风险发生概率，能够积极主动地调整治疗方案，提高治疗有效率。

西医诊疗能力：

（1）独立完成全身及急诊科疾病查体。

（2）根据患者病情制订检查方案，并根据临床结果对病情进行合理的解释，辅助临床诊断。

（3）独立完成心肺复苏操作。

2. 教学活动

（1）小讲课：每周一次，每次不低于 60 分钟；内容主要为专科病种及学员本专业的最新研究进展等。

（2）教学查房：每两周一次；内容主要为学员本专业方向结合临床专科病例。

（3）疑难病例讨论：每月一次；内容为学员本专业疑难病例。

（4）门诊教学：每周一次，每次不低于 50 分钟；内容主要为学员本专业中医经典。

（5）义诊：建议每季度一次，每次不低于 2 小时；内容主要为学员本专业常见病、多发病，尤其是优势病种等。

3. 跟师学习

培养侧重点：加强独立接诊能力，培养创新能力以及论文撰写能力。

首先，由于此阶段的规培医师为定科医师，需掌握本科室的常见病、多发病的独立诊治流程，提升独立中医诊疗思维能力。

其次，整理总结带教老师的学术经验等，同时结合自己临床经验，选取一个疾病方向进行中医药创新研究，并进行论文撰写。

最后，始终坚持急诊科中医经典的学习（具体见参考书籍），并运用于实践及创新研究等。

跟师完成任务：

（1）每周一篇跟师笔记；

（2）每月一篇经典病案整理；

（3）主持每两周一次的中医经典学习；

（4）主持每两周一次的病案讨论；

（5）出科前完成一篇个人小结及跟师心得。

4. 临床综合能力

临床综合能力主要体现在岗位胜任能力，包括：①临床思维能力（具体见规培三年级实践、教学、跟师等综合要求）；②医患沟通能力（具体见规培三年级实践、教学、跟师等综合要求）；③本专业政策法规运用能力（具体见规培三年级实践要求）；④科研教学能力（参与本科室课题申报和医学论文撰写工作）；⑤协助带教老师管理规培学员和医学生临床带教工作。

5. 出科考核

（1）理论考核：从科室题库中抽取考题，中医题目占比100%，其中中医经典至少占比40%。

（2）技能考核：主要形式为临床模拟，内容以临床常见病患者的接诊、处置流程，以及突发情况的处理等综合能力考核为重点。

重症科

（一）科室病种

【常见病种】

中医病证

掌握：肺衰、心衰、厥脱

熟悉：发热、风温肺热病、卒心痛、心悸、眩晕、急性头痛、急性腹痛、血证

拓展：暴喘、关格、痫病

西医病种

掌握：呼吸衰竭、心力衰竭、休克、脓毒症、急性呼吸窘迫综合征、心肺脑复苏、急性肾损伤、肝性脑病、急性胰腺炎、中暑

熟悉：肺炎、支气管扩张伴咯血、哮喘急性发作、急性冠脉综合征、高血压急症、心律失常、急性心力衰竭、急性脑血管病、上消化道出血、低血糖症、糖尿病酮症酸中毒、内分泌危象、严重电解质紊乱、急性中毒

了解：急性上呼吸道感染、慢性阻塞性肺疾病

【学习要求】

1. 专科学习要求

（1）熟悉重症医学科常见中医病证的病因病机、临床特点、诊断与鉴别诊断以及治疗原则。

（2）熟悉重症医学科常见西医病种的病因、发病机制、临床特点、理化检查、诊断与鉴别诊断、西医诊疗方案。

（3）掌握重症医学科优势中医病证的病因病机、临床特点、诊断与鉴别诊断以及

治疗原则。

（4）掌握重症医学科优势西医病种的病因、发病机制、临床特点、理化检查、诊断与鉴别诊断、西医诊疗方案。

2. 学科源流学习要求

《黄帝内经》关于"卒中""卒心痛"等病的相关论述；《伤寒杂病论》关于"急下""急温"等证的相关论述；《金匮要略》关于"卒病"的治疗原则、"死脏脉"的论述，以及以"干血""心痛彻背"等为代表的危重症辨治方法。熟悉中医重症医学科发展的学术渊源和流派、重要医家的学术观点，以及相关学科的国内外新进展和新技术，研究方法与途径。

（二）参考书籍

推荐明清著名医家如陈修园、徐大椿、喻昌等人对《黄帝内经》《伤寒杂病论》等经典的评析著述，以及《中医急诊学》教材，可作为本阶段基础理论及方剂读物。

推荐明清著名医家如邹澍所著《本经疏证》、汪昂所著《本草备要》等对《神农本草经》的整理、注解，可作为本阶段基础中药学读物。

推荐中医传统四大经典《神农本草经》《黄帝内经》《难经》《伤寒杂病论》作为进阶理论及方剂读物进行阅读。

推荐清代叶天士《温热论》、吴鞠通《温病条辨》配合《伤寒杂病论》进行阅读。

推荐《明清十八家名医医案》《医学衷中参西录》作为实践学习读物。

推荐《中医急危重症讲稿》《国医大师治疗急危重症学术经验选》《方邦江治疗急重疑难病症学术经验》《李可老中医急危重症疑难病经验专辑》作为流派特色读物。

（三）中医诊疗技术

1. 掌握基本的中医诊断技巧，如望、闻、问、切四诊技能。熟悉专科常用中药的性味归经、主治及其他（煎煮方法、毒性等）。

2. 熟悉八纲辨证、六经辨证、脏腑辨证、气血津液辨证、三焦辨证等辨证方法在中医重症医学科疾病诊治上的应用。

3. 熟练书写完整的中医住院病历，正确使用中医术语，恰当分析中医病因病机，同时能够恰当给予相应的辨证分析及组方用药，并对中医治疗方案予以合理的分析解释。

4. 熟练掌握重症医学科常用的腧穴名称、功效、取穴方法，以及相关经络走行和辨证治疗意义。

5. 熟悉灸法、火罐、针刺、电针、埋针、耳针、中药外敷、穴位贴敷、穴位注射等常用理疗方法及操作注意事项，以及可能出现的并发症及处理方法。

（四）西医诊疗技术

1. 体格检查：熟练掌握重症医学科疾病的常规体格检查并作出准确描述。

2. 化验检查：根据诊断及鉴别诊断需要，恰当地选择检查项目，正确填写化验单；熟悉血常规、肝肾功、电解质、血脂、血糖、心肌酶谱、凝血功能、乙肝两对半、肿瘤标志物、肌钙蛋白、脑利钠肽、降钙素原等。熟悉心电图、血压测量、指尖血糖测量、血气分析、心电监护等检查操作。

3. 影像学检查：了解基本读片方法，熟悉肺炎、肺水肿、脑出血、急性脑梗死等危重病的 CT 片的解读以及重症医学科典型疾病影像表现。

4. 临床技能：掌握血气分析的操作、解读及处理，掌握心肺复苏术、电除颤术，熟悉胸腹腔穿刺术、中心静脉穿刺术、动脉置管术、气管插管术。

（五）危重病员的识别及紧急处理能力

了解并能识别急危重症，掌握心肺复苏操作流程。

（六）常用方剂

熟悉：四逆汤、当归四逆汤、白虎汤、小柴胡汤、麻杏石甘汤、大承气汤、瓜蒌薤白汤、血府逐瘀汤、葶苈大枣泻肺汤、真武汤、镇肝熄风汤、藿香正气散、安宫牛黄丸、生脉注射液、参麦注射液、参附注射液等常见方剂和中成药的使用方法。

（七）规培第一年

1. 实践要求

【基本能力】

（1）能够与患者、医护人员进行有效的基本沟通及配合，能够简单规范地处理患者基本诉求。例如：能够配合带教老师完成门诊及住院患者的基本接待工作、病历书写，配合带教老师完成临床基本实践操作，配合带教老师完整地完成值班工作。

（2）了解医疗十八项核心制度及岗位职责。

（3）具备良好的医疗心理素养及正确的职业价值观，例如：吃苦耐劳的精神，不收受红包，从患者的利益出发，关心关爱患者。

（4）有危机防控意识，了解危急事件的基本处理流程，能够配合带教老师完成危机防控及处理工作。

【专业能力】

中医诊疗能力：

（1）熟悉基本的中医诊断技巧，如望、闻、问、切四诊技能。了解专科常用中药

的性味归经、主治及其他（煎煮方法、毒性等）。

（2）熟悉八纲辨证、六经辨证、脏腑辨证、气血津液辨证、三焦辨证等辨证方法。

（3）能够书写完整的中医住院病历和重症医学科专科门诊病历，正确使用中医术语，可以分析中医病因病机，对疾病进行辨证分析及组方用药。

（4）熟悉重症医学科常用的腧穴名称、功效、取穴方法，以及相关经络走行和辨证治疗意义。

（5）熟悉灸法、火罐、针刺、电针、埋针、耳针、中药外敷、穴位贴敷、穴位注射等常用理疗方法及操作注意事项，以及可能出现的并发症及处理方法。

西医诊疗能力：

（1）体格检查：熟练掌握重症医学科疾病的常规体格检查并作出准确描述。

（2）化验检查：掌握血肌钙蛋白、B型钠尿肽、动脉血气分析、乳酸、D-二聚体等危急标志物的临床意义，熟悉动脉血采集及动脉血气分析的结果判读。

（3）影像学检查：头颅CT、胸部影像学检查与腹部B超的应用指征、结果判断及临床意义分析，以及重症医学科典型疾病影像表现。

（4）临床技能：掌握血气分析的操作、解读及处理，掌握心肺复苏术、电除颤术，熟悉胸腹腔穿刺术、中心静脉穿刺术、动脉置管术、气管插管术，以及无创与有创机械通气、连续性床边血液净化。

2. 教学活动

（1）小讲课：每周一次，每次不低于40分钟；内容主要为专科病种的中医病因病机、类证鉴别、辨证论治、发病机制、临床表现、理化检查、诊断与鉴别诊断、治疗方法等。

（2）教学查房：每两周一次；内容主要为专科特色病例。

（3）疑难病例讨论：每月一次；内容为临床专科遇到的疑难病例。

（4）门诊教学：每周一次，每次不低于30分钟；内容主要为专科病种的中医经典等。

（5）义诊：建议每季度一次，每次不低于2小时；内容主要为本专科常见病、多发病，尤其是优势病种（厥脱、肺衰、心衰）等。

3. 跟师学习

培养侧重点：师生间的磨合、跟师抄方以及中医经典的学习。

首先，由于一年级的规培医师临床经验相对较少，且跟师学习时间短，对带教老师以及重症医学科的常见病、多发病的了解相对不足，需一定的时间进行师生间的磨合，即了解带教老师中医思维以及日常习惯等；同时，带教老师也对规培医师的中医理论进行评估。

其次是跟师抄方，通过抄方直接观察带教老师的临证思路与用药规律，掌握其临床经验与学术特点。

最后是关于重症医学科中医经典的学习（具体见参考书籍）。

跟师完成任务：

（1）每周一篇跟师笔记；

（2）每月一篇经典病案整理；

（3）每两周一次中医经典学习分享（一年级规培医师分享，带教老师指导）；

（4）参与每两周一次的病案讨论；

（5）出科前完成一篇个人小结及跟师心得。

4. 临床综合能力

临床综合能力主要体现在岗位胜任能力，包括：①临床思维能力（具体见规培一年级实践、教学、跟师等综合要求）；②医患沟通能力（具体见规培一年级实践、教学、跟师等综合要求）；③本专业政策法规运用能力（具体见规培一年级实践要求）；④科研教学能力（一年级规培生能够独立完成文献查阅）；⑤协助带教老师对本科室轮转实习生进行管理。

5. 出科考核

（1）理论考核：从科室题库中抽取考题，中医题目占比50%，西医题目占比50%。

（2）技能考核：临床基本技能操作（详见规培一年级中医、西医诊疗能力范畴）。

（八）规培第二年

1. 实践要求

【基本能力】

（1）能够与患者、医护人员进行完整有效的沟通，能够熟练处理患者的基本诉求，并进行基本病情分析及疾病健康教育。例如：能够独立完成住院患者的基本接待工作及病历书写，独立完成临床基本实践操作，主动配合带教老师完整地完成值班工作。

（2）熟悉医疗十八项核心制度及岗位职责。

（3）具备良好的医疗心理素养及正确的职业价值观，例如：吃苦耐劳的精神，不收受红包，主动关心关爱患者。

（4）有危机防控意识，学习辨别急危重症，熟悉危急情况的处理流程，能够主动配合带教老师完成危机防控及处理工作。

【专业能力】

中医诊疗能力：

（1）掌握基本的中医诊断技巧，如望、闻、问、切四诊技能。熟悉专科常用中药的性味归经、主治及其他（煎煮方法、毒性等）。

（2）熟悉八纲辨证、六经辨证、脏腑辨证、气血津液辨证、三焦辨证等辨证方法在中医重症医学科疾病诊治上的应用。

（3）熟练书写完整的中医住院病历和专科门诊病历，熟练使用中医术语，恰当分析中医病因病机，对疾病进行辨证分析及组方用药，并对治疗方案予以合理的分析解释。

（4）掌握重症医学科常用的腧穴名称、功效、取穴方法，以及相关经络走行和辨证治疗意义。

（5）掌握灸法、火罐、针刺、电针、埋针、耳针、中药外敷、穴位贴敷、穴位注射等常用理疗方法的临床治疗意义及并发症处理方法。

西医诊疗能力：

（1）体格检查：熟练掌握重症医学科疾病的常规体格检查并作出准确描述。

（2）化验检查：根据诊断及鉴别诊断需要，恰当地选择检查项目，正确填写化验单；熟悉血常规、肝肾功、电解质、血脂、血糖、心肌酶谱、凝血功能、乙肝两对半、肿瘤标志物、肌钙蛋白、脑利钠肽、降钙素原等检验结果解读。熟悉心电图、血压测量、指尖血糖测量、血气分析、心电监护等检查操作。

（3）影像学检查：了解基本读片方法，熟悉肺炎、肺水肿、脑出血、急性脑梗死等危重病的 CT 片的解读以及重症医学科典型疾病影像表现。

（4）临床技能：掌握血气分析的操作、解读及处理，掌握心肺复苏术、电除颤术，熟悉胸腹腔穿刺术、中心静脉穿刺术、动脉置管术、气管插管术。

2. 教学活动

（1）小讲课：每周一次，每次不低于 50 分钟；内容主要为专科病种的中医病因病机、类证鉴别、辨证论治、发病机制、临床表现、理化检查、诊断与鉴别诊断、治疗方法、急危重症抢救等。

（2）教学查房：每两周一次；内容主要为专科特色病例。

（3）疑难病例讨论：每月一次；内容为临床专科遇到的疑难病例。

（4）门诊教学：每周一次，每次不低于 40 分钟；内容主要为专科病种的中医经典等。

（5）义诊：建议每季度一次，每次不低于 2 小时；内容主要为本专科常见病、多发病，尤其是优势病种等。

3. 跟师学习

培养侧重点：接诊能力以及中医辨证思维能力。

首先，由于二年级的规培医师已经有一定的临床实践经验及知识储备，可以重点培养其针对带教老师门诊的初诊患者进行诊疗。由规培医师首先对患者进行问诊、书写门诊病历并初步制订理法方药，然后交由带教老师指导。

其次是跟师抄方，通过抄方直接观察带教老师的临证思路与用药规律，掌握其临床经验与学术特点。

最后是关于重症医学科中医经典的学习（具体见参考书籍）。

跟师完成任务：

（1）每周一篇跟师笔记；

（2）每月一篇经典病案整理；

（3）主持每两周一次的中医经典学习；

（4）每两周一次病案讨论（二年级规培医师提出，带教老师指导）；

（5）出科前完成一篇个人小结及跟师心得。

4. 临床综合能力

临床综合能力主要体现在岗位胜任能力，包括：①临床思维能力（具体见规培二年级实践、教学、跟师等综合要求）；②医患沟通能力（具体见规培二年级实践、教学、跟师等综合要求）；③本专业政策法规运用能力（具体见规培二年级实践要求）；④科研教学能力（参与本科室课题申报和医学论文撰写工作）；⑤协助带教老师管理规培学员（一年级）和医学生临床带教工作。

5. 出科考核

（1）理论考核：从科室题库中抽取考题，中医题目占比80%，西医题目占比20%。

（2）技能考核：临床基本技能操作（详见规培二年级中医、西医诊疗能力范畴）。

（九）规培第三年

1. 实践要求

【基本能力】

（1）熟练地与患者、医护人员进行积极有效的沟通，独立完成专业性问题解答、病情分析及疾病健康教育。例如：独立完成门诊及住院患者的接待工作，独立准确地完成病历书写及临床操作，独立值班。

（2）掌握医疗十八项核心制度及岗位职责。

（3）具备良好的医疗心理素养及正确的职业价值观，例如：吃苦耐劳的精神，不收受红包，真心关心关爱患者。

（4）独立辨别并处理危急事件，可以完成危机防控及处理工作。

【专业能力】

中医诊疗能力：

（1）形成独立的中医思维：根据患者病情，能够独立准确地对疾病进行辨证分析、诊断，并制订准确的治疗方案、组方用药，对治疗方案及病情予以合理且专业的分析解答及疾病宣教。

（2）独立完成中医住院病历和专科门诊病历。

（3）根据疾病特点选择正确的腧穴及其他有效的中医理疗方案，独立完成操作并有效降低风险发生概率，能够积极主动地调整治疗方案，提高治疗有效率。

西医诊疗能力：

（1）独立完成全身及重症医学科查体。

（2）根据患者病情制订检查方案，并根据临床结果对病情进行合理的解释，辅助临床诊断。

（3）独立完成气管插管、深静脉置管、动脉置管的操作，掌握适应证。

（4）根据病情完成急危重症的临床处理，在带教老师陪同下完成相关操作。

2. 教学活动

（1）小讲课：每周一次，每次不低于60分钟；内容主要为专科病种及学员本专业的最新研究进展等。

（2）教学查房：每两周一次；内容主要为学员本专业方向结合临床专科病例。

（3）疑难病例讨论：每月一次；内容为学员本专业疑难病例。

（4）门诊教学：每周一次，每次不低于50分钟；内容主要为学员本专业中医经典。

（5）义诊：建议每季度一次，每次不低于2小时；内容主要为学员本专业常见病、多发病，尤其是优势病种等。

3. 跟师学习

培养侧重点：加强独立接诊能力，培养创新能力以及论文撰写能力。

首先，由于此阶段的规培医师为定科医师，需掌握本科室的常见病、多发病的独立诊治流程，提升独立中医诊疗思维能力。

其次，整理总结带教老师的学术经验等，同时结合自己临床经验，选取一个疾病方向进行中医药创新研究，并进行论文撰写。

最后，始终坚持重症医学科中医经典的学习（具体见参考书籍），并运用于实践及创新研究等。

跟师完成任务：

（1）每周一篇跟师笔记；

（2）每月一篇经典病案整理；

（3）主持每两周一次的中医经典学习；

（4）主持每两周一次的病案讨论；

（5）出科前完成一篇个人小结及跟师心得。

4. 临床综合能力

临床综合能力主要体现在岗位胜任能力，包括：①临床思维能力（具体见规培三年级实践、教学、跟师等综合要求）；②医患沟通能力（具体见规培三年级实践、教学、跟师等综合要求）；③本专业政策法规运用能力（具体见规培三年级实践要求）；④科研教学能力（参与本科室课题申报和医学论文撰写工作）；⑤协助带教老师管理规培学员和医学生临床带教工作。

5. 出科考核

（1）理论考核：从科室题库中抽取考题，中医题目占比100%，其中中医经典至少占比40%。

（2）技能考核：主要形式为临床模拟，内容以临床常见病患者的接诊、处置流程，以及突发情况的处理等综合能力考核为重点。

第四篇

实训中心

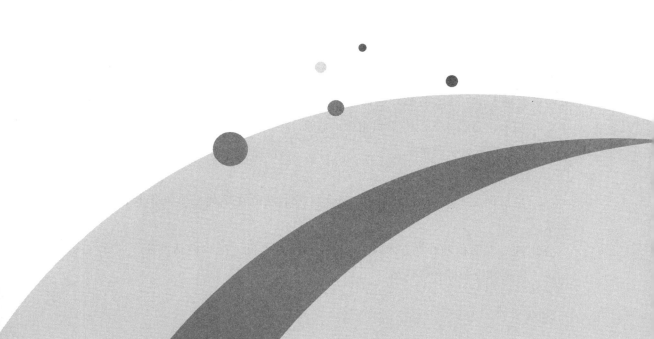

第四篇　实训中心

一、实训目标

通过开展各类医学模拟培训，充分发挥模拟技术和医学模拟教学方法在医学人才培养中的重要作用，提升中医住院医师临床能力；通过医学模拟技术和教学方法开展形成性评价和终结性评价，提升培训质量，检验培训效果，以此培养具有良好的职业道德，掌握扎实的中医基础理论、专业知识、临床技能与思维和必要的西医知识与技术，能独立承担常见病、多发病及某些疑难危重病症诊疗工作的合格中医住院医师。

二、实训要求

（一）人员要求

1. 应配备能够满足需要的专职管理人员（应不低于 2 人），负责组织协调教师与学员完成教学、考核以及中心日常管理任务（包括日常运行，培训预约，协助教学活动评估反馈，资料收集、整理、存档等）。

2. 应建立一支经过培训、能够完成模拟教学的带教师资队伍。中医内科、中医外科、中医妇科、中医儿科、针灸科、推拿科、中医康复科、中医骨伤科、中医耳鼻喉科、中医眼科等专业至少有 1 名经过省级及以上单位培训并认证的模拟师资。

3. 根据需要配备必要的教学辅助人员，负责模拟教学场地、设备的维护运行，协助专职管理人员、带教医师开展日常管理和教学活动。

4. 应有信息技术人员专门负责中心设备、网络系统、数据系统、信息系统等的维护和运行、数据分析与挖掘。

（二）空间要求

1. 应能满足中医规培和中医类别全科医生规范化培养基本操作技能培训与考核需求。

2. 应有总面积 600 平方米以上且相对集中的空间，至少包括办公、训练（考核）、讨论、资料和设备储存等区域。

3. 应有相对独立的中医内科、中医外科、中医妇科、中医儿科、针灸科、推拿科、中医康复科、中医骨伤科、中医五官科、急诊科等模拟实训室。单独功能区域面积不小于 30 平方米或能够满足培训需求。

（三）教学模型与设备要求

1. 教学模型的种类、数量应能满足中医医师培训及中医类别全科医生规范化培养与考核需求。

2. 应配备示教模型、局部功能训练模型、计算机辅助训练模型，有条件的还要配备虚拟现实和触觉感知系统。

3. 结合中医规培实际，加大中医教学模型建设，应配备中医临床思维训练系统、中医四诊、穴位、针灸、推拿、按摩及康复等模拟教学与考核的模型、设备和耗材。

4. 应配备音频、视频录制系统或信息系统，满足教学、评估与考核需求。

（四）师资队伍要求

1. 模拟带教老师应具有本科及以上学历、中医主治医师以上职称，且有带教意愿。

2.《中医医师规范化培训标准（2023 年版）》《中医类别全科医生规范化培训标准（2023 年版）》规定的轮转培训科室至少有 1 名模拟带教老师，基地应有不少于 20 名模拟带教老师的队伍。

3. 模拟带教老师应同时具备临床教学和模拟教学的知识与能力，能承担培训对象常规基本操作技能的培训和考核任务。

4. 应建立模拟带教老师的遴选、培养、认证机制，定期组织开展或参加模拟教学相关的师资培训。

5. 应加强模拟核心师资队伍建设，完成课程设计、模拟带教老师日常培训与评价考核，不断提升模拟师资队伍能力与水平。

6. 应建立师资激励淘汰机制，将模拟教学工作与绩效考核、评优评先挂钩，表彰先进。

（五）课程建设要求

1. 根据培训要求和培训对象需求进行课程建设与开发，应包括基本技能、专业技能和综合技能模块。

2.《中医医师规范化培训标准（2023 年版）》《中医类别全科医生规范化培训标准（2023 年版）》规定轮转的培训科室应建立培训课程，每个科室不少于 3 种，全基地应不少于 60 种。

3. 应按照分层设计并满足不同层次培训对象需求的原则，动态开发课程，适应中医医师规培与中医类别全科医生规范化培养需要。临床技能培训课程能够满足中医医师临床技能培训要求，体现专业特点和岗位胜任力，体现分层递进的培训理念，教学过程中注重形成性评价。适当开设专科技能操作培训与综合能力训练课程。

4. 课程应注重临床诊疗能力培养，针对中医临床思维、团队合作、沟通能力、领导力、决策力、创新精神等能力开设情景教学或多学科合作等课程。

5. 应加强课程审核，保证课程质量。

（六）质量监控要求

1. 常规开展内部质量控制，有专人负责监控体系的运行和管理，建立质量控制标准，保障内部质量控制工作的开展。

2. 运用多种评价方法，对模拟教学活动的各个环节进行评价，包括课程设计、教学过程、教师教学能力、中心服务、教学效果等，并反馈给相关人员。

3. 运用评价结果促进教学活动改进，完善质量控制档案管理，评价结果及时有效地反馈给专业基地、师资、培养对象等相关人员。评价反馈能够切实改进培训考核工作，有效提升培训质量。

4. 适当开展对模拟教学的远期效果评价，即模拟教学是否促进培养对象临床能力的提升及对医疗安全的影响。

三、教学查房规范

临床教学查房是实践教学的重要环节，它是由临床教师主持，围绕临床病例，以培养对象为中心进行的一项师生互动、讨论式的临床教学活动，是提升培养对象临床能力的有效途径。

【目的】

1. 促进培养对象的医学理论知识与临床实践相融合，培养其独立观察、分析、处理问题等临床工作的能力。

2. 使培养对象掌握病史采集、体格检查、病情演变、实验结果分析、医嘱以及与患者的沟通技巧等临床工作程序，提高其临床思维和实践能力。

3. 及时了解和掌握培养对象的临床实践学习效果、知识面及临床技能的掌握情况，及时解决存在的问题。

4. 主查教师进行示范教学，纠正培养对象不规范的技能操作，同时提高自身的实践教学水平和临床工作能力，实现教学相长；年轻教师参与教学查房活动，可起到传帮带作用，也是培养临床年轻教师的重要途径。

【对象】

实习生、规培生、进修生、低年资医生

【规范】

（一）准备环节

1. 主持教学查房教师的准备

（1）病例准备：教学查房应按照教学大纲的要求确定教学目标，选择有教学意义的典型病例（病情相对稳定、病史典型、症状与体征明显、诊断基本明确），病例应是本专业的常见病、多发病，且经过治疗有明显疗效的患者。要提前做好患者的沟通工作，得到配合与理解。

（2）教案准备：涉及培养对象、教学内容、教学病例、教学方法与手段、教学重点与难点、教学目标及其实现途径、讨论作业与参考文献。

（3）教学准备：主持教学查房的教师事先要通知培养对象所查的病例床号，便于培养对象熟悉病例病史及相关资料。教学查房前主持查房的教师应熟悉患者病情，全面掌握近期演变情况。主查教师将患者的主诉、现病史、既往史以及相关家族史或者涉及到的月经史、生育史、查体情况（即简要的病史资料），诊断与鉴别诊断，目前的诊疗情况等做成 PPT，便于讨论。

2. 参加教学查房培养对象的准备

（1）汇报病史的培养对象应是分管被查床位的培养对象，应已写好该患者的住院病历，熟悉病史并认真准备相关资料。

（2）查房前培养对象应先到床边，进一步了解患者的当前病情，掌握患者病情演变情况与近期存在的问题等，并做好相关准备工作，如患者的病历、各项检查报告及相关资料等。

（3）针对查房要求，事先查阅、复习与该病例相关的理论知识。

（4）准备好患者的影像资料及教学查房体格检查所需的器械，包括血压计、体温计、听诊器、叩诊锤、手电筒、刻度尺、压舌板、棉签、手表等。

（5）注意保护性医疗制度，查房过程符合医学伦理要求，为患者保守秘密，尊重患者，查体部位不应暴露太多，时间不宜过长。

（二）教学查房过程规范（临床医学专业）

第一部分：（5分钟）　　　　地点：示教室

主要内容：主查教师首先自我介绍并介绍参加教学查房的医师，再向参加查房的全体人员简要说明此次教学查房的教学目的，提出教学重点、难点、临床实践要点以及查房中的注意事项等。

第二部分：（30 分钟）　　　　　　地点：患者所在病房

1. 基本秩序

（1）参加查房人员要求仪表整洁、举止端庄稳重，对患者说话语言亲切。

（2）教学查房时，必须按以下顺序进入病房：主查教师→下级医师→培养对象→护理人员推入查房用的小车。

（3）教学查房时各级医师的站位：主查教师站在患者右侧，主管培养对象站在患者左侧，主管住院医师站在主管培养对象的左手侧，其他人员依次站于患者左侧或床尾，具体见下方示意图。

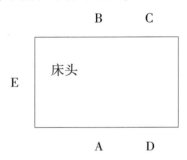

A：主查教师；B：主管培养对象（汇报病史及查体）；C：主管住院医师；D：科室主任；E：护理人员及其他培养对象等

2. 主要内容

（1）主查教师首先和患者沟通，简明说明教学查房的意图。

（2）汇报病历：主管床位的培养对象向患者问候并希望患者予以配合后，将病历交给主查教师，脱稿向其简明扼要地汇报患者病史、重要的或者有鉴别性的临床辅助检查结果等，包括患者一般情况（姓名、年龄、性别、职业等），主诉、现病史、有关既往史、个人史、家族史、诊断，给予的相应治疗，住院后病情变化，以及目前的诊疗效果。同组其他培养对象可以补充汇报。（约 7 分钟）

要求：口齿清楚、语言流利、表达精练、重点突出。

（3）住院医师（初级带教老师）补充汇报：重点补充患者近期病情演变以及培养对象汇报中遗漏的病情或体征。（约 3 分钟）

要求：不重复培养对象已汇报过的内容，主要补充遗漏之处。

（4）主查教师指正汇报内容：主查教师应引导培养对象掌握正确汇报病史的要领，同时根据培养对象和住院医师汇报病史中的不足对患者进行补充询问。（约 5 分钟）

（5）培养对象与患者沟通且洗手后进行重点体格检查：主查教师指导培养对象对

患者做相关的查体，特别是与诊断及鉴别诊断有关的检查，正确认识、感知阳性体征和重要的阴性体征，对培养对象查体中存在的问题予以纠正，并做必要的示范，加强培养对象体检规范化训练。（约 10 分钟）

要求：查体过程需注意手法规范，顺序合理，动作轻柔，体现爱伤观念，并要注意手部卫生。

（6）提问：教学查房过程中，主查教师要善于提出一些基本理论知识或基本操作的问题，提问对象涵括参与查房的全体培养对象。培养对象有问题也可请教主查教师。（约 5 分钟）

（7）整理衣被，告别患者，并致谢。

第三部分（30 分钟）　　　　地点：示教室

主要内容：

（1）主查教师纠正培养对象病历书写中不恰当的地方，并提出修改补充意见，同时对刚才病房中病史汇报及查体的情况进行评价。

（2）病例分析讨论

主查教师围绕"是什么疾病（包括主要诊断及次要诊断）""为什么这样诊断（学习诊断的思路）""怎样进行进一步诊治，完善诊疗计划""预后及转归"四部分进行病例分析讨论。鼓励双语教学。

首先：由主管培养对象进行病例分析，提出本病例的诊断及依据、鉴别诊断及进一步诊治计划。主管住院医师进行补充。

其次：主查教师围绕本病例的主要诊断、诊断依据、鉴别诊断、病因、病理、影像资料的解读，能够进一步明确诊断的辅助检查方法、治疗原则、诊疗计划、预后、并发症的防治以及相关的医学伦理、心理问题、预防与行为指导等与培养对象和各级医师进行互动式讨论，层层深入，引导培养对象进行科学的临床思维训练，理解掌握临床相关的基本理论、基本知识、基本技能，了解学科新进展，提升培养对象和年轻医师思考的深度及广度。

最后：主查教师要善于以问题来引导，运用适当的指向性提问、提示、探究等技巧充分诱导、调动培养对象的思维与兴趣，整个过程应围绕本病例的特点进行。同时，培养对象也应将不懂或者难以理解的问题向主查教师提出，主查教师需详细、多角度回答问题，直到学生理解并接受为止。

四、总结环节

主查教师进行全面总结，综合查房全过程，结合培养对象在专业知识、操作技能等方面存在的问题进行系统地总结，纠正不规范用语及手法，归纳通过该病例讨论应掌握的内容。具体为：

1. 总结本次教学查房是否达到预期的目标，归纳总结学习内容与收获。

2. 点评培养对象及其他医师在教学查房中的表现，提出改进意见。

3. 根据需要，提出问题、布置思考题和阅读指定参考资料。

4. 听取培养对象对本次教学查房活动的评价。

5. 记录：教学查房时培养对象和分管床位的医师应做好查房记录，尤其是病情分析情况、诊断与鉴别诊断、治疗措施、下一步的诊疗方案等。查房结束后，要及时书写教学查房记录，师生签名确认。

【基本要求】

1. 主查教师：由主治医师及以上职称教师出任，也可根据病区情况由教学经验丰富的高年住院医师或具有高级职称的教师出任。

参加人员：病区主任、主查教师、教学秘书、住院医师、进修医师、实习医师、护理人员。

2. 主查教师要求：

（1）应紧密围绕本次教学查房目的开展查房活动。

（2）必须紧扣病例情况进行分析、讨论；适当进行拓展，如简要介绍有关新进展，但注意避免成为"小讲课"和"学术讲座"。

（3）以问题为中心，结合"三基"进行启发式教学，注重临床思维的培养。

（4）结合病例，以教学查房工作为载体，充分体现临床实际工作环境与要求，并注意理论联系实际，突出重点难点，条理清晰。

（5）鼓励采用双语查房，尽量采用互动式双语讨论教学。

（6）注意调动培养对象主动参与查房，进入"医生"角色，做好病史采集与体检工作，注意区别于见习带教和病例讨论。

3. 提前准备查体小推车，确认各种检查器械是否齐全，注意病房环境的保护，检查患者前后请用消毒液洗手。

4. 教学查房周期：病区每两周开展一次，落实具体的时间和内容后，应保持相对固定。查房时间以 45~60 分钟为宜。

5. 查房过程中主要采用启发式、引导式和以问题为中心的教学。注重培养培训对象的临床诊疗思维能力。

6. 分管教学的主任应事先听取主查教师准备情况的简短汇报，给予指导和认可。

对于新担任此项工作的年轻教师，各科室可组织试讲，听取汇报，并给予指导。

7. 教学查房时间应与医疗查房时间错开，以尽量减少对日常医疗工作的影响。病区在工作安排中应保证培养对象和主查教师能按时实施此项工作，避免随意更换时间和内容。

8. 注意保护性医疗制度，查房过程应符合医学伦理要求，与患者交流要注意谈话艺术，为患者保守医密，要有爱伤观念，查体部位不应暴露太多，时间不宜太长。

9. 教学查房时采用普通话，阐述病情要用专业术语，态度认真、情绪饱满、仪表端庄、语言亲切；着装整洁大方，体恤患者，要体现人文关怀、爱患意识，教学查房前向患者解释并取得支持，教学查房后对患者的配合要表示感谢；树立良好的医德风范，注意培养下级医师医德医风、业务素质和临床教学意识。

10. 教学查房时患者所在病房空间应尽量宽敞，病房无陪护或无探视家属及其他无关人员。特殊情况下，可将患者安排在单独病房，以便于观摩，减少干扰。

附件1

中医规培基地临床技能实训中心基本条件

总面积	不低于 600 平方米
多功能教室 *	有可容纳 60 人的计算机教室，并具备连接互联网、院内局域网的功能，能够为学员提供电子阅览、临床思维训练、人机对话考试等基本功能
实训室 *	应有相对独立的中医内科、中医外科、中医妇科、中医儿科、针灸推拿（含中医康复）、中医骨伤科、中医眼科及耳鼻咽喉科、急诊科等模拟实训室，单独功能区域面积不低于 30 平方米或能够满足培训需求
考站	有不少于 6 站的客观结构化（OSCE）临床能力考核考站
仓库 *	不少于 1 间，满足需要
模拟病房	不少于 1 间，满足需要
模拟手术室	不少于 1 间，满足需要
档案库（室） *	有存放档案的档案柜等设施设备
监控室	不少于 1 间，满足需要
其他	各空间照明、消防需符合有关规定
备注：表格中 * 是建议基础必备模型设备	

附件 2

中医规培基地临床技能实训中心模型参考目录

模块	模型名称	数量（个或套）	备注
中医技能训练模块	＊望诊仪（可四诊仪兼容）	1	
	＊问诊训练系统（可四诊仪兼容）	1	
	＊舌象辅助诊断系统（可四诊仪兼容）	1	
	＊脉象教学训练及考核系统	1~6	
	多功能中医技能训练及考核模型	1	
	＊经络穴位练习系统（经络穴位模拟人）	1	可虚拟仿真
	经络穴位考试系统（经络穴位模拟人）	1	
	＊耳穴模型	6	
	足部穴位模型	6	
	针刺训练模块（盒）	6	
	＊针刺头部训练模型	6	
	＊针灸臀部训练模型	6	
	＊针刺训练手臂模型	6	
	针刺手法训练及考核模型（系统）	6	
	＊推拿手法训练及考核模型（系统）	6	
	＊艾灸训练与考核模型（系统）	6	
	＊拔罐训练与考核模型（系统）	6	
	多媒体按摩点穴仪	1	
	＊中医临床思维训练系统	1	
	＊体质辨识系统	1	
	＊常用中药标本	1	
急救技能训练模块	＊全身心肺复苏模型人（成人）	1	
	全身心肺复苏模型人（儿童）	1	
	全身心肺复苏模型人（婴儿）	1	

续表

模块	模型名称	数量（个或套）	备注
急救技能训练模块	＊半身心肺复苏模型人（成人）	6	
	半身心肺复苏模型人（儿童）	6	
	半身心肺复苏模型人（婴儿）	6	
	＊AED 训练仪	6	
	＊成人气道管理模型（气管插管）	3	
	儿童气道管理模型（气管插管）	3	
	婴儿气道管理模型（气管插管）	3	
	婴儿气道梗塞训练模型	6	
	＊气胸叩诊及穿刺训练模型	3	
	环状软骨穿刺和气管切开术训练模型	1	
	胃管置入训练模型	1	可兼容
	洗胃训练模型	1	
	低位包扎模型	1	
	高位包扎模型	1	
	交互式止血训练手臂	1	
	交互式止血训练腿	1	
	脊髓损伤搬运模型人	1	
	吸痰模型	1	
	创伤模型组件	1	含头面、胸腹、四肢、皮肤
模拟 ICU 训练模块	急危重智能高端综合模拟人	1	含心脑血管急危重症病例、含气道管理、可含急危重症模拟训练
	创伤综合模拟人	1	
	中心静脉压监测套装	1	

续表

模块	模型名称	数量（个或套）	备注
内科训练模块	心包穿刺训练模型	1	可超声引导下
	＊胸腔穿刺训练模型	3	
	＊腹腔穿刺训练模型	3	
	＊腰椎穿刺训练模型	3	
	＊骨髓穿刺训练模型	3	
	股静脉与动脉注射穿刺模型	1	
	中心静脉穿刺置管训练模型	3	
	外周静脉穿刺插管训练模型	1	
	胸腔闭式引流训练模型	1	
	电复律训练模型（内放电）	1	高端综合模拟人可兼容
	心血管危重症模拟实训演练体系	1	综合、可兼容
	无创呼吸机训练模型	1	高端综合模拟人可兼容
	胃管置入训练模型	1	
	腹膜透析模型	1	
	三腔二囊管训练模型	1	
	灌肠训练模型	1	
	内窥镜操作训练模型	1	
	＊心电图教学系统	1	
	＊胸部（心肺）体格检查训练模型（系统）	6	可兼容
	＊腹部体格检查训练模型（系统）	6	
	体格检查训练模型（教师系统）	1	
	中医思维训练系统	1	
外科训练模块	全功能诊疗穿刺术模拟病人	1~3	
	局部麻醉训练工具箱	1	
	多功能小手术训练工具箱	3	

续表

模块	模型名称	数量（个或套）	备注
外科训练模块	外科多技能训练模型	1	
	*外科清创缝合模型	3	
	*外科缝合包扎模型	3	
	全身切口换药及引流管管理模型	1	
	瘘管造口术模型	1	
	全身引流管换药模型	1	
	术前无菌操作模型人	1	
	*浅表打结训练及考核指导模型	2	
	深部打结训练及考核指导模型	2	
	血管分离结扎训练模型	1	
	疮疡（脓肿）鉴别与切开操作模板	1	
	颅骨模型（带脑组织及血管）	1	
	头颅骨模型	1	
	乳腺视诊与触诊模型	1	
	肠管吻合模型	1	
	男性导尿模型	2	
	女性导尿模型	2	
	直肠指诊训练模型	3	
	脂瘤（脂肪瘤）切除操作模板	1	
	皮肤缝合模块	10	
	腹腔镜操作训练箱	3	
	腹腔镜操作训练手眼配合模型（系统）	3	
	前列腺检查训练模型	2	
	胃镜及 ERCP 模型	1	
	乙状结肠镜模型	1	
	各种灌注模型	1	

续表

模块	模型名称	数量（个或套）	备注
骨伤科训练模块	骨科基本操作标准化病人	1	
	四肢骨折训练模型	1	
	清创模型	3	
	*关节穿刺训练模型	2	
	上肢切开缝合训练模型	1	
	下肢切开缝合训练模型	1	
	低位包扎训练模型	1	
	高位包扎训练模型	1	
	脊髓损伤搬运模型人	1	
	床边骨牵引系统	1	
	骨伤手术器械及骨骼模型	若干	满足需求
妇产科训练模块	*妇科检查模型	2	可高仿真、可虚拟
	阴道后穹窿穿刺训练模型	1	
	女性宫内避孕及训练模型	1	
	人工流产模拟子宫	1	
	*四步触诊模型	1	
	宫内避孕器训练模型	1	
	输精管结扎训练模型	1	
	外阴切开展示模型	1	
	妇科骨盆测量仿真模型	1	
儿科训练模块	*儿童模拟人	1	
	全功能儿童静脉输液仿真手臂	1	
	小儿推拿模拟人	1	标注中医穴位
	骨内灌注及股静脉穿刺腿部模型	1	
	婴儿生长发育指标测量模型	1	
	婴儿头皮静脉注射模型	1	

续表

模块	模型名称	数量（个或套）	备注
儿科训练模块	幼儿静脉注射手臂训练模型	1	
	＊婴儿腰穿模型	1	
	婴儿骨内灌注模型	1	
	新生儿护理模型	1	
	早产儿生长指标评定训练模型	1	
	新生儿脐带护理模型	1	
	小儿鼻饲及洗胃模型	1	
	＊新生儿气管插管模型	1	
	＊婴儿气道梗塞及 CPR 模拟人	1	
中医眼及耳鼻咽喉科训练模块	眼视网膜病变检查训练模型	1	
	耳内检查模型	1	
	鼻腔出血模型	1	
	眼底镜训练系统	1	可虚拟
	耳道镜训练系统	1	可虚拟
	上颌窦穿刺训练模型	1	
	鼻泪管通液训练模型	1	
	眼压测量模型	1	
	视野检查训练	1	
	近视力测量表	1	
模拟手术训练模块	无菌操作训练仿真标准化病人	1	
	开腹关腹训练模型	1	
	呼吸机（麻醉）	1	
	硬膜外麻醉套装	1	
	动脉穿刺及检测套装	1	
	高仿真全身消毒铺巾模型	1	
	胸腹手术训练套装	1	可穿戴式
	腹股沟手术训练套装	1	可穿戴式
	腔镜模拟训练器	1	

续表

模块	模型名称	数量（个或套）	备注
护理专业训练模块	皮内注射用模块	1	
	肌肉注射用模块	1	
	静脉输液臂模型	1	
	婴儿头皮静脉注射模型	1	
	引流管管理模型	1	
	臀部注射模型	1	
	窦道管理与护理模型	1	
备注：表格中＊是建议基础必备模型设备			

附件 3

中医规培基地临床技能实训中心仪器设备配备表

序号	设备（耗材）	备注	序号	设备（耗材）	备注
1	体格检查用具		26	手术器械台	
2	脉诊垫		27	手术器械	
3	闻诊训练	醋、酒等	28	温湿度计	
4	毫针	各种型号	29	手术升降圆凳	
5	三棱针		30	手术用品材料	
6	皮肤针		31	无菌物品	
7	烫伤膏（油）		32	无菌巾（单）	
8	电针仪		33	刷手池	三位以上
9	艾灸盒		34	更衣柜	
10	灸条		35	止血钳	
11	艾炷		36	酒精	
12	熄火罐（器）		37	止血钳	
13	点火器（火种）		38	熄火罐（器）	
14	姜、蒜	可临备	39	刮痧板	
15	天灸（套件）		40	耳穴压豆板	

续表

序号	设备（耗材）	备注	序号	设备（耗材）	备注
16	火针或豪火针	各种型号	41	脊椎固定套装	
17	火罐（大、中、小型）		42	心电图机	
18	输液泵		43	心电监护仪	
19	各类夹板		44	手动除颤仪	
20	各类支具		45	呼吸机	
21	止血带		46	无创呼吸机	
22	手术无影灯		47	吸痰设备	
23	手术塔		48	吸氧设备	
24	普通手术床		49	病历车	
25	器械柜		50	麻醉通气面罩	多种型号
51	气管插管设备		57	医用无菌鞋套	
52	鼻咽通气管		58	鹅颈灯	
53	布质隔离衣	多种型号	59	接生器械包（产包）	
54	一次性防护服		60	电刀	
55	一次性防护口罩		61	头灯	
56	防护眼镜		62	时钟	所有实训室

附件 4

西医建议开设的临床技能模拟培训项目（内科、外科、妇产科、儿科、急诊科、麻醉科、全科专业）

根据《住院医师规范化培训内容与标准（2022 年版）》中各专业培训细则中的技能培训要求，结合现阶段临床技能模拟培训开展情况及设施设备的配备状况，四川省中西医结合医院拟定了部分专业（内科、外科、妇产科、儿科、急诊科、麻醉科、全科等）建议开设的临床技能模拟培训项目。

专业	临床技能模拟培训项目	
	建议开设	有条件开设
通识内容	病史采集	
	体格检查	
	医患沟通	
	心电图操作	
	手术区消毒、铺巾	
	手术刷手法	
	穿、脱手术衣	
	戴无菌手套	
	手术基本操作：切开、缝合、结扎、止血	
	清创术	
	开放性伤口的止血包扎	
	脓肿切开术	
	换药与拆线	
	吸氧术（氧疗）	
	吸痰术	
	胃管置入术	
	三腔二囊管止血法	
	导尿术（男、女）	
	动、静脉穿刺术	
	胸腔穿刺术	
	腹腔穿刺术	
通识内容	腰椎穿刺术	
	骨髓穿刺术	
	脊柱损伤的搬运	
	四肢骨折现场急救外固定术	
	心肺复苏	

续表

专业	临床技能模拟培训项目	
	建议开设	有条件开设
内科	电复律 洗胃术 输血及输血反应的处理 危重病人生命支持术 危重病人转运 内科危重患者抢救 机械通气（有创、无创） 气管插管术 雾化治疗	结肠镜检查 胃镜检查 支气管镜检查 冠状动脉介入诊疗 深静脉穿刺置管术 心包穿刺术 关节腔穿刺术 骨髓活检术 鞘内注射技术 气管切开
外科	体表肿物切除术（活检） 手法复位技术 骨折夹板、石膏绷带固定技术 皮牵引术 封闭术 关节腔穿刺术 创伤急救技术 膀胱穿刺造瘘术 胸腔闭式引流术 胸腔闭式引流管拔除 腹腔镜基本操作技术 开关腹 气管插管术	泌尿内镜检查 静脉切开术 心包穿刺术 中心静脉压测定 离体动物器官手术培训 活体动物手术培训 支气管镜检查术 显微技术 骨牵引术 深静脉穿刺置管术 腹腔镜手术操作 关节镜检查 美容缝合 机械通气（有创、无创）

续表

专业	临床技能模拟培训项目	
	建议开设	有条件开设
妇产科	（一）妇科 盆腔检查（含双合诊、三合诊、肛门指诊） 阴道分泌物检查 宫颈细胞学检查 宫颈活检 诊刮/分段诊刮术 经阴道后穹窿穿刺术 （二）产科 四步触诊法 骨盆内、外测量 阴道分娩接生 会阴侧切+/裂伤缝合术 新生儿窒息复苏 （三）计划生育 宫腔负压吸引术 放/取环术	（一）妇科 腹腔镜训练 宫腔镜训练 （二）产科 异常阴道分娩 人工破膜术 人工剥离胎盘 胎头吸引/产钳助产 妇产科危重症抢救 羊膜腔穿刺术 气管插管术
儿科	小儿医患沟通 小儿全身体格检查 小儿神经系统体格检查 小儿常见体格指标的测量及评价 新生儿全面的体格检查 新生儿复苏 婴儿及儿童心肺复苏术 小儿同步电复律 小儿电除颤 小儿氧疗 小儿气管插管术 小儿胸腔穿刺术	呼吸机使用 儿科危重症识别及抢救 小儿心包穿刺术 关节腔穿刺

续表

专业	临床技能模拟培训项目	
	建议开设	有条件开设
儿科	小儿骨髓穿刺术 小儿腰椎穿刺术（包含鞘内注入化疗药物、新生儿腰椎穿刺术） 小儿导尿术 小儿胃管置入术	
急诊科	输血 心脏电复律 洗胃术 中心静脉穿刺置管术 骨折复位固定术 机械通气（有创、无创） 危重病人生命支持 快速诱导气管内插管术 脊柱固定术 四步触诊 骨盆测量 顺产接生 经阴道后穹窿穿刺术 新生儿复苏 气管插管术	胸腔闭式引流术 心包穿刺术 气管切开术 危重患者抢救 紧急经皮穿刺气道开放术
麻醉科	气道管理（面罩通气、气管插管、喉罩通气、困难气道） 椎管内麻醉 环甲膜穿刺切开术 动脉穿刺置管 中心静脉穿刺置管 呼吸机管理	纤维支气管镜检查/可视插管软镜插管 超声辅助定位神经阻滞

续表

专业	临床技能模拟培训项目	
	建议开设	有条件开设
麻醉科	麻醉危机资源管理（6个病例） 　失血性休克 　气胸 　意外困难气道 　饱胃患者的快速顺序诱导 　过敏性休克 　手术室内意外应急反应	
全科	灌肠术 注射术（皮内、皮下、肌肉） 静脉输液 小儿生长发育测量 小夹板及石膏固定 体表肿物切除 咽拭子采集术 婴儿配奶方法 小儿生长发育与评估 小儿查体方法 洗胃术 体表肿物切除 关节腔穿刺术 疼痛封闭 结膜异物处理 眼冲洗	儿童心肺复苏 气管插管术 环甲膜穿刺术 产科四步触诊 骨盆外测量 妇科检查

附件 5

四川省中西医结合医院
教学查房教案与查房记录表

日期：＿＿＿＿年＿＿＿月＿＿日（星期＿＿）干支纪年：＿＿＿＿＿＿节气：＿＿

患者姓名：＿＿＿＿＿＿床号：＿＿＿＿＿住院号：＿＿＿＿＿＿＿＿＿＿＿＿

主持人：＿＿＿＿＿＿职称：＿＿＿＿＿＿＿＿＿＿＿＿＿＿＿＿＿＿＿＿＿

中医诊断：

1. ＿＿＿＿＿＿＿＿＿＿＿＿＿＿＿＿＿＿＿＿＿＿＿＿＿＿＿＿＿＿＿＿＿＿

2. ＿＿＿＿＿＿＿＿＿＿＿＿＿＿＿＿＿＿＿＿＿＿＿＿＿＿＿＿＿＿＿＿＿＿

3. ＿＿＿＿＿＿＿＿＿＿＿＿＿＿＿＿＿＿＿＿＿＿＿＿＿＿＿＿＿＿＿＿＿＿

西医诊断：

1. ＿＿＿＿＿＿＿＿＿＿＿＿＿＿＿＿＿＿＿＿＿＿＿＿＿＿＿＿＿＿＿＿＿＿

2. ＿＿＿＿＿＿＿＿＿＿＿＿＿＿＿＿＿＿＿＿＿＿＿＿＿＿＿＿＿＿＿＿＿＿

3. ＿＿＿＿＿＿＿＿＿＿＿＿＿＿＿＿＿＿＿＿＿＿＿＿＿＿＿＿＿＿＿＿＿＿

教学目的：

1. ＿＿＿＿＿＿＿＿＿＿＿＿＿＿＿＿＿＿＿＿＿＿＿＿＿＿＿＿＿＿＿＿＿＿

2. ＿＿＿＿＿＿＿＿＿＿＿＿＿＿＿＿＿＿＿＿＿＿＿＿＿＿＿＿＿＿＿＿＿＿

3. ＿＿＿＿＿＿＿＿＿＿＿＿＿＿＿＿＿＿＿＿＿＿＿＿＿＿＿＿＿＿＿＿＿＿

教学设计（达到教学目标方式、方法）：

1. ＿＿＿＿＿＿＿＿＿＿＿＿＿＿＿＿＿＿＿＿＿＿＿＿＿＿＿＿＿＿＿＿＿＿

2. ＿＿＿＿＿＿＿＿＿＿＿＿＿＿＿＿＿＿＿＿＿＿＿＿＿＿＿＿＿＿＿＿＿＿

3. ＿＿＿＿＿＿＿＿＿＿＿＿＿＿＿＿＿＿＿＿＿＿＿＿＿＿＿＿＿＿＿＿＿＿

示教室介绍查房事宜：＿＿＿＿＿＿＿分钟　　　床旁查房：＿＿＿＿＿＿＿分钟

示教室讨论与总结：＿＿＿＿＿＿＿分钟

查房要素：

1. 中医诊疗方案	2. 西医诊疗方案
（1）病名阐述：	（1）概念：
（2）引经据典（诊断与鉴别诊断）：	（2）发病机制：
（3）病因病机：	（3）病理/生理特点：
（4）四诊合参：	（4）临床表现及体征：
（5）辨证论治：	（5）诊断要点及鉴别诊断：
a. 证型：	（6）治疗原则：
b. 症候表现：	（7）预后评定：
c. 治则：	
d. 方药：	
（6）鉴别诊断：	
（7）预后评定：	

以上由查房主持教师填写

参加人员：

实习生（签字）：

规培生（签字）：

其他（签字）：

教学查房记录

一、汇报内容

（主管培养对象汇报病史、体格检查、病情分析，可附页）

二、提问内容

学生提问	主查教师/主任医师/副主任医师回答

主查教师/主任医师/副主任医师提问	学生回答

三、纠正内容

主查教师纠正	主任医师/副主任医师纠正

四、查房总结

_____

_____

_____

_____

_____

_____

_____

_____

查房评分：_____　　　　记录人：_____

附件6

四川省中西医结合医院
中医住院医师规范化培训小讲课教案

题目					
教师		职称		日期	
授课专业		授课对象、年级		学时	
教学形式			教学用具		
教学目的	知识目标： 能力目标： 素质情感目标：				
教学准备	教学手段： 学情分析： 教师分析：				
教学内容	教学重点： 教学难点： 教学引申：				
教学方式					

教学过程	内容		方法	时间

续表

课堂效果、 评价	课堂效果： 评价：
反思	亮点： 改进点：
课后作业	
参考资料	

第五篇

结业考核

第五篇　结业考核

一、结业要求

过程考核、师承考核合格并获得执业医师资格证书，方能参加结业考核。

结业考核包括理论考核和临床实践能力考核，由省级中医药主管部门或其指定的有关行业组织、单位，按照《住院医师规范化培训考核实施办法（试行）》组织实施。一般在每年的 6 月底前完成。

结业理论考核主要包括中医基础理论、基本知识、中医思维、诊疗能力，技能考核主要考核临床综合诊疗能力、中医临床技能。理论考核由各省级中医药管理部门统一组织，参加全国统一考试。达到国家或省级规定的合格线为理论考核合格。

结业临床实践能力考核由各省级中医药管理部门指定的规培基地依据各省规定和培训标准组织实施。达到省级合格标准为临床实践能力考核合格。

二、论文格式

在跟师学习结束时，结合跟师临证实践，提交一篇 2 000 字以上，既能体现带教老师临床经验或技术专长，又有跟师规培学员自己观点的结业论文。

1. 结业论文基本要求：要有新意，应具有科学性、先进性和实用性。论点鲜明、论证充分、逻辑性强，并能指导临床实践。临床类论文，其资料要真实可信，经得起重复验证。行文流畅、层次清晰、名词术语规范、标点符号正确。

2. 论文格式及有关事项

（1）题目：应简明扼要，能概括文章的主旨，一般不超过 20 字，最好不用标点符号及缩略语；除非必要，尽量不用副标题。一篇论文的标题层次不宜太多，除主题目外，文中章节标题第 1 级用 1，第 2 级用 1.1，第 3 级用 1.1.1，其余依次类推。符号顶格书写，之后不用标点，空一格书写小标题。小标题后亦不用标点。

（2）摘要：每篇论文均要求书写摘要，摘要以简洁、精练的文字阐述所论课题的目的、方法、结果及结论，字数约 100~300 字。具体要求：①目的：需与正文、前言相一致，与结论相呼应。②方法：需包括文中所使用的主要方法的名称、病例（动物）数和必要的分组情况。③结果：与研究结论相关的主要结果及数据、统计学意义均列出，并与内文核实无误。④结论：需与研究目的相呼应。

（3）关键词：关键词是反映文章最主要内容的术语，有助于文献检索。论文以 3~5 个关键词为宜。

（4）图表：论文中图表力求少而精，切忌与文字表述重复。图片要求清晰，对比度好，大小适中；表格用三线表。图和表均应有图序、图题和表序、表题。

（5）计量单位：使用法定计量单位，所有生化指标均应按国际单位制。中药处方中的用量单位用 g 表示（引用古代文献除外）。量符号以斜体拉丁或希腊字母表示（pH 用正体），单位符号一律以正体拉丁或希腊字母表示，例如 kg（千克），m（米）等。论文的图表中，表示数量的量和单位应采用"量/单位"的标准化形式，即把量符号写作分子，单位符号写作分母。不论使用的量浓度或质量浓度，一般使用 L（升）作为人体检验组分浓度基准单位的分母。组合单位符号中表示相除的斜线多于 1 条时应采用负数幂的形式表示，如"$mg \cdot kg^{-1} \cdot d^{-1}$"不能写为"mg/kg/d"，也不能写为"$mg/kg \cdot d^{-1}$"。带长度单位的每个数值后的单位不能省略，如"40 mm×20 mm×30 mm"不能写成"40×20×30 mm"，也不能写成"40×20×30 mm^3"。

（6）数字：凡是可以使用阿拉伯数字且得体的地方均应使用阿拉伯数字，如年、月、日、时、剂、例、疗程、次等。数值范围的表示形式：5 至 10 应为 5~10；5 万至 10 万应为 5 万~10 万，不能写成 5~10 万；$3×10^9$ 至 $5×10^9$ 应为 $3×10^9~5×10^9$，或（3~5）×10^9，不能写成 3~5×10^9；60% 至 70%，不能写成 60~70%。以百分数表示的均值和标准差应写作（50.2±0.6）%，而不写作 50.2±0.6% 或 50.2%±0.6%。分数的分号用斜线表示，数学公式例外。

（7）统计符号：①样本的算术平均数用英文小写 x 表示；②标准差用英文小写 s 表示；③标准误用英文 Sx 表示；④t 检验用英文小写 t 表示；⑤F 检验用英文大写 F 表示；⑥卡方检验用希腊文小写 χ^2 表示；⑦相关系数用英文小写 γ 表示；⑧自由度用希腊文小写 r 表示；⑨样本用英文 n 表示；⑩概率用英文大写 P 表示（P 值前给出具体检验值，如 t 值、χ^2 值、Q 值等）。以上均用斜体。

（8）参考文献：必须为与论文内容密切相关的、作者亲自阅读过的近年（5 年内为宜）主要文献，在文内于引用处按顺序用右上角码标注（用阿拉伯数字加方括号表示）。内部刊物、未取得国内统一刊（书）号的会议论文集及待发表资料等请勿作为文献引用。文后对应列出其出处，格式为①期刊：作者、文题、刊名，年，卷（期）：起页~止页。作者不超过 3 位应全列出，姓名之间加逗号；4 位及以上作者应写出前 3 位作者，再加逗号及等。②书籍：著者、书名、版次；出版地：出版者，出版年：起页~止页。

（9）医学名词：以科学出版社出版的全国自然科学名词审定委员会公布的《医学名词》为准，暂未公布者仍以人民卫生出版社编的《英汉医学词汇》为准。中文药物名称应按《中华人民共和国药典》一、二部标准书写，英文药物名则采用国际非专利药名，不用商品名。

（10）缩略语：论文中尽量少用缩略语，必须使用时，于首次出现处先写全称，然后括号注出中文缩略语或英文全称及其缩略语，后两者再用","分开。